现代中医呼吸病学

金海浩　主　编

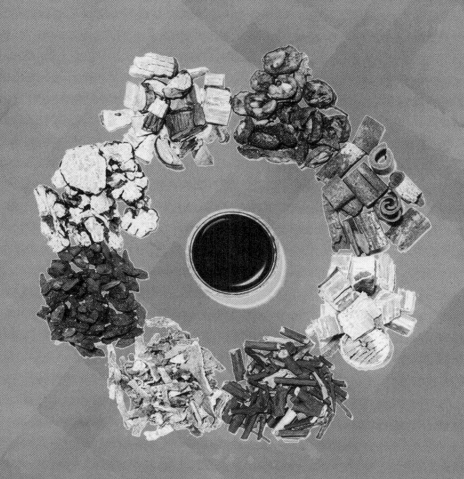

吉林科学技术出版社

图书在版编目（CIP）数据

现代中医呼吸病学 / 金海浩主编. -- 长春 ：吉林
科学技术出版社，2018.10
　　ISBN 978-7-5578-5173-6

　　Ⅰ．①现… Ⅱ．①金… Ⅲ．①呼吸系统疾病－中医治
疗学 Ⅳ．①R259.6

　　中国版本图书馆CIP数据核字（2018）第239459号

现代中医呼吸病学

出 版 人　李　梁
责任编辑　孟　波　孙　默
装帧设计　陈　磊
开　　本　787mm×1092mm　1/16
字　　数　255千字
印　　张　13.25
印　　数　1-3000册
版　　次　2019年5月第1版
印　　次　2019年5月第1次印刷

出　　版　吉林出版集团
　　　　　吉林科学技术出版社
发　　行　吉林科学技术出版社
地　　址　长春市人民大街4646号
邮　　编　130021
发行部电话/传真　0431-85635177　85651759　85651628
　　　　　　　　　　85677817　85600611　85670016
储运部电话　0431-84612872
编辑部电话　0431-85635186
网　　址　www.jlstp.net
印　　刷　三河市天润建兴印务有限公司

书　　号　ISBN 978-7-5578-5173-6
定　　价　78.00元

前　言

　　中医呼吸病学，作为中医学的一门临床分支学科，几千年来，随着中医学的发展而不断进步，逐步建立起了独特的理论和实践体系。其辨证论治思维的逻辑性和条理性对医学工作者特别重要，尤其是近年来人们对中医意识的不断增强，同时也为了适应临床工作的实际需要，鉴于此，编者特总结了多年的临床工作经验，编写了这本《现代中医呼吸病学》。

　　本书主要对临床上常见的上呼吸道疾病、气管及支气管疾病、肺部疾病以及胸部疾病的病因、病机、辨证与治疗的一般规律作了详细的阐述。本书强调理论与实际相结合，是一本具有较强的临床实用性和科学性的中医呼吸科诊疗专著，适合广大临床中医工作者参考阅读。

　　本书在编撰过程中，编者付出了巨大的努力，但由于编写经验不足，加之编写时间有限，本书难免存在疏漏之处，恳请广大读者及同行提出宝贵意见，以供今后修改完善。

目　　录

第一章 呼吸病的基本理论与诊治方法

第一节 中医学对呼吸病的认识

一、中医对呼吸系统生理的认识

1.肺的解剖形态

（1）肺的位置和形态：中医学将呼吸系统也称肺系，包括鼻、咽、喉、气管（气道）、肺脏等组织器官。肺在胸中，分左右两叶，上与气道相连，通于喉，开窍于鼻。肺呈白色，其虚如蜂巢。《难经》四十二难曰：肺重三斤三两，六叶两耳。肺在诸脏中位置最高。《素问·痿论》中说："肺者，脏之长也，为心之盖也。"《灵枢·九针》也说："肺者，五脏六腑之盖也。"因此，《类证治裁》直言"肺为华盖"。

（2）肺的经脉循行：手太阴肺之脉，起于中焦，下络大肠，还循胃口。上膈属肺，从肺系横出腋下，下循臑内行少阴心主之前，下肘中循臂内上骨下廉，入寸口上鱼际，循鱼际出大指之端。其支者从腕后直出次指内廉，出其端。

2.与肺相应的体表部位 肺开窍于鼻。鼻是自然之气和身体之气交换的通道。鼻通过息道与肺相连，具有主通气和主嗅觉的功能。正如《灵枢·脉度》所言"肺气通于鼻，肺和则鼻能知臭香矣"。故而，治疗鼻部疾病多从肺入手；内科临床也常能由鼻部症状来推断呼吸系统疾病，如鼻塞、流涕等症状多因肺气失宣而致。

肺在体合皮，其华在毛。皮毛是体表的通称，包括了我们现在所说的皮肤、汗孔、汗毛等组织。肺与皮毛相合，是指肺与皮毛相互为用的关系。肺对皮毛的作用主要表现在：肺气宣发，从而温煦皮毛，通过卫气来调控玄府的开合，防止外邪侵入，以及发散邪气于体外。另外，肺气宣发，还可以布津于皮毛，从而达到润肤泽毛的效果。

3.肺的生理功能

（1）肺主气司呼吸：肺主气司呼吸包括肺主呼吸之气和肺主一身之气。古人有"肺者，气之本，魄之处"的说法。

肺主呼吸之气,这包括两部分内容:一方面是指呼吸运动,也就是说人的呼吸是由肺来主导的;另一方面是指呼出和纳入的气体。吐浊纳清,是正常的呼吸功能所在。如何分别清浊,这也是肺主气的功能。这其实是肺的宣发和肃降功能。呼吸之气是生命赖以生存的根本,在古代科技不发达的情况下,判断人的生命存在与否就看呼吸的有无。然而,古人也认识到呼吸不只和肺有关,还与肾、心等脏有密切关系。比如呼吸要有一定的深度,全仗肾的纳气功能正常,这就是所谓的"肾为气之根"。

肺主一身之气,是指肺有主司一身之气生成和运行的作用。后天之气的生成与肺有着直接关系,尤其是宗气的生成,宗气是贯心肺以行血脉的人体动力之气,它是由肺所吸入的清气和脾所上输的精气组合而成。宗气直接影响血液的循行,是后天生命的动力之气,非常重要,人不可离之须臾。全身的气机也依靠肺来调节。气机主要是指气的运动,包括升降出入四种形式。肺的吐浊纳清过程就是气机形式的特殊表现。

(2)肺主宣发肃降:宣发和肃降是一对相反相成的矛盾,宣发是气机向上向外的运动形式,肃降则是气机向下的运动形式。肺主宣发是排出体内浊气,并向外布散精微物质以滋养体肤,另外,还宣发鼓动卫气敷布于体表,从而温养皮肤、抗御外邪、调节玄府。肺的肃降功能是指由于肺为华盖,其位最高,它所纳入的清气必须向下沉降才能由肾摄纳,气才能有根于下,而不会浮游于上,并通过肺的肃降作用向下布散从脾运输于肺的水谷精微,同时也使水液下行。宣发肃降相反相成,无论哪一方面太过或不及都会出现病理状态。

(3)肺主通调水道:肺具有疏通和调节水液运行通道,从而推动水液输布和排泄的作用。此功能的基础实质是肺的宣发和肃降功能,只有宣发和肃降功能正常,才能保证通调水道的功能。《血证论》中说"肺为水之上源",其原因也在于此。

(4)肺朝百脉,助心行血:肺朝百脉是指百脉与肺相通,全身的气血汇聚于肺,通过肺的宣降作用布散全身。与此同时,在肺的作用参与下所生成的宗气,贯穿心、肺,推动血液循环,肺朝百脉是助心行血的基础。

(5)肺主治节:治节,即治理调节之意,是指肺有治理调节全身气、血、津、液及各脏腑组织生理功能活动的作用。肺主治节包括调节呼吸的节律,调节气机,调节水液的输布和代谢。

(6)在液为涕:涕由肺阴所化,通过肺气宣发化为鼻窍之液体,具润泽鼻窍的功能。鼻为肺窍,故鼻涕属于肺之液,《素问·宣明五气篇》说:"五脏化液……肺为涕。"肺气正常则鼻涕润泽屏窍而不外流,若外受风寒之邪,则鼻流清涕;受风热之邪,则流黄涕;受燥热之邪,则涕少鼻干。

(7)在志为忧:以五志相配五脏,肺在志为忧。《素问·阴阳应象大论》说:"在脏为肺……在志为忧。"忧和悲的情志变化,对人体生理活动的影响大体相同,都是非正常的情志刺激反映,它们对于人体的主要影响是使气不断消耗,如《素问·举痛论》说:"悲则气消……悲则心系急,肺布叶举,而上焦不通,营卫不散,热气在中,故气消矣。"由于肺主气,所以悲忧易伤肺气。反之,在肺虚时,机体对外来不良性刺激的耐受性就会下降,而易于产生悲忧的情绪变化。

4.肺的生理特性

(1)肺为华盖:肺位于胸,而其位最高,故用"华盖"来形容,华盖本指帝王的车盖,它有遮阳避雨之用。用它来类比肺,一是为了说明肺的位置高,另一方面也说明肺具有最先受邪的特性,其气直通于天,受天之清气,易御天之浊气。

(2)肺为娇脏,不耐寒热:这只是说明肺易感外邪。生理上肺清虚娇嫩,故在病理上就表现为邪先伤肺,所以对呼吸系统疾病的预防就十分重要,而且要以改善生活环境为最重要的预防措施,尽力做到虚邪贼风,避之有时,给这个娇脏营造一个适宜的环境。

二、呼吸系统疾病常见致病因素

中医对疾病病因通常分为三大类,即外因、内因和不内外因,这三类因素在呼吸系统疾病中都能见到。而由于肺的特殊生理特性,呼吸系统疾病多由外因而引发,可有内伤在先,亦可仅由外邪致病。

1.外因　外因包括六淫,即风、寒、暑、湿、燥、火,还包括疠气、瘴虫、粉尘等。

(1)风:自然界中的风是空气流动所形成的,因此把具有善动、轻扬、开泄等特点的致病因素称为风邪。风邪具有以下致病特点:风为阳邪,其性开泄,易袭阳位:风邪具有轻扬、升散、向上、向外的特点。风性开泄是指风邪为害会使人腠理疏泄,汗液外漏。由于风性轻扬,有向上向外游行的特点,《素问·太阴阳明论》说:"伤于风者,上先受之",肺高居诸脏之上,号为华盖,故风邪犯入,多先由肺受。风性善行数变,"善行"是风邪变动不居、游走不定的特性。"数变"是因"善行"而致的必然结果,使风邪致病后变化多端,而且变化速度较快。再者风为百病之长,易于兼夹其他病邪,比如风兼寒而成风寒,风兼热而成风热,风兼湿而成风湿等。

(2)寒:寒者,冷也。自然界里具有寒冷特性的外邪称为寒邪。寒邪为病称为外寒病。寒邪致病具有以下特性:首先,寒为阴邪,易伤阳气。寒邪侵犯后,人体以阳气来抵御,邪正相争,日久则伤及阳气。其次,寒性凝滞,凝滞即凝结,郁滞不通。

寒邪犯入,常致经脉凝滞不通而出现疼痛等证候。最后,寒性收引。收引是收缩、牵引之意。寒性收引是指寒邪具有收缩、牵引样的特征,故寒邪侵犯人体可表现为气机收引、肌腠闭塞、经脉收缩挛急的致病特点。肺合皮毛,寒邪多自外而犯皮毛,或从口鼻而入,其收引之性使肺气不舒,宣降不能,故感寒则玄府不开而无汗,肺失宣降而咳喘等。

(3)暑:暑是夏季的特有邪气,其性火热。一般入伏以后,天气炎热,此种气候下产生的火热之邪称为暑邪,暑邪致病就是暑病,或称为中暑。暑邪有以下致病特点:一是暑为阳邪,其性炎热。暑是夏季的炎热邪气,因此暑邪侵犯人体会出现一派热性征象,如高热、面红目赤、心烦、小便短赤、脉洪大等症。二是暑邪易伤津耗气。暑为阳邪,性善升散,再加上火热加之于人体,迫汗外泄,正所谓阳加于阴谓之汗,汗出过多则伤津耗气。气伤则乏力困倦,少气无力;津伤则口干舌燥欲饮,小便短赤等。三是暑易夹湿。这一特点和季节有关,夏季不仅炎热,而且多雨潮热,热蒸湿郁,湿热相参,故此,暑邪侵犯不仅可见发热汗出、口渴、烦躁,还有乏力、不欲食、恶心呕吐、大便不爽等。

(4)湿:自然界中的水湿有重浊、黏滞、趋下的特征,中医取象比类,凡具有以上特征的致病因素称为湿邪。湿邪有以下致病特点:一是湿为阴邪,易阻碍气机,损耗阳气。湿是水的变生物,其性属阴,所以湿为阴邪,湿邪留于人体,阻碍气机运行,气机受阻则症见胸膈满闷、脘腹胀痞不适。湿是阴邪,阴胜则病,所以湿邪易伤阳气。二是湿性重浊,"重"即沉重、重着之意,所以湿邪致病的临床表现具有沉重的特点。如果湿邪袭表,可见周身困重、四肢倦怠、头重如裹。又如湿邪留滞关节,可见关节重着疼痛。"浊",即浑浊、污秽之意,指湿邪为病,其排泄物和分泌物等具有秽浊不清的特点,可见面垢、眵多;反映在下部则见小便浑浊不清、大便溏泻、下痢黏液脓血、妇女带下过多;反映在肌表,则可见湿疹、滋生秽浊等。三是湿性黏滞。"黏"即黏腻,"滞"即停滞。这种特点主要表现在两个方面:首先是症状的黏滞性。湿邪致病多可出现黏滞不爽的症状,如湿滞大肠,腑气不通,大便黏滞,便后不爽,欲罢不能;湿聚膀胱,气化不利,则小便涩滞不畅,舌苔厚腻。其次是病程绵长不易治愈。四是湿性趋下,易袭阴位。湿有渗下的特性,湿邪致病也具有易伤及人体下部的特点。五是湿浊所犯,多聚而为痰,肺为贮痰之器,痰阻肺中,则形成多种疾病,如哮喘、咳嗽等,一般在临床表现为咳痰,且痰多易咳。另外,痰留肺中,可变生他病,因为痰本身不仅是病理产物,而且是致病因素。

(5)燥:燥是秋天的主气,具有干燥伤津的致病因素称为燥邪。燥邪的致病特点有以下几个方面:一是燥为阳邪,易伤津液。津被燥伤则出现一系干燥、涩滞的症状,如目睛干涩、口唇干燥、大便燥实难解、皮肤干裂等。二是其邪易从口鼻而入,口鼻乃肺之门户也,因此,燥最易伤肺。肺为燥伤,则肺津首先受损,症见干咳少痰、口干舌燥,甚或音哑声嘶、咳痰带血等。

(6)火:火即热,具有火热之性的致病因素称为火邪,一般多在夏季出现。火邪的致病特点有以下几方面:一是火为阳邪,其性炎上,所以易于侵犯人体的上部,外如头目,内如心肺。火邪上犯可见头痛目赤、鼻头红热,咽红而痛;火扰心肺则见心烦不安,肺热咳嗽,甚者狂乱神昏。叶天士曾说:"温邪上受,首先犯肺。"说明肺对火热之邪易感。二是火为阳邪,易伤津耗气。一般火热伤人会出现发热、面赤、口渴、溲黄便干、舌红苔黄干燥、脉数等症状,火邪在内煎熬阴液,从而津伤阴损,出现一系列的干燥症状。三是火易扰心神。五脏之中,心属火,邪火与心火相应,火入心包,则扰动心神,心神不安而心烦不眠,甚或狂躁不安、神昏谵语等。四是火邪易成疮痈。比如火热入肺且不能及时得解,则灼伤肺叶,热盛肉腐而成肺痈。

(7)疠气:疠气是一类具有强传染性的邪气,又称为疫气、疫毒、戾气、异气、毒气等。疠气可以通过空气传播,从口鼻而入;也可通过饮食传入;也可因蚊虫叮咬而进入人体。疠气侵犯所致的疾病称为疫病、温病、瘟疫等。疠气的致病特点有以下几方面:一是传染性强。疠气可以通过各种方式进入人体,一般侵袭力很强,无论老少都易感染。二是发病急骤,病情危重。疠气是一种致病能力很强的邪气,一旦接触就会立即侵入人体,导致疾病发生,发病后变化迅速,防治稍有不妥就会直陷入血,使病势危笃。三是一气一病,症状相似。因为一种疠气引起一种疫病,故当某一种疠气流行时其临床症状基本相似,故《素问》称:"无问大小,症状相似。"比如2003年所发生的流行性疾病SARS,都表现为发热、咳嗽、咳痰、咯血,甚则呼吸困难。

2.内因

(1)饮食不节:主要是饮食没有规律,或过饱,或过饥。如果过食肥甘厚味,积滞于肠胃,则致脾胃不运,或郁而成热,或聚而为痰,痰热之害,都可成肺疾。如久受饥饿,则后天之本乏源,气血生化不足,可致肺叶痿软。如饮食生冷,饥饱失调,损脾伤胃,日久脾虚失健,痰浊内生,上逆于肺,肺失宣降而病。如饮食不洁,病邪自口而入,亦可以犯肺,出现咳嗽、咳痰、气短、气喘等症。

(2)情志失调

1)七情的基本概念。七情是喜、怒、忧、思、悲、恐、惊七种情志的变化。七情可根据五行的类象相比而归入五脏:喜与心相应,怒与肝相应,忧、悲与肺相应,思与脾相应,惊、恐与肾相应。在正常情况下,七情是人体对外界所做出的七种不同的情志反映,一般不会导致疾病的发生。只有突然或强烈或长期的情志刺激,超过人体本身的生理活动调节范围,引起脏腑气血功能紊乱,才会导致疾病的发生,此时七情就成为致病因素。七情能否导致发病,除七情的强烈程度和持续时间外还与个体本身的耐受性有关。

2)七情和脏腑气血的关系。脏腑和气血是七情活动的物质基础,如五脏与七情有着相对应的关系,这种关系是相互影响的,比如喜和心相应,就是说,过喜会伤心,反之,心气不足或心气涣散也可以喜笑不休。七情与气机也有相应的关系,可总结为:喜则气缓,怒则气上,悲则气消,恐则气下,思则气结。

3)七情的致病特点

①七情皆从心发,心藏神,主宰人体的生理活动,也主宰人体的心理活动,情志就是心理活动的具体表现。

②直接伤及内脏。由于五脏是七情的生理基础,因此,七情太过直接伤及脏腑,而且有相对应的关系,比如过怒伤肝、过喜伤心、过思伤脾、过悲伤肺、过恐伤肾。

总之,情志刺激,使人体脏腑功能失调,气机失于疏泄,肝失条达,肺气闭阻,可出现胸闷胸痛、喘息咳嗽;如气郁化火,气火逆肺,肺失肃降,产生胸闷胁痛、烦躁易怒、气逆咳喘、咽中不爽等症状。

(3)劳倦过度:劳力、劳神或房劳过度,伤及人体的正常生理,从而成为疾病生成的原因。劳力是指过度使用体力,且不能及时休息。脾主四肢肌肉,所以劳力过度首先伤脾,脾运不健,生化乏源,不能有效地向肺上输精微物质,肺无以布则肌消皮稿、毛枯发落;另外,脾运不健则水液代谢能力低下,水湿不运则聚而成痰,痰贮肺中,则变生肺疾;再者,脾气被伤,日久肺气也因之受损,导致脾肺同病。劳神是思虑过度、劳伤心神的简称。房劳是房事不节,纵欲过度,精伤肾亏。肾阳亏虚则肢冷怕寒,腰膝酸软;气虚则乏力懒言,肾不纳气,则气短不足以吸;肾阴亏虚则五心烦热,口干咽红,舌红苔少,脉细数。

(4)内生五邪:包括内风、内寒、内热、内燥、内湿。内风可由肝阳化风、热极生风、阴虚风动、血虚风动所致。内寒是阳气虚衰、功能衰退的一种表现,故又称虚寒。内燥是津伤液耗的一种表现,其证多由热盛津伤,或汗、吐、下后伤亡津液,或失血过多,或久病精血内夺等原因引起。内火主要是脏腑阴阳偏盛偏衰的表现,其中阳盛者属实火,阴虚者属虚火。内湿的形成,多因饮食不节,损伤脾胃,脾伤则运化失职,致津液不得运化转输,故湿从内生。

(5)病理产物:在疾病过程中形成的病理产物不能及时排出体外,可变成致病因素。病理产物形成的病因一般包括水湿痰饮和瘀血。

1）水湿痰饮，是各种疾病所致的机体水液代谢障碍形成的病理产物。水湿痰饮都是阴邪，都从水变化而来。一般认为湿聚成水，积水成饮，饮凝成痰，因而就形质来说，浊稠为痰，清稀者为饮，更清者为水，而湿乃是水液弥散浸渍于人体组织中的状态，其形质不如痰饮和水明显。水湿痰饮的致病特点有以下几点：一是易阻碍气机，水饮聚于胸中则形成悬饮，阻滞气机则成胸中憋闷、气短干咳，或胸痛不适。肺为贮痰之器，痰的生成多在肺中留存，影响肺的宣发和肃降，导致多种疾病的发生。二是致病广泛，变化多端。三是病势缠绵，病程较长。四是易扰神明。五是多见滑腻舌苔。

2）瘀血，是指血液停滞，不能正常循行。瘀血的形成可有以下几种形式：①气虚血瘀，气为血之帅，气行则血行，气虚无力推动则血液运行无力，凝滞不前，另外气对血还有固摄作用，可以保证血液在脉道中正常运行，气虚则不能固摄，血溢脉外，成离经之血，则亦成瘀血；②气滞血瘀，气行则血行，气滞则血凝，因此气机不畅，血滞成瘀；③寒凝血瘀，寒性收引凝滞，一使气机不伸，二使脉道收缩不畅，这两者都阻碍了血液的循行，血行不畅，瘀血从此而生；④血热成瘀，热邪易伤津耗气，血由津和营气化赤而成，津伤则血凝，气伤则动血无力，亦或邪热迫血溢出脉外，导致瘀血生成。此外，中医学还有"久病成瘀的说法"。瘀血有以下致病特点：一是表现为疼痛，所谓瘀滞不通，不通则痛；二是瘀结日久形成肿块，且肿块固定不移；三是瘀阻经络，血不能循经而行而成出血；四是瘀血多表现为面色紫暗，口唇发绀，舌质紫暗或有瘀斑，舌下静脉迂曲，脉沉涩。

第二节　呼吸系统疾病的诊治思路

在临床工作中，认真采集病史和仔细的体格检查是诊断疾病的重要基础，在此基础上合理运用某些实验室检查与现代化检测手段，才能获得完整的临床资料。综合分析所获得的这些资料才可能做出客观正确的结论，减少漏诊和误诊的机会。

一、病史采集

病史采集是医生与患者接触最先开始以对话方式了解患者感觉到的不适症状，包括起病的诱因、发病情况、症状演变、诊治经过以及当前存在的症状，并对所获得的这些资料运用临床诊断学理论知识结合其他检查结果，综合分析做出诊断。临床医师采集病史首先要从患者的主诉入手，即患者主观感觉到的异常表现，也是患者最早发现、最先向医生陈述的病态现象。这能为疾病的分析判断提供重要线索,常常也是重要的诊断依据之一。呼吸系统疾病的病史采集大致包括一般情况、发病诱因、临床表现。

一般情况应涉及患者的年龄性别、职业、个人史、家族史以及过去疾病史。这对于疾病的全面认识及鉴别诊断具有重要意义,对相关信息的了解可以帮助我们明确患者发病的诱因及某种疾病的高发人群,对疾病的治疗及预防都有重要意义。

1.年龄与性别　呼吸系统疾病可发于各个年龄段,但不同年龄段的发病情况又有所区别。例如,小儿发热咳嗽好发于上呼吸道感染,出现不明原因的呛咳首先要考虑支气管异物,幼儿咯血或痰中带血可见于先天性心脏病。无吸烟史的青壮年长期咳嗽要考虑肺结核和支气管扩张,胸痛多见于肌源性胸痛、肋软骨炎、胸膜炎、肺炎、肺结核等。青中年女性胸痛要考虑心神经官能症;突发紧张恐怖的呼吸困难应考虑高通气综合征;长期难以控制的咳嗽、反复咯血应注意支气管内膜结核、支气管腺瘤等。40岁以上男性吸烟者应注意慢性支气管炎和肺癌。中老年胸痛则应多考虑心血管疾病、肿瘤侵及胸膜神经。

2.职业史　了解其职业,如接触各种无机及有机粉尘、石棉、矽尘、煤尘、发霉的干草、空调机等可诱发硅沉着病(旧称矽肺)、肺尘埃沉着病(旧称尘肺);接触炸药、油漆原料可导致矽肺。

3.个人史　询问吸烟史时,应有年支数量的定量记载;有时一些个人的特殊习惯、嗜好,如饲养鸟、猫、狗可能成为支气管哮喘等过敏性疾病的致病因素。吸烟与慢性气道阻塞性疾病和大气管肺癌密切相关,应详细询问,包括吸烟的时间、量和种类。是否有到地方病或寄生虫病流行区旅行的经历,有无生食溪蟹或蝲蛄而可能感染肺吸虫史;长期吸毒、同性恋者要考虑获得性免疫缺陷综合征的可能,同时也是诊断卡氏肺囊虫病的线索。此外,是否曾使用可致肺部病变的某些药物,许多药物可诱发肺部疾病,故对患者目前使用的药物应详细询问,如使用 ACEI 类药物可诱发干咳,使用阿司匹林可诱发哮喘,博来霉素、乙胺碘酮可能引起肺纤维化,β-肾上腺素能阻滞剂可导致支气管痉挛,氨基苷类抗生素可引起呼吸肌肌力降低等。

4.家族史　一些遗传性疾病,如支气管哮喘、肺泡微结石症等可有家族史。

5.既往疾病史　如有结核病史肺部可出现陈旧性结核病灶。肺梗死常有心脏病或最近手术史,急性纵隔炎常有颈部外伤、炎性疾患或邻近脏器疾病史。如患重大疾病造成长期卧床,可出现严重肺部感染或坠积性肺炎。

二、呼吸系统疾病常见症状的辨治思路

呼吸系统疾病的临床表现包括呼吸系统本身的症状,如咳嗽、咳痰、咯血、胸痛和呼吸困难等,还包括全身性症状,如发热、盗汗、乏力和食欲下降等。下面就呼吸系统疾病常见症状的辨治思路作以阐述。

(一)咳嗽

咳嗽是呼吸系统疾病最常见的症状之一,是呼吸道黏膜受刺激引起的一种反射性防御动作,具有清除呼吸道分泌物及气道内异物的作用。

1.机制分析　咳嗽与外邪袭肺及脏腑功能失调有关,一般有外感与内伤之分,病机均为肺失宣肃,肺气上逆。外感咳嗽病位多在肺,多属邪实;内伤咳嗽则不仅因于肺,且与肝、脾、肾有关,多为虚实夹杂。

六淫外邪从口鼻或皮毛而入,或有害气体吸入肺内,使肺失肃降,肺气壅遏,气道不畅而为咳嗽。情志刺激,肝失条达,气郁化火,上逆犯肺;饮食不节,嗜食烟酒、辛辣助火之品,熏灼肺胃;脾失健运,痰湿内生,停聚于肺,皆可导致咳嗽。咳嗽日久,必然耗伤气阴,病延及肾,肾失摄纳之权,则成肺肾气虚之证;咳久咳痰,或气不化津,阴液亏损,虚火偏旺,则为肺肾阴虚之证。

2.辨病思路

(1)咳嗽的性质:干咳或刺激性咳嗽指不伴有咳痰的咳嗽,多见于呼吸道黏膜充血水肿、气道异物或气管受压、支气管肿瘤等;胸膜受刺激时;部分支气管哮喘患者也可表现为以夜间为主的干咳或刺激性咳嗽;上呼吸道炎症也可引起干咳。湿性咳嗽则多见于感染性疾病,如慢性支气管炎、支气管扩张、肺炎等。

(2)咳嗽发生的时间:晨起咳嗽多见于上呼吸道慢性炎症,如慢性支气管炎或支气管扩张,且多伴有咳痰;夜间咳嗽多见于肺结核、哮喘变异性咳嗽或左心功能衰竭。

(3)咳嗽持续时间:急性发病的咳嗽,伴有鼻炎、咽痛、发热,一般是上呼吸道病毒感染的前驱症状;慢性咳嗽,常指发作8周以上的咳嗽,没有其他明显症状首先考虑慢性支气管炎;另外,少见病如咳嗽变异性哮喘、胃食管反流鼻咽腔是慢性咳嗽的常见原因。

(4)咳嗽的程度与音色:单声咳嗽常见于干性胸膜炎、大叶性肺炎等;声嘶多见于声带炎症或肿瘤压迫喉返神经;鸡鸣样咳嗽见于百日咳、喉部疾病;金属音咳嗽见于胸部肿瘤;发作性咳嗽或嗅到异味时咳嗽见于支气管哮喘。长期干咳(3个月以上)见于咳嗽变异性哮喘、慢性支气管炎。

（5）咳嗽与体位的关系：体位变动时出现有痰的咳嗽见于支气管扩张或脓胸伴支气管胸膜瘘；体位变动时出现干咳，多见于纵隔肿瘤或大量胸腔积液；左心功能不全引起的咳嗽，多在平卧位时加重，而坐起时减轻。

（6）咳嗽的伴随症状：咳嗽伴有发热者，多见于呼吸道感染性疾病如肺炎、肺结核等；伴气急者，多见于喘息性支气管炎、支气管咳喘、左心功能不全等；伴声嘶者，多见于声带炎症或纵隔肿瘤；伴大咯血者，应考虑支气管扩张、空洞型肺结核，痰中带血者注意肺癌；伴有剧痛者，应注意胸膜疾病或肺部病变如肺炎、肺癌波及胸膜；伴大量粉红色泡沫样痰者，要立即想到急性肺水肿。

（7）与咳嗽有关的职业和环境：长期接触有害粉尘者，如在煤矿、石棉瓦厂、水泥厂工作或附近居住的人，久咳不愈者，应考虑到肺尘埃沉着病、硅沉着病。教师、演员大声说话较多的工种，因为说话太多，使口咽中的水分大量消耗，一般多导致慢性咽炎。初次上高原者发生难止的剧咳要警惕高原性肺水肿。

（8）咳嗽发病的年龄与性别：小儿不明原因的呛咳要注意是否有异物吸入。无吸烟史的青壮年长期咳嗽要考虑肺结核和支气管扩张，40岁以上的男性吸烟者应注意慢性支气管炎和肺癌。青年女性长期难以控制的咳嗽应注意支气管内膜结核、支气管腺瘤等。

3.论治思路

（1）风寒束肺证

主症：恶寒重发热轻，咳嗽声重，胸闷，气喘，咳痰稀白，无汗，苔薄白，脉浮紧。

治法：疏风散寒，宣肺止咳。

方药：杏苏散（杏仁、紫苏叶、橘红、制半夏、桔梗、枳壳、前胡、茯苓、甘草、大枣、生姜）合金沸草散（金沸草、前胡、制半夏、荆芥、麻黄、赤芍、甘草、生姜、大枣）。

加减：咳甚，加矮地茶；咽痒，加牛蒡子、蝉蜕；鼻塞、声重，加辛夷、苍耳子；里有郁热，加石膏、桑皮、黄芩。

（2）风热犯肺证

主症：发热，微恶风寒，咳嗽不爽，气喘，痰黄，口渴，咽痛喉痒，舌尖红，苔薄黄，脉浮数。

治法：疏风清热，宣肺止咳。

方药：桑菊饮（桑叶、菊花、连翘、薄荷、桔梗、杏仁、芦根、甘草）。

加减：咳甚，加前胡、枇杷叶、浙贝母；肺热内盛，加黄芩、知母；咽痛、声哑，加射干、山豆根；鼻衄或痰中带血，加白茅根、藕节、生地黄；夏令夹暑，加六一散、鲜荷叶。

（3）风痰恋肺证

主症：咳嗽，咳痰不爽，或微恶风寒，头痛，胸闷，舌淡红，苔白腻，脉滑数。

治法：疏风化痰，宣肺止咳。

方药：止嗽散（紫菀、百部、白前、陈皮、桔梗、荆芥、甘草、生姜）。

加减：咳甚，加杏仁、矮地茶；胸闷、咳痰不爽，加枳壳、制半夏。

（4）燥邪犯肺证

主症：干咳，喉痒，咽喉干痛，唇鼻干燥，无痰或少痰，不易咳出，或痰中带血，口干，舌尖红，苔薄黄干而少津，脉浮涩。

治法：润燥止咳。

方药：桑杏汤（桑叶、杏仁、沙参、浙贝母、豆豉、栀子、梨皮）。

加减：津伤较甚，加麦冬、玉竹、生地黄；热重，加石膏、知母、黄芩；痰中夹血丝，加生地黄、白茅根；恶寒，加紫苏叶、前胡、荆芥。

（5）痰热壅肺证

主症：咳嗽，气息粗促，或喉中有痰声，痰多而黄稠，咳吐不爽，或痰气腥臭，或吐脓血痰，胸闷胸胀，面赤，发热，口干欲饮，舌质红，苔黄腻，脉滑数。

治法：清热化痰，宣肺止咳。

方药：清金化痰丸（瓜蒌仁、浙贝母、橘红、茯苓、桔梗、桑皮、黄芩、栀子、麦冬、知母、甘草）。

加减：痰黄如脓、气腥，加鱼腥草、金荞麦根、蒲公英、冬瓜仁；胸闷咳逆、便秘，加大黄、葶苈子；口渴、舌红少津，加沙参、天冬、天花粉。

（6）痰湿蕴肺证

主症：咳嗽反复发作，咳声重浊，痰多易咳，质黏稠、色白或灰，晨起或食后咳甚痰多，胸闷脘痞，呕恶食少，体倦嗜卧，大便溏薄，舌苔白腻，脉濡或滑。

治法：燥湿化痰，宣肺止咳。

方药：苍白二陈汤（制半夏、陈皮、茯苓、甘草、苍术、白术）合三子养亲汤（紫苏子、白芥子、莱菔子）。

加减：背冷、痰黏白，加细辛、干姜；食少、神疲，加党参、黄芪；胸闷、呕吐恶心，加生姜、砂仁、枳壳；体倦、嗜卧，加藿香、佩兰、石菖蒲。

（7）寒饮停肺证

主症：咳嗽，胸闷，气喘，或有哮鸣音，痰稀白或为涎沫，恶寒，头身痛，舌淡，苔白滑，脉弦紧或弦滑。

治法：温肺散寒，化饮止咳。

方药:小青龙汤(麻黄、芍药、甘草、细辛、干姜、桂枝、五味子、制半夏)。

加减:咳甚,加杏仁、前胡;胸闷喘甚,加枳壳、陈皮;恶寒、头身痛,加荆芥、防风、紫苏叶。

(8)肝火犯肺证

主症:气逆咳嗽阵作,咳时面赤,咳痰难出、量少色黄质黏,胸胁胀痛,咳时掣痛,口干苦,急躁易怒,舌边红,苔薄黄,脉弦数。

治法:清肝泻肺止咳。

方药:黛蛤散(青黛、蛤粉)合泻白散(桑皮、地骨皮、甘草、粳米)。

加减:火旺,加牡丹皮、栀子;阵作咳甚,加杏仁、前胡、桔梗;胸闷气逆,加葶苈子、瓜蒌;胸痛,加郁金、丝瓜络、白芍;痰稠难咯,加海浮石、浙贝母、冬瓜仁;咽干口渴,加沙参、百合、麦冬。

(9)肺气虚证

主症:咳嗽日久,咳声低微,少气喘息,痰多稀薄,神疲乏力,面色无华,语音低微,纳差,恶风自汗,舌淡,脉弱。

治法:补气益肺止咳。

方药:补肺汤(人参、黄芪、熟地黄、五味子、紫菀、桑皮)。

加减:咳喘,加前胡、杏仁;痰多稀薄,加陈皮、茯苓;恶风、自汗,加防风、浮小麦。

(10)肺阴虚证

主症:干咳,咳声短促,痰少而黏且难咳,或痰中夹血,或声音嘶哑,口干咽燥,或午后潮热,颧红,手足心热,盗汗,形体消瘦,舌红,少苔,脉细数。

治法:养阴润肺止咳。

方药:沙参麦冬汤(沙参、玉竹、天花粉、麦冬、生扁豆、冬桑叶、甘草)。

加减:咳剧,加川贝母、杏仁、百部;咳而气促,加五味子、诃子;低热,加功劳叶、银柴胡、青蒿、地骨皮;盗汗,加糯稻根、浮小麦;咳吐黄痰,加海蛤粉、知母、黄芩;痰中带血,加牡丹皮、栀子、藕节。

4.对症处理

(1)单方验方

1)萝卜汁、梨汁、姜汁各1匙,加蜜20ml,调服,每日1次。

2)乌梅8个、大枣2个、杏仁7个,共捣烂后用黄酒20ml,加水适量煎服,每日2次。

3)紫菀15g、百部6g,研为细末,每次0.3～0.6g,每日2～3次。

4）白蜜（微炼）100g、川贝母（研末）50g，调匀，分 10 次服，每日 3 次。

5）川贝母 10g、茶叶 3g、冰糖 15g，共为细末，开水冲服，每日 1 剂。

6）紫苏叶 10g、枇杷叶 10g、杏仁 10g，水煎服。

7）桑叶 10g、金银花 20g、黄芩 10g，水煎服。

8）川贝母 3g、梨 2 个、冰糖适量，水煎服。

（2）针灸治疗：主穴为肺俞、天突、定喘、合谷、列缺等，配穴为丰隆、膏肓、内关、膻中。每次选主、配穴各 1～2 个，一般行平补平泻法，必要时可配用灸法。

（3）常用中成药：橘红丸、宣通理肺丸、痰咳净、虎耳草素片、咳特灵、康尔止咳剂、麻杏止咳糖浆、川贝止咳糖浆、蛇胆川贝液、罗汉果止咳冲剂、枇杷止咳冲剂、蜜炼枇杷膏、克咳胶囊等。

（4）饮食忌辛辣及过咸之物，戒烟酒。

（二）咯血

咯血是指喉以下呼吸道及器官病变出血经口咳出，根据咯血量可分为痰中带血、少量咯血（＜100ml/d）、中量咯血（100～500ml/d）和大量咯血（＞500ml/d）。咯血常由呼吸系统疾病所致，也可见于循环系统或全身其他系统疾病，因此，在询问病史时不仅要考虑呼吸系统疾病，也要考虑其他系统疾病，以免漏诊。中医认为咯血多因外伤，或外邪犯肺、肝火犯肺、阴虚火旺、气不摄血等，使肺络受损，血溢脉外所致。多种肺脏疾病如肺结核、肺癌、肺络扩张等，以及血液病、疫斑热、稻瘟病、心衰等皆可引起咯血。

临床对以咯血为主症的病种尚未确定时，可以咯血待查作为初步诊断，并进行辨证论治。

1.机制分析　咯血的病机，多为肺络受损，血溢脉外，随咳嗽而咯出。因于实者，或外感风燥热邪，或暴咳、外力所伤，肺络受损，而致咯血；或肝火上逆犯肺，肺失肃降，而致咯血。因于虚者，多因素体虚弱、久病体虚，或脾气亏虚、心气虚衰，气不能统摄血液；或阴虚火旺、肺热伤络等均可致咯血。

2.辨病思路

（1）首先要确定是否咯血：临床上患者自述咯血时要除外口、鼻咽或喉部出血，必要时做局部检查以明确诊断。另外，还要鉴别是咯血还是呕血，还要排除出血性血液病等。

（2）患者的年龄与性别：青壮年咯血要考虑支气管扩张、肺结核；40 岁以上男性吸烟者咯血首先要考虑支气管肺癌；年轻女性反复咯血要考虑支气管内膜结核和支气管腺瘤。咯血发生于幼年则可见于先天性心脏病。

（3）既往史：幼年曾患麻疹、百日咳而后有反复咳嗽咳痰史者，首先要考虑支气管扩张。有风湿性心脏病史者，要注意二尖瓣狭窄和左心功能衰竭。

（4）咯血量：一般来说，不能以咯血量多少来判断出血的病因及病情轻重。痰中带血多由于毛细血管通透性增加所致，持续数周经抗感染治疗无效者应警惕支气管肺癌；小量咯血，只有在排除其他原因后才可考虑慢性支气管炎；反复大量咯血，应考虑肺结核空洞、支气管扩张、肺脓肿和风湿性心脏病二尖瓣狭窄；突发急性大咯血应注意肺梗死。估计咯血量时应注意盛器内唾液、痰及水的含量，以及患者吞咽和呼吸道内存留的血量。

（5）咯血的诱因：有生食螃蟹和蜊蛄史者要考虑肺吸虫病；在流行季节到过疫区者要考虑钩端螺旋体病或流行性出血热；与月经期有一定关系的周期性咯血应考虑替代性月经及子宫内膜异位症。

（6）咯血的伴随症状：咯血伴刺激性干咳，老年人多见于支气管肺癌，青少年多见于支气管内膜结核；伴乏力、盗汗、纳差等全身中毒症状肺结核病可能性大；伴杵状指（趾）多见于支气管扩张、支气管肺癌、慢性肺脓肿等；伴全身其他部位皮肤黏膜出血者多见于血液系统疾病；伴局限性喘鸣者应考虑气道不全性阻塞，见于支气管肺癌或异物；伴水肿、蛋白尿或血尿者应注意肺肾综合征。

3.论治思路

（1）风热犯肺证

主症：咳嗽，喉痒，痰中夹血，发热，微恶风寒，汗出，头痛，舌红，苔薄黄，脉浮数。

治法：疏风清热止咳。

方药：桑菊饮（桑叶、菊花、连翘、薄荷、桔梗、杏仁、芦根、甘草）。

加减：咯血量多，加栀子、藕节、白茅根、三七等。

（2）燥邪犯肺证

主症：喉痒咳嗽，痰中带血，口干鼻燥，或有身热，舌红，少津，苔薄黄，脉数。

治法：生津润肺，止咳止血。

方药：桑杏汤（桑叶、杏仁、沙参、浙贝母、豆豉、栀子、梨皮）。

加减：咯血量多，加生地黄、藕节、白茅根；咳嗽痰多，加桔梗、陈皮、制半夏。

（3）肝火犯肺证

主症：咳嗽阵作，痰中带血或咯血鲜红，胸胁胀痛，烦躁易怒，口苦，面赤，舌质红，苔薄黄，脉弦数。

治法：清肝泻肺止血。

方药:黛蛤散(青黛、蛤粉)合泻白散(桑皮、地骨皮、甘草、粳米)。

加减:咯血量多,加侧柏叶、白茅根、茜草根;胸胁胀痛,加柴胡、郁金、枳壳、栀子;便秘,加大黄。

(4)肺热炽盛证

主症:咯血鲜红、量多,痰黄稠,身壮热,胸闷心烦,口渴引饮,大便干结,小便短黄,舌红,苔黄干,脉洪数。

治法:清热泻肺止血。

方药:黄连解毒汤(黄连、黄芩、黄柏、栀子)。

加减:咳痰量多,加陈皮、制半夏、胆南星、天竺黄;口渴引饮,加生地黄、天花粉、葛根;便秘,加火麻仁、大黄、枳实。

(5)阴虚火旺证

主症:咳嗽,痰少难咳,痰中带血或反复咯血,血色鲜红,口干咽燥,颧红,潮热盗汗,舌质红,苔少而干,脉细数。

治法:滋阴降火,清肺止血。

方药:百合固金汤(生地黄、熟地黄、麦冬、川贝母、百合、当归、芍药、甘草、玄参、桔梗)。

加减:咯血量多,加仙鹤草、侧柏叶、地榆炭。

(6)气不摄血证

主症:咳嗽,气短懒言,痰中带血,神疲乏力,畏冷自汗,面白无华,唇甲色淡,舌淡,脉弱。

治法:益气摄血。

方药:拯阳理劳汤(人参、黄芪、白术、甘草、陈皮、肉桂、当归、五味子、生姜、大枣)。

加减:咯血量多,加仙鹤草、侧柏叶、白茅根;自汗甚,加五味子、乌梅、浮小麦。

4.对症处理

(1)单方验方

1)白及粉,每次 5g,每日 3 次。

2)三七粉,每次 0.5~1g,每日 3 次。

3)十灰散(丸)10g,顿服。

(2)西药止血:维生素 K_3、维生素 K_4、安络血、氨基己酸、止血环酸、止血敏等。

(3)输血等急救:反复咯血不止,可行小量(50~100ml)多次输血;量多者(1 次咯血>300ml),可试用人工气腹。如有手术指征者,可手术处理。咯血有窒息可能者,应迅速做气管插管或气管镜吸引,以清除血块。

（4）常用止血中药:如白茅根、藕节、仙鹤草、花蕊石、侧柏炭、大蓟、小蓟、紫珠、蒲黄、白及粉等,可在辨病、辨证基础上选用。

（5）体针疗法:以膈俞、孔最为主穴。风热加尺泽、合谷、曲池穴,用泻法;肝火加泻内关、太冲穴;阴虚补复溜、太渊穴。

（三）咳痰

凭借支气管黏膜上皮细胞的纤毛运动、支气管肌肉的收缩及咳嗽时的气流冲动,将呼吸道内的分泌物从口腔排出的动作称为咳痰。正常人呼吸道一天可分泌黏液约 100ml,用以润泽整个呼吸道黏膜并能黏着吸气时进入呼吸道的尘埃和微生物,这些分泌物一般由纤毛运动送至喉部被咽下。在病理情况下,当咽、喉、气管、支气管或肺发生炎症时,黏膜充血水肿,分泌物增多,毛细血管壁通透性增加,浆液渗出,渗出物与黏液、吸入的尘埃等混合而成痰液,借助于咳嗽动作经口腔排出体外。

1.病因病机　中医认为痰是体内水液不归正化所形成的病理产物,又是导致疾病的因素之一。呼吸系统疾病多与痰有关,同时,咳痰也是呼吸疾病的常见症状之一。

痰的生成大概有四种方式:一是外感六淫,阻碍气化,津液凝结成痰;二是七情内伤,气郁化火,炼津成痰;三是饮食不节,脾运失健,湿聚痰生;四是劳伤体虚,脾肾亏虚,水谷不能化生精微而成痰浊。痰的产生与肺脾肾三脏关系密切。肺居上焦,主通调水道和输布津液,因各种原因而引起的肺气不宣,气不布津,则津液停聚而成痰。脾居中焦,主运化,如果脾运不健,则津液不运,停聚生痰。肾居下焦,主水,如果肾阳不足,蒸化无权,津液也可变化生痰。由于痰的成因不同,所以其表现出的性质也不一样,一般可分为寒痰、热痰、燥痰、湿痰等。

2.辨病思路

（1）痰液颜色:无色透明或白色黏痰见于正常人或支气管黏膜轻度炎症。黄色痰提示呼吸道化脓性感染。绿色痰可因含胆汁、变性血红蛋白或绿脓素所致,见于重度黄疸、吸收缓慢的大叶性肺炎和肺部铜绿假单胞菌感染。红色或红棕色痰表示痰内含有血液或血红蛋白,见于肺梗死或肺癌、肺结核出血。粉红色泡沫样痰应想到急性左心功能衰竭。铁锈色痰见于肺炎球菌性肺炎。巧克力色或红褐色痰多见于阿米巴肝脓肿溃入肺内致肺阿米巴。果酱样痰见于肺吸虫病。胶冻样痰或带有血液者多见于克雷伯杆菌肺炎。暗灰色或灰黑色痰则见于各种肺尘埃沉着病或慢性支气管炎。

（2）痰液的性状：浆液性痰或泡沫样痰常见于肺水肿。黏液性痰见于支气管哮喘、慢性支气管炎。黏液脓性痰是由于肺组织化脓性感染形成脓液，见于慢性支气管炎急性发作期或肺结核伴感染等。脓性痰常见于化脓性细菌引起的支气管肺泡炎症。此外，脓肺及肝、脊椎或纵隔脓肿穿入肺部造成支气管炎时也可咳出大量脓液和痰液混合物，类似脓性痰。血性痰则由于呼吸道黏膜受损、毛细血管破裂、血液渗入肺泡等而产生，如结核、支气管扩张等，尤其是 40 岁以上的男性吸烟者必须警惕支气管癌的发病。

（3）痰液的量：痰量多见于支气管扩张、肺脓肿或肺水肿、肺泡细胞癌或肝脓肿溃入肺部并发支气管炎者。一般来说，痰量增多反映支气管或肺的化脓性炎症进展，痰量减少表明病情减轻，但也要注意有无支气管阻塞等使痰液不能顺利排出的情况。

（4）痰液的气味：一般的痰无臭味。如痰有恶臭，多提示并发厌氧菌感染或变形杆菌感染。

3.论治思路

（1）**热痰壅肺证**

主症：痰黄黏稠，伴有咳嗽发热，面红目赤，心烦不宁，小便黄，大便干，舌红苔黄厚，脉滑数有力。

治法：清热化痰。

方药：小陷胸汤加减（全瓜蒌、半夏、黄连、黄芩、天竺黄、桑白皮）。

（2）**寒痰阻肺证**

主症：咳痰色白，痰可多可少，伴见咳嗽声浊，畏寒怕冷，小便频数，舌淡苔白，脉紧有力。

治法：温化寒痰。

方药：苓桂术甘汤合三子养亲汤加减（茯苓、白术、桂枝、甘草、紫苏子、莱菔子、白芥子）。

（3）**痰湿阻肺证**

主症：痰多色白，或有泡沫，伴有四肢无力，食少纳呆，脘腹胀满，精神萎靡，舌体胖大，有齿痕，苔腻，脉濡无力。

治法：燥湿化痰。

方药：二陈汤加减（陈皮、云茯苓、法半夏、生甘草、生姜、乌梅、厚朴）。

（4）**燥痰伤肺证**

主症：痰少而黏，不易咳出，伴有咽干口燥，咽喉肿痛，心烦不安，小便短赤，舌红少津,苔黄而燥,脉数。

治法:润燥化痰。

方药:桑杏汤加减(霜桑叶、炙杏仁、南沙参、浙贝母、栀子、鸭梨皮、麦冬、天冬、紫菀、款冬花)。

4.单方验方

(1)桑白皮 20g,水煎服,每日服 4～5 次,对热痰壅肺者有效。

(2)金银花 20g,锦灯笼 10 个,水煎服,每日 2 次,可用于热痰壅肺证。

(3)川贝母 30g,打成细粉冲服,可用干燥痰。

(四)呼吸困难

呼吸困难是呼吸功能不全的一个重要症状。患者主观上感到空气不足,客观上表现为呼吸费力,严重时出现鼻翼扇动、发绀、端坐呼吸,辅助呼吸肌参与呼吸活动,并可有呼吸频率、深度与节律的异常。病史采集时应注意以下特点。

(1)诱发因素:吸入花粉或刺激性气体、服用阿司匹林、食用鱼虾坚果等而致呼吸困难常见于支气管哮喘;突发紧张恐怖致呼吸困难而且是年轻女性,考虑高通气综合征;吸入爆炸性气体、火灾现场致呼吸困难,多见于吸入性气道损伤;经受交通事故致呼吸困难,可能为血气胸;长期粉尘接触而致呼吸困难考虑肺尘埃沉着病。有慢性疾病或手术后卧床者,应考虑有无肺栓塞;有中枢神经系统疾病,伴意识障碍,应考虑吸入性肺炎。

(2)发作时间:按其发作快慢分为急性呼吸困难、慢性进行性呼吸困难和反复发作性呼吸困难。急性呼吸困难伴胸痛常提示肺炎、气胸、胸腔积液,无任何症状突然出现呼吸困难多见于气胸、肺栓塞、冠心病、心肌梗死、气道异物;肺梗死、左心衰竭患者常出现夜间阵发性端坐呼吸困难。慢性进行性呼吸困难见于慢性阻塞性肺病、弥散性肺间质纤维化疾病。支气管哮喘发作时,出现呼气性呼吸困难,且伴哮鸣音,缓解时可消失,下次发作时又复出现,常发生在后半夜或清晨。

(3)呼吸困难类型:根据呼吸困难临床表现将其分为以下 3 型。

1)吸气性呼吸困难。表现为吸气显著费力,喘鸣、吸气时胸骨、锁骨上窝及肋间隙凹陷——三凹征阳性。常见于喉、气管狭窄,如炎症、水肿、异物和肿瘤等。

2)呼气性呼吸困难。表现为呼气费力、缓慢,呼气时间延长,伴有哮鸣音,见于支气管哮喘、痉挛性支气管炎、阻塞性肺病等。

3)混合性呼吸困难。表现为吸气和呼气均感到费力,呼吸频率增快、深度变浅。见于重症肺炎、广泛性肺纤维化、大片肺不张、大量胸腔积液或自发性气胸等。正常两侧呼吸动度对称。如一侧肺脏疾患(肺不张、肺炎、肺癌)及胸膜腔病变(胸腔积液、气胸、胸腔粘连等)时,患侧的呼吸运动减弱或消失,而健侧常出现代偿性呼吸深度增加。两侧肺气肿时胸廓双侧的呼吸运动均减弱。

(4)伴随症状:发作性呼吸困难伴窒息感,可见于支气管哮喘、心源性哮喘、暴发性嗜酸性粒细胞增多综合征等。突然发生的呼吸困难也可见于声门水肿、气管内异物、大片肺栓塞、痉挛性支气管炎、自发性气胸等;呼吸困难伴一侧胸痛,可见于大叶性肺炎、胸膜炎、自发性气胸、肺结核、肺梗死、支气管肺癌、急性心包炎、急性心肌梗死、纵隔肿瘤等;呼吸困难伴发热,可见于肺炎、胸膜炎、肺结核、肺脓肿、肺梗死、急性心包炎、急性纵隔炎、中枢神经系统疾病、咽后壁脓肿等;呼吸困难伴手足抽搐、麻木感,见于高通气综合征;呼吸困难伴意识障碍,见于脑出血、脑膜炎、糖尿病酮症酸中毒、尿毒症、肺性脑病、休克性肺炎等。

1.论治思路

(1)寒邪壅肺证

主症:呼吸急促,喉中哮鸣如水鸡声,痰白而黏或稀薄多沫,胸膈满闷如窒,面色晦滞青,口不渴或渴喜热饮,舌苔白滑,脉浮紧。常兼风寒表证。

治法:温肺散寒,豁痰降气。

方药:射干麻黄汤化裁(射干、麻黄、生姜、细辛、五味子、清半夏、款冬花、紫菀、大枣、厚朴、白芥子、旋覆花)。亦可选用小青龙汤加减。

(2)热扰胸肺证

主症:呼吸急促,喉中痰鸣有声,唇绀气粗,痰黄黏难出,咳吐不利,烦闷躁动,不能平卧,多汗,口渴喜饮,舌红苔黄,脉滑数。

治法:清热化痰,宣肺平喘。

方药:定喘汤合小陷胸汤加减(杏仁、黄芩、款冬花、麻黄、紫苏子、白果、桑白皮、清半夏、甘草、全瓜蒌、黄连、磁石)。

(3)肺气亏虚证

主症:正气不足,无力御邪,稍有不正之气来犯,即可发病,平素怯寒自汗,易患感冒,而每因感冒致哮喘发作,发作时呼吸无力,胸闷心慌,面白无华,口舌色暗,脉数而无力。

治法:补肺益气,固卫平喘。

方药:玉屏风散合生脉散加减(黄芪、白术、防风、党参、五味子、麦冬、诃子、百合、甘草)。

(4)脾气亏虚证

主症:素体不健,常有咳嗽,多痰,气短,纳差脘痞,倦怠乏力,大便不实,舌淡苔白,脉虚。

治法:健脾益气。

方药:芪苡四君子汤加减(黄芪、薏苡仁、党参、白术、云茯苓、甘草、陈皮、半夏、厚朴、莱菔子)。

(5)肾气亏虚证

主症:久病哮喘,平素短气,动辄喘甚,伴见腰膝酸软,怯寒神倦,或盗汗,手足心热。

治法:补肾纳气。

方药:金匮肾气丸加味(制附子、肉桂、熟地黄、山药、山茱萸、泽泻、牡丹皮、茯苓、磁石)。

2.对症处理

(1)单验方

1)罗汉果,每日 1 枚,煎服。

2)瓜蒌 30g、绿豆 50g,煎服。

(2)中成药

1)千金定吼丸:每服 1 丸,每日 1 次,用于哮喘急发、痰涎壅盛者。

2)金水宝胶囊:每次 4 粒,每日 2～3 次,用于哮喘缓解期,肺肾气虚者。

3)固本喘咳片:每次 4 片,每日 3 次,适用于虚喘。

(3)针灸治疗:取定喘、孔最、肾俞、肺俞、足三里、丰隆,每天取一组,10 天为 1 个疗程。

(五)胸痛

胸痛指颈与胸廓下缘之间疼痛,疼痛性质可为多种,是常见症状之一。胸痛是由胸部疾病(也包括胸壁疾病)所引起。胸痛的剧烈程度不一定与病情轻重相平行,是临床常见症状,不仅见于呼吸系统疾病,也可见于心血管系统、消化系统、神经系统以及胸壁组织的病变。不同部位、器官以及不同疾病引起的胸痛的性质及伴随症状和发生的时间不尽相同,问诊时应注意以下几方面。

(1)胸痛的部位:胸壁皮肤炎症,在罹患处皮肤出现红、肿、热、痛等改变。带状疱疹呈多数小水疱群,沿神经分布,不越过中线,有明显的痛感。流行性肌痛时可出现胸、腹部肌肉剧烈疼痛,可向肩部、颈部放射。非化脓性肌软骨炎多侵犯第 1、第 2 肋软骨,患部隆起、疼痛剧烈,但皮肤多无红肿。心绞痛与急性心肌梗死的疼痛常位于胸骨后或心前区。食管疾病、膈疝、纵隔肿瘤的疼痛也位于胸骨后。膈肌及膈下疾病常在肋缘及斜方肌处有放射痛,自发性气胸、急性胸膜炎、肺梗死等常呈患侧剧烈胸痛。

（2）胸痛的性质：肋间神经痛呈阵发性灼痛或刺痛。肌痛则常呈酸痛。骨痛呈酸痛或锥痛。食管炎、膈疝常呈灼痛或灼热感。心绞痛和心肌梗死常呈压榨样痛，可伴有窒息感。主动脉瘤侵蚀胸壁时呈锥痛。原发性肺癌、纵隔肿瘤可有胸部闷痛。

（3）胸痛的发生方式：肌痛常在肌肉收缩时加剧。骨源性疼痛、肿瘤所致疼痛为持续性的。脊神经后根疼痛发生于身体转动或弯曲时，胸膜炎疼痛常在深吸气及咳嗽时加重，屏住气时疼痛减轻。心绞痛常在用力或过度激动时诱发，呈阵发性。心肌梗死则常呈持续性剧痛，含服亚硝酸甘油片仍不缓解。心脏神经官能症所致胸痛则常因运动而好转。食管疾病所致胸痛常因吞咽动作而引起或加剧。自发性气胸、心包炎所致胸痛常因咳嗽或深呼吸而加剧。过度换气综合征则用纸袋回吸呼气后胸痛可缓解。

（4）胸痛伴随症状：伴咳嗽，常见于气管、支气管、肺、胸膜疾病；伴吞咽困难，常见于食管疾病；伴咯血，常见于肺结核、肺梗死、原发性肺癌；伴呼吸困难，常见于大叶性肺炎、自发性气胸、渗出性胸膜炎、过度换气综合征等；伴牙痛、向后背放射痛，考虑心绞痛、心肌梗死；胸痛同时有高热者，考虑肺炎。

（5）其他有关病史：肺梗死常有心脏病或最近手术史，急性纵隔炎常有颈部外伤，炎性疾病或邻近脏器疾病史。青壮年胸痛多注意肌源性胸痛、肋软骨炎、胸膜炎、肺炎、肺结核等。中老年者则应考虑心血管疾病、肿瘤侵及胸膜神经痛，心神经官能症则以青中年女性多见。

1.论治思路

（1）气滞血瘀证

主症：多为癌瘤引起之恶性胸腔积液，积液量多而迅速增长，不易消减，症见胸胁刺痛，痛有定处，胸闷干咳，舌暗或有瘀斑，脉弦细。

治法：清热化饮，活血通络。

方药：葶苈大枣泻肺汤合血府逐瘀汤（赤芍、川芎、桃仁、红花、当归、生地黄、柴胡、枳壳、桔梗、甘草、牛膝、葶苈子、大枣）。

加减：癌毒盛者可加半枝莲、卷柏、山慈菇。胸痛剧可加乳香、没药、三七。

（2）邪犯胸胁证

主症：往来寒热，汗出身热，干咳少痰，或有气急，胸胁疼痛，吸气或咳嗽加重，伴有口苦咽干，舌红苔白或黄，脉弦数。

治法：和解宣利。

方药:柴枳半夏汤加减(柴胡、黄芩、瓜蒌、半夏、枳壳、赤芍、白芥子)。

加减:胸痛重者加入元胡(延胡索)、川楝子;气急者加佛手、陈皮;咳嗽重者加杏仁、前胡。

(3)痰瘀互结证

主症:咳嗽有痰,痰或多或少,或黄或白,胸胁疼痛,胸中胀闷,气短气急,不思饮食,大便通调,小便可,舌红苔腻,脉弦滑。

治法:理气化痰,祛瘀通络。

方药:膈下逐瘀汤加减(桃仁、牡丹皮、当归、川芎、五灵脂、蒲黄、红花、瓜蒌、贝母、炙甘草)。

加减:痰多色黄者加天竺黄、竹茹;痰多色白者加白芥子、半夏;气短者加麻黄、桔梗。

2.对症处理

(1)单方验方

1)丝瓜络 15g、忍冬藤 20g,水煎服,可用邪犯胸肺证。

2)桑白皮 12g、葫芦 15g,水煎服,可用于各种证型的胸膜炎。

3)红藤 30g,水泡服,可用于胸膜炎疼痛明显者。

(2)中成药

1)通迪胶囊:每次 2 粒,每日 2 次,口服,可用于胸膜炎疼痛明显者。

2)开胸理气丸:每次 1 丸,每日 3 次,日服,用于胸中胀闷不适或胀痛者。

3)双黄连口服液:每次 10ml,每日 3 次,口服。

(3)针灸治疗

1)针刺法:可选取大椎、华盖、肺俞、膻中、足三里,用泻法,每天 1 次,10 天为 1个疗程。有盗汗者加用复溜、阴都,用补法;胀痛明显者,加用合谷、太冲。

2)灸法:取生姜,切成 0.5cm 厚的片,置于合谷穴上,用艾炷灸 3~4 壮。

(六)发热

发热是指体温升高,或自觉发热为主的症状。发热为临床常见症状,外感六淫、疫毒之邪,或因情志、劳倦所伤等所致的各种疾病,尤其是各种传染病、时行病、疮疡类疾病等均可出现发热症状。呼吸疾病的发热一般见于感染和肿瘤等。

中医学一般将发热分为外感发热与内伤发热两大类。临床对以发热为主症的病种尚不能确定时,可以发热待查作为初步诊断,并进行辨证论治。

1.病因病机   发热的机制复杂多变,主要是因为发热症状普遍存在于各类疾病及其发展过程之中,是机体正邪相争的必然结果。

外感发热多因感受六淫、温热疫毒之气所致。正邪相争,阳胜则热为基本病理。邪正相争于体表则发热伴恶风寒;邪在半表半里则寒热往来;邪气入里,两阳俱盛,多见壮热或潮热;疫毒炽盛可表现为高热寒战;湿热郁蒸常见身热不扬等。外感发热范围广泛,病情有轻重缓急之不同,病程有长短之区别,临床上预后转归亦有差别。

内伤发热多由情志不舒、劳倦过度、饮食失调,或外感温热病后期,邪恋正虚、久病伤正所致。气滞、血瘀、痰湿蕴结,脏腑功能失调,气血阴阳亏虚为基本病机。起病较缓,病程较长,或有反复发热的病史。临床多表现为低热,但有时亦可以是高热,或仅自觉发热或五心烦热而体温不一定升高。

2.辨病思路

(1)体温升高到37.5℃以上,或患者自觉身体发热,均可称为发热。

(2)定时检测体温,明确热势、热型。血常规、大便常规、小便常规可作为普通检查。并据具体病例有选择、有目的地进行生化等实验室检查,以资诊断和鉴别。

(3)辨外感发热与内伤发热

1)外感发热一般起病较急,初起常伴恶寒。应注意起病季节、当地传染病的流行情况、有无接触史等。

2)内伤发热一般起病徐缓,病程较长,或有反复发作史。其起病一般不伴恶寒,但觉发热,或虽感畏冷,但得衣被可减。多表现为低热,通常伴有手足心热、头晕、神倦、自汗、盗汗、脉弱等症。

(4)根据热势进行诊断

1)不规则发热可见于感冒、风湿。

2)1天内体温波动达3～4℃或以上,其低点可降至37℃以下者,常见于流注、肾痈、痨病病情恶化、疟疾等。

3)1天内体温波动在1℃以上,体温不降至正常者,常见于时行感冒、肺热病、心瘅、温毒发斑、疟疾重症。

4)持续高热,1日内体温波动在1℃以内者,常见于湿温极期、暑温等。

5)热退数日后再度发热(双峰热),伴肌肉疼痛、痿软者,常见于湿瘟。

(5)结合伴随症状、病史等进行诊断

1)伴头痛、昏迷、惊厥、呕吐、颈项强直、克氏征和布氏征阳性者,应考虑春温、暑温、脑瘅、中暑、颅脑痈等。

2)伴咳嗽、胸痛、咳痰者,多见于肺热病、暴咳、肺痈、悬饮等。伴心悸者,可为心瘅。

3)伴腹痛并有腹部包块者,应考虑肝痈、肝热病、胆瘅、肠痈等。

4)伴寒战者,见于肺痈、流注、胆瘅、肾瘅、春温、稻瘟病、疟疾等。

5)伴黄疸者,常见于肝热病、肝瘟、稻瘟病等。

6)伴脊核肿大,可见于风疹、沙虱病、丝虫病、稻瘟病、鼠疫等。

7)伴有斑疹者,常见于湿温、温毒发斑、流注、疫斑热、沙虱病、蓄血病等。

8)小儿伴皮疹者,应考虑麻疹、风疹、水痘、烂喉丹痧等。

9)伴脾脏肿大,见于流注、湿温、疟疾、蛊虫病等。

10)伴肋椎角疼痛及尿频、脓尿、血尿者,提示肾瘅、肾着急性发作、肾痈、热淋等可能。

11)伴局部焮红肿痛者,常为疮疖痈疽类疾病。

12)小儿夏季发热,口渴尿少者,可能为夏季热;成人夏季发热,起于高热下劳作者,多为中暑、伤暑;夏季低热、倦怠嗜卧者,多为疰夏。

13)发热伴脊核、肝、脾肿大者,应考虑恶核、血癌等。

14)伴关节、肌肉酸痛、面颊部有蝶形红斑者,多属蝶疮流注。

15)多食易饥、消瘦多汗者,应考虑瘿气的可能。

16)低热伴盗汗、咳嗽等症者,有可能为痨病。

17)急起发热伴面色青灰、脉细数、血压下降或测不出等脱病症状者,应考虑肺热病重症、春温、疫毒痢、流注、疫斑热等。

18)妇女产褥期出现发热,称为产后发热。

19)40岁以上,长期低热,或持续高热,伴贫血、血沉增快而无其他原因可查者,应警惕癌病之可能。

3.论治思路

(1)风寒束表证

主症:新起恶寒发热,头身疼痛,无汗,鼻塞流清涕,脉浮紧。

治法:辛温解表。

方药:荆防败毒散(荆芥、防风、羌活、独活、川芎、生姜、甘草、薄荷、柴胡、前胡、枳壳、桔梗、茯苓)。

加减:表寒重,加麻黄、桂枝;夹湿,加豆卷、白芷;脘痞、苔腻,加苍术、厚朴;咳嗽吐痰,加半夏、陈皮。

(2)风热外袭证

主症:发热,微恶风寒,少汗或无汗,口渴,头痛,咽痛,咳嗽,或有出疹,舌尖红,苔薄黄,脉浮数。

治法:疏散风热。

方药:银翘散(金银花、连翘、桔梗、薄荷、芦根、竹叶、荆芥穗、牛蒡子、豆豉、甘草)。

加减:头胀痛甚,加桑叶、菊花;咳嗽痰多,加浙贝母、前胡、杏仁;咳痰黄稠,加黄芩、知母。

(3)风热疫毒证

主症:高热,微恶风,头痛剧烈,面红目赤,口大渴,甚则神志模糊不清,语言错乱,舌红,苔薄黄,脉洪数。

治法:疏表清热解毒。

方药:清瘟败毒饮(生地黄、生石膏、水牛角尖、黄连、牡丹皮、栀子、桔梗、黄芩、知母、赤芍、玄参、连翘、竹叶、甘草)。

加减:常加大青叶、重楼、蒲公英;咽喉肿痛,加一枝黄花、土牛膝;口燥咽干,加沙参、天花粉、梨皮。

(4)风湿化热证

主症:身热不扬,微恶风寒,头重身困,汗湿沾衣,口渴不欲饮,舌红不干,苔黄微腻,脉濡数。

治法:疏风清热祛湿。

方药:越婢加术汤(麻黄、石膏、甘草、生姜、大枣、白术)。

加减:头身困重,加藿香、羌活;脘痞腹胀,加苍术、厚朴、白豆蔻。

(5)外燥袭表证

主症:发热微恶风寒,头痛,肤燥少汗,咳嗽痰少,咽干口渴,舌红少津,脉数。

治法:疏表润燥。

方药:桑杏汤(桑叶、杏仁、沙参、浙贝母、豆豉、栀子、梨皮)。

加减:咽干口燥,加麦冬、玉竹、玄参;发热明显,加石膏、知母;痰中夹血,加白茅根。

(6)暑湿袭表证

主症:发热微恶寒,无汗或少汗,头身困重,恶心纳呆,口渴,舌红,苔黄微腻,脉滑数。

治法:祛暑化湿解表。

方药:新加香薷饮(金银花、鲜扁豆花、厚朴、香薷、连翘)。

加减:恶寒身痛,加豆卷、藿香、薄荷;恶心欲呕,加法半夏、白豆蔻;小便短赤,加六一散、赤茯苓。

（7）暑热内郁证

主症：高热烦躁，甚或神昏，面红目赤，无汗，伴恶心，呕吐，胸闷，舌红或绛紫，苔黄干，脉沉数。

治法：清热透暑。

方药：王氏清暑益气汤（西洋参、石斛、麦冬、黄连、竹叶、知母、荷梗、甘草、粳米、西瓜翠衣）。

加减：热甚口渴，加黄芩、栀子、生石膏；汗出不止，加五味子、牡蛎。

（8）气分热盛证

主症：身壮热，不恶寒，但恶热，口渴欲饮，汗多，心烦，气粗，大便秘结，小便短黄，面赤，舌红，苔黄少津，脉洪数。

治法：辛寒清热。

方药：白虎汤（知母、石膏、甘草、粳米）。

加减：口渴甚，加天花粉、麦冬、石斛；热毒重，加金银花、连翘、大青叶、重楼；呕吐，加黄连、藿香、竹茹；心烦、尿少，加黄连、竹叶、碧玉散。

（9）营分热盛证

主症：身热夜甚，心烦不寐，渴不多饮，皮肤干燥，斑疹隐隐，小便短黄，大便干结，舌绛，苔黄少津，脉细滑数。

治法：清热凉营。

方药：清营汤（水牛角尖、玄参、黄连、麦冬、丹参、竹叶心、生地黄、连翘、金银花）。

加减：热毒重，加板蓝根、大青叶；口渴喜冷饮，加生石膏、知母；神昏谵语，配服安宫牛黄丸；抽搐惊厥，配服紫雪丹；喉中痰鸣，加胆南星、天竺黄、川贝母、竹沥。

（10）血热内扰证

主症：发热，神昏谵语，斑疹显露，面赤唇红，小便短黄，大便秘结，舌深绛，脉滑数。

治法：清热凉血。

方药：犀角地黄汤（水牛角尖、地黄、牡丹皮、芍药）。

加减：热毒甚，加连翘、金银花、紫草、茜草根；出血，加白茅根、仙鹤草、侧柏叶；大便干结，加玄参、大黄。

（11）热闭心神证

主症：高热，烦躁不宁，甚或神昏谵语，舌红，苔黄，脉滑数。

治法：清心开窍。

方药:清宫汤(水牛角尖、玄参、麦冬、竹叶心、莲子心、连翘心)配服安宫牛黄丸或至宝丹。

(12)热盛动风证

主症:高热,昏仆抽搐,手足蠕动,舌红,脉洪大。

治法:清热息风。

方药:羚角钩藤汤(山羊角、桑叶、川贝母、鲜生地黄、鲜竹茹、钩藤、菊花、茯神、白芍、甘草)配服紫雪丹。

(13)肝郁化火证

主症:时觉发热、心烦,热势常随情绪波动而起伏,精神抑郁或烦躁易怒,胸胁胀闷,喜叹息,口苦而干,苔黄,脉弦数。

治法:疏肝解郁,清肝泻火。

方药:丹栀逍遥散(柴胡、当归、白芍、茯苓、白术、甘草、薄荷、生姜、牡丹皮、栀子)。

加减:口渴便秘,去白术,加黄芩、龙胆;胸胁疼痛,加川楝子、郁金。

(14)瘀热内郁证

主症:午后或夜晚发热,或自觉身体局部发热,口干咽燥而不欲饮,躯干或四肢有固定痛处或肿块,甚或肌肤甲错,面色萎黄或暗黑,舌质紫暗或有斑点,脉涩。

治法:化瘀清热。

方药:血府逐瘀汤(当归、生地黄、桃仁、红花、枳壳、赤芍、柴胡、甘草、桔梗、川芎、牛膝)。

加减:发热较甚,加白薇、牡丹皮;肢体肿痛,加丹参、郁金、延胡索。

(15)痰热内扰证

主症:发热不高,持久不退,咳嗽咳痰,胸闷心烦,体重乏力,渴不欲饮,舌红胖,苔黄腻,脉滑数。

治法:化痰清热。

方药:黄连温胆汤(黄连、制半夏、陈皮、茯苓、甘草、生姜、竹茹、枳实)。

加减:呕吐恶心,加藿香、白豆蔻;胸闷、苔腻,加郁金、佩兰;热势较甚,加茵陈、黄芩。

(16)气虚发热证

主症:发热常在劳累后发生或加剧,热势或低或高,头晕乏力,气短懒言,自汗,易于感冒,食后便溏,舌质淡,苔薄白,脉弱而数。

治法:益气清热。

方药:补中益气汤(黄芪、人参、白术、当归、橘皮、升麻、柴胡、白术)。

加减:自汗,加牡蛎、浮小麦、糯稻根;时冷时热、汗出恶风,加桂枝、芍药;胸闷、脘痞、苔腻,加苍术、厚朴、藿香。

(17)血虚发热证

主症:多为低热,头晕眼花,身倦乏力,心悸不宁,面色少华,唇甲色淡,舌淡,脉弱。

治法:养血清热。

方药:归脾汤(党参、黄芪、白术、茯神、酸枣仁、龙眼肉、木香、炙甘草、当归、远志、生姜、大枣)。

加减:常加熟地黄、枸杞子、制何首乌、鸡血藤;有出血者,加三七粉、仙鹤草、茜草、棕榈皮。

(18)阴虚内热证

主症:午后或夜间发热,手足心发热,或骨蒸潮热,心烦,少寐,多梦,颧红,盗汗,口干咽燥,大便干结,尿少色黄,舌质干红或有裂纹,无苔或苔少,脉细数。

治法:滋阴清热。

方药:知柏地黄汤(熟地黄、淮山药、山茱萸、茯苓、牡丹皮、泽泻、知母、黄柏),或青蒿鳖甲汤(青蒿、鳖甲、知母、生地黄、牡丹皮)。

加减:常加玄参、生地黄、制何首乌;盗汗,去青蒿,加牡蛎、浮小麦、糯稻根;失眠,加酸枣仁、柏子仁、夜交藤;兼气短乏力,加沙参、麦冬、五味子。

(19)虚阳浮越证

主症:自觉发热,面红如妆,阵发烘热,下肢清冷,小便清长,舌淡,苔润,脉浮数无根。

治法:引火归原。

方药:右归饮(熟地黄、肉桂、山药、枸杞子、炙甘草、杜仲、山茱萸、附子)。

加减:声低气短,加人参、黄芪;腹胀便溏,加白术、干姜。

4.对症处理

(1)高热者,应降温治疗,适用于成人体温>39.5℃,或有严重心、肝、肾、脑疾病,不耐高热者,以及高热持久不退,机体消耗过大者。

1)物理降温。对突然高热不退、神志昏迷患者,用酒精、冰块、清凉水等擦洗头部、腹股沟及全身;冷盐水灌肠等。过高热者,应在大血管浅表部位(颈部、腋下、腹股沟等处)放置冰袋,或快速静脉滴注冷却至4℃的液体。表证阶段不得使用物理降温,以免冰伏病邪。

2）药物降温。阿司匹林、扑热息痛、安乃近等解热镇痛剂可酌情选用。老人、小儿、体弱者,退热药物剂量要小,并注意观察,防止出现虚脱。

（2）常用中成药

1）一般单纯高热,选用安宫牛黄丸;高热兼抽搐,选用紫雪丹;高热昏迷者,选用至宝丹。

2）醒脑静注射液、热可平注射液、一枝黄花注射液、清开灵注射液、板蓝根注射液、柴胡注射液、鱼腥草注射液、穿琥宁注射液、双黄连粉针剂等,肌内注射或静脉滴注。

3）板蓝根冲剂、抗病毒冲剂、抗病毒口服液、双黄连口服液、清开灵胶囊、紫雪丹、瓜霜退热灵等,口服。

4）银翘解毒片、羚翘解毒丸、夏桑菊冲剂、小柴胡冲剂、感冒清、感冒通等,用于外感表证之发热。

（3）针灸疗法

1）体针疗法。取曲池、合谷、内关、阳陵泉等穴,用泻法。

2）三棱针疗法。取太阳穴、十宣穴、耳缘静脉等部位,三棱针局部放血。

（4）擦浴疗法

1）荆芥 15g,薄荷 15;或麻黄 10g,薄荷 15g。煎水擦浴。适用于风寒束表之发热。

2）用 20％石膏煎水擦浴。适用于邪热入里之发热。

（5）常用退热中药：退表热,常用金银花、连翘、薄荷等;退里实热,常用石膏、知母、黄芩、黄连、黄柏、栀子等;退营血分热,常用水牛角尖、生地黄、玄参、牡丹皮等;退虚热,常用白薇、青蒿、鳖甲、地骨皮、银柴胡、胡黄连等。可在辨病、辨证基础上选用。

（6）多饮水,或静脉补充液体。

三、临床检查

通过病史采集环节详细了解病史症状之后,要进行体格检查。呼吸病的体检应该涉及胸部及全身范围,并应该做到手法熟练,无遗漏,收集的资料翔实、全面。

（一）全身情况

了解患者的一般情况,包括面色、体型、体位、语态、皮肤黏膜等。如急性感染性疾病多表现为急性痛苦病容,慢性支气管炎、肺癌等多表现为慢性病容,部分肺结核患者还可见到典型的面部潮红。结核、肺癌、老年慢性支气管炎等患者多形体消瘦,而中青年患大叶性肺炎者多体型正常或偏胖;大量胸腔积液或一侧急性胸膜炎表现为强迫性患侧卧位,重度呼吸困难或哮喘持续状态患者表现为强迫端坐位。对皮肤黏膜的观察主要体现在有无发绀、出血点等。患者出现呼吸困难、肺通气不足、气体交换障碍等病情时,机体处于缺氧状态,出现口唇、面颊、耳郭、四肢末梢发绀。

(二)局部检查

胸部检查是呼吸系统疾病局部检查的重点,下面从视、触、叩、听四方面做一较详尽的阐述。

1.视诊 嘱被检查者端坐,观察胸部的外形及呼吸运动。

(1)胸廓外形:胸部隆起:局限性隆起见于胸壁、胸膜病变及心包积液和心脏增大;一侧隆起见于隆起侧胸腔积液、气胸、巨大肿瘤等;两侧隆起见于肺气肿、双侧积液或气胸。胸部凹陷:局限性凹陷见于局部胸膜粘连、肺不张、肺叶切除等;一侧凹陷见于一侧肺不张或肺实变;两侧凹陷见于双侧胸膜粘连肥厚或上呼吸道梗阻。桶状胸表现为胸廓的前后径增大,肋间隙增宽,腹上角加大,见于阻塞性肺气肿、肺心病。扁平胸见于慢性消耗性疾病,如肺结核。

(2)呼吸运动:观察呼吸类型、频率、节律、深度、呼吸辅助肌运动的情况,有无呼吸困难及其性质,呼吸运动两侧是否对称。呼吸频率加快见于大叶性肺炎、气胸、胸腔积液、呼吸性碱中毒、癔病等;呼吸频率减慢、呼吸加深见于颅内高压。如出现潮式呼吸、间停呼吸、双吸气呼吸等呼吸节律变化,多见于颅内高压、中毒及危重患者。

2.触诊 为证实呼吸运动的视诊所见,注意检查双侧呼吸动度是否一致,有无皮下气肿及胸壁有无压痛点,触觉语颤、胸膜和心包摩擦感、心尖搏动等。

(1)触觉语颤:触觉语颤增强常见于肺炎性浸润或肺组织实变,如大叶性肺炎、肺脓肿,因为肺实变时含气较少,传音较好;肺组织受压,如胸腔积液液面的上方,因为被压迫的肺组织较致密,故传音良好;较浅在而大的肺空洞,因声波在空洞内产生共鸣,周围肺组织多有炎性浸润,有利于声波传导。触觉语颤减弱或消失见于支气管阻塞、肺气肿、胸腔积液、气胸、严重胸膜肥厚、胸壁下气肿或水肿。

(2)胸膜摩擦感:指胸膜发生炎性变化时,有纤维蛋白沉着而变得粗糙,以致呼吸时脏层和壁层胸膜互相摩擦发生震动,触诊时有胸膜摩擦感。通常在侧胸壁的下部较易触到。胸膜摩擦感多见于急性纤维素性胸膜炎或渗出性胸膜炎积液尚少时。积液增多后两层胸膜隔开,胸膜摩擦感消失。

(3)心尖搏动:心尖搏动的位置向左上移位提示右室肥大。心尖搏动向健侧移位见于一侧胸腔积液或积气,向患侧移位提示一侧肺不张或胸膜粘连。心尖搏动减弱除见于心肌或心包病变外,要注意肺气肿或一侧胸腔大量积液或积气。

(4)剑突下搏动:见于肺气肿、慢性肺源性心脏病,但要和腹主动脉瘤的搏动相鉴别。

3.叩诊　肺部叩诊的主要内容是判定肺的上下界、肺下界移动度和肺部叩诊音。

(1)肺上下界:肺上界即肺尖清音带。正常时的宽度平均为 4～6cm,但右肺尖宽度较窄,肺尖宽度缩小主要见于肺结核。肺下界:正常肺下界在锁骨中线、腋中线及肩胛线上分别为第 6、第 8、第 10 肋骨水平。肥胖者肺下界可上升一肋,瘦弱者可下降一肋。肺下界下降见于肺气肿,肺下界上升见于胸腔积液、胸膜粘连以及腹水和肝大、脾大等。

(2)肺下界移动度:测定肺下界移动度,一般可在锁骨中线、腋中线及肩胛线上进行。正常人两肺下界移动度为 6～8cm,表明胸膜腔光滑而无粘连,肺组织弹性良好。肺下界移动度减弱可见于肺气肿、肺不张、肺部炎症和胸膜粘连等。

(3)肺部的叩诊音:肺部的正常叩诊音为清音。胸上部较下部叩诊音稍浊,右前上胸常较左前上胸叩诊音稍浊,背后的叩诊音较前胸稍浊。

病理性叩诊音为浊音与实音,重度浊音即为实音,多见于肺炎、肺水肿、肺不张、胸腔积液、胸膜肥厚粘连;胸壁疾患,如胸壁水肿、肿瘤等。鼓音:肺表面大空洞或胸腔有积气时,叩诊呈鼓音,多见于肺大泡、空洞性肺结核和气胸等。过清音:为介于鼓音与清音之间的叩诊音,这是由于含气量增大,肺泡弹性减弱所致,多见于肺气肿。

4.听诊　肺部听诊的主要内容包括呼吸音、啰音和胸膜摩擦音等。

(1)呼吸音:在正常胸部可听到呼吸音,包括肺泡性呼吸音、支气管性呼吸音和支气管肺泡性呼吸音三种。听诊时,应注意声音强弱、音调高低以及吸气和呼气的长短。

1)肺泡性呼吸音。肺泡性呼吸音是一种柔和带有吹风性质,类似吸气时的"夫"的音。在正常肺组织上可听到肺泡性呼吸音,由于病变的影响,肺泡性呼吸音可加强、减弱或消失。肺泡性呼吸音减弱或消失:可为双侧、单侧或局部,常见于进入肺泡内的空气量减少及呼吸音传导障碍两种情况,前者见于全身衰弱和呼吸肌麻痹、腹水、腹腔内巨大肿物等所致之膈肌运动受限,以及上呼吸道狭窄、肺气肿等导致的通气量减少;后者见于胸腔积液、胸膜增厚、气胸等。肺泡呼吸音增强可见于呼吸运动和肺换气加强时。如发热、运动后或新陈代谢亢进时,两肺的呼吸音皆增强。如肺脏病变使一侧或者部分肺的呼吸功能减弱或消失，则健侧的呼吸音可出现代偿性增强。呼气延长：见于支气管哮喘及肺气肿。

2）支气管性呼吸音。支气管性呼吸音是空气通过气管及声门产生涡流而形成，声音较粗，音调较高，呼气较吸气长。病理性的支气管性呼吸音（管状呼吸音）多见于肺实变（如大叶性肺炎、肺不张等）、大空洞（肺脓肿、肺结核等）。

3）支气管肺泡性呼吸音。支气管肺泡性呼吸音具有支气管呼吸音与肺泡性呼吸音的特征。病理情况下常见于支气管肺炎、肺结核及大叶性肺炎的早期。

（2）啰音：啰音是伴随呼吸音的一种附加音，根据声音的性质又分为干啰音、湿啰音两种。啰音对于呼吸系统疾病的临床诊断很有意义。

1）干啰音。是由于支气管黏膜炎性肿胀，内有黏稠分泌物或支气管平滑肌痉挛，使管腔变窄，气流通过时发生震动而产生。其特点是吸气和呼气时均可听到，但以呼气时最清楚，性质不定，部位多变，咳嗽后可消失、减少、增多或出现。干啰音按其声音特点可分为鼾音、哨笛音、哮鸣音。分布于全肺野的干啰音多见于慢性支气管炎及支气管哮喘，局部的干啰音见于肺结核、肺肿瘤等。哮鸣音可见于支气管哮喘发作和慢性喘息性支气管炎。

2）湿啰音。也叫水泡音，是由于吸气时气体通过呼吸道内的分泌物，如渗出液、痰液、血液、黏液和脓液等，形成的水泡破裂所产生的声音；或由于小支气管壁因分泌物黏着而陷闭，当吸气时突然张开重新充气所产生的爆裂音。按气道腔径的大小和腔内渗出物的多少又有大、中、小水泡音之分。大水泡音，多出现在吸气相早期，发生于气管、主支气管或空洞部位，见于支气管扩张、肺水肿及肺结核或肺脓肿空洞及临终患者。

3）捻发音。捻发音很像用手指在耳边捻搓一束头发的声音。其音调微细，不受咳嗽影响，仅在吸气末期听到。多见于肺炎、肺结核、肺瘀血。

（3）胸膜摩擦音：当胸膜有炎症时，胸膜壁层与脏层表面由于纤维蛋白沉着变粗糙，呼吸时互相摩擦则产生胸膜摩擦音。胸膜摩擦音可发生于胸膜的任何部位，但最常见于肺脏移动范围最大的部位，如胸廓下侧沿腋中线处。胸膜摩擦音的临床意义与胸膜摩擦感相同，见于胸膜炎、尿毒症、胸膜肿瘤等。

用听诊器在胸壁上可听到说话时经呼吸道传到胸壁的声带震动音，称为语音传导。检查时嘱患者说低音调的"一、二、三"，并用听诊器在胸部对称部位进行比较听诊。语音传导与语颤的临床意义相同。语音传导减弱或消失见于支气管阻塞、胸腔积液、胸壁增厚、肺气肿、声带发音微弱等。当肺内有实变或空洞时，语音传导增强。肺实变及肺组织受压而致密时，语音传导增强而响亮，字音亦较清楚，称为支气管语音。支气管语音与病理性支气管性呼吸音及语颤加强的病理基础相同，具有同样的临床意义。

（三）其他检查

头面部重点观察有无球结膜水肿、眼球下陷、眼睑下垂、瞳孔缩小、鼻翼异常扇动、鼻腔黏膜苍白水肿、异常分泌物、鼻甲肥大、口唇疱疹、龋齿、咽后壁有无充血及扁桃腺是否肿大化脓等。

颈部重点观察颈静脉、气管、淋巴结及皮下气肿。颈静脉怒张：提示有上腔静脉压升高，可见于上腔静脉阻塞综合征、右心衰竭、心包积液、缩窄性心包炎等。如同时看到颈静脉搏动，则提示三尖瓣关闭不全。气管移位：根据气管移位的方向可以初步判断病变的位置。如大量胸腔积液或气胸可将气管推向健侧；而肺不张、肺纤维化和胸膜粘连可将气管拉向患侧。淋巴结：颈部淋巴结肿大，除特异性淋巴结炎外，要考虑淋巴结结核、淋巴瘤、恶性肿瘤的淋巴结转移。如锁骨上淋巴结肿大且坚硬、无痛、固定不移，要高度怀疑支气管肺癌。皮下气肿：常见于张力性气胸伴纵隔气肿。

腹部检查应重点注意腹式呼吸情况和肝脏触诊。正常男性及儿童多为腹式呼吸，而成年女性则为胸式呼吸。腹式呼吸减弱提示腹膜炎症、大量腹水、腹腔内巨大肿瘤或妊娠等；腹式呼吸消失则提示胃肠穿孔所致急性腹膜炎或肠麻痹的可能。肝脏触诊首先要注意有无肝界下移，肝下移除见于内脏下垂外，要考虑肺气肿或右侧胸腔大量积液导致肝脏下降。当肝肿大同时伴肝颈静脉回流征阳性时，提示慢性肺源性心脏病失代偿期心功能衰竭。

另外，还应注意有无杵状指和骨关节肥大，杵状指提示肺脓肿、支气管扩张、支气管肺癌等，肥大性骨关节病常见于肺鳞癌。还应进行脊柱四肢、会阴部、肌肉关节、神经肌腱反射等全身性检查。

四、辅助检查

（一）影像学检查

肺部含有空气，具有良好的自然对比，大多数胸内病变，产生透光度增加或减低区，可直接显示病变的部位、范围，甚至性质，有利于 X 射线检查，且诊断效果较好，方法简单，因而应用最广。胸部影像学检查为临床诊断不可缺少的检查方法，除用于诊断疾病外，还用于随访观察及普查等。

呼吸系统常用的影像学检查方法有胸部透视、胸部摄片、支气管造影、CT、磁共振、放射性核素扫描等。许多疾病仅做一般透视或摄片即可做出诊断。但对某些病变的诊断和鉴别诊断以及早期病变的发现要根据病情需要选择 CT、磁共振等其他特殊检查方法。对于某些与血管有关的病变还可选用血管造影。各种检查方法均有其优缺点,在选用检查方法时,应根据需要由简入繁,互相配合,取长补短,方能充分发挥影像学特殊检查的作用,以提高诊断效果。

1.透视　胸部透视方法简单、经济、方便,故广泛用于医疗预防工作。其优点是可以任意变换体位、方向及角度,易发现早期、密度低或在胸片上易被肋骨阴影遮盖的病变;可观察到两侧胸廓是否对称,两侧肺野有无异常阴影,肺门的大小、结构、密度和位置是否正常;肋膈角是否锐利,膈肌的形态、位置及运动情况;膈下有无游离气体及液平面;纵隔的轮廓及位置有无改变;心脏大血管有无异常等。但医生和患者所接受的射线量远较摄片为高,不易发现细微病变和无永久记录是透视的缺点。

2.摄片　胸部 X 射线检查常规拍摄正位片,有时则需加摄侧位、左前斜位、右前斜位、前弓位等特殊体位。X 射线胸片可良好地显示心脏和大血管的轮廓、肺脏严重疾病,以及邻近的腔隙和包括肋骨在内的胸廓情况。例如,X 射线胸片可清晰地反映肺炎、肺肿瘤、气胸、胸腔积液和肺气肿等病变。X 射线是呼吸系统疾病影像学检查最常用的手段,作为临床医生不仅要掌握其适应证,更要会阅读常见病的胸片,注意其细微的差别,结合临床做出正确的诊断。

3.造影检查　呼吸系统的造影检查包括支气管造影和血管造影。其中支气管造影是直接观察支气管病变的检查方法,诊断效果好,但有一定痛苦,应掌握适应证及禁忌证。

(1)适应证:包括原因不明的咯血或临床拟诊支气管扩张而平片无阳性发现或只有轻微改变;如临床怀疑肺癌,但平片表现正常或平片拟诊肺癌,虽经断层摄影仍不能明确诊断者;肺不张,可了解支气管阻塞的原因,明确炎性或癌性不张;慢性肺化脓症及慢性肺结核需明确有无合并支气管扩张者;支气管先天性异常。

(2)禁忌证:包括高度衰弱,年龄过大,心、肺、肝功能不良者;肺或支气管急性感染及进展期浸润肺结核;近期有大咯血的患者,一般在咯血停止 7～10 天后方可考虑支气管造影;对碘过敏或甲状腺功能亢进;支气管哮喘。血管造影可准确地显示肺脏的血液供给,以 X 射线可检出的染料注入血管内,流经肺内动静脉时产生图像。血管造影检查最常用于疑有肺栓塞的患者,常可提示肺内异常扫描结果。肺动脉造影被认为是诊断和排除肺栓塞的确诊方法(金标准)。

4.胸部计算机体层摄影(CT)　与 X 射线胸片相比,胸部计算机体层摄影(CT)扫描更能显示病变的详细情况。CT 扫描时,计算机可对一系列 X 射线影像进行分析,然后提供数个横断面影像,为疾病诊断和鉴别诊断提供重要根据。

断层摄影可用于确定有无空洞及其位置、形态、大小、数目、壁的厚薄、空洞引流及愈合情况等,对空洞的定性(如结核、脓肿及肿瘤性空洞)有一定的价值;较准确地显示肺内肿块的轮廓、内部结构和与邻近组织的关系,有助于球形病灶的诊断和鉴别诊断;可显示气管、支气管、肺叶支气管及肺段支气管有无狭窄、扩张、受压、中断及缺损,有无管壁增厚及不规则,腔内有无肿块等情况;显示肺门及纵隔的肿块,以及其与大血管的关系。CT 扫描过程中,还可口服或经血管注入染料(即增强CT),可使一些胸部病变显示更加清楚。

5.磁共振成像(MRI)　磁共振成像属于生物磁自旋成像技术,它通过磁共振现象所产生的信号经计算机处理而成像。其影像具有特殊的组织特异性分辨率,可提供高清晰的影像,特别是胸部血管异常者,如主动脉瘤。适用于颈、胸、臂交界区的病变,以及纵隔(包括肺门区)病变、胸膜和胸壁病变,鉴别中央型肺癌肿块与肺不张,鉴别实质与囊性病变。与 CT 扫描不同,MRI 不使用放射线,仅记录体内原子的磁性特征。磁共振成像也有其局限性,同 CT 相比其对肺野内病变显示的空间分辨率尚不如 CT,故对于肺内病变一般应首选 CT 检查。

6.放射性核素扫描　肺放射性核素扫描是将放射性核素标记的物质特异性地引入肺内,采用微量的短半衰期的放射线物质显示肺内气体和血液的流动情况。该检查常分为以下两个阶段:第一阶段受检者吸入放射性气体,以扫描仪检测气体在整个气道和肺泡内的分布情况;第二阶段则将放射线物质注入静脉,以扫描仪检测其在肺血管内的分布情况。该检查对检测有无肺栓塞具有重要价值,对间质性肺纤维化的肺泡炎、结节病和肺癌等诊断有一定参考价值。亦可用于肺癌患者的术前评价。

7.超声　超声扫描是根据超声波在体内的反射产生图像。超声检查常用于检测胸膜腔积液的量及部位等,还在胸膜、肺穿刺取活检时提供位置引导减少穿刺误伤率,更好地取到病变部位组织,提高阳性率。

(二)实验室检查

1.血液检查　呼吸系统感染时,血常规示白细胞和中性粒细胞增加,有时还伴有毒性颗粒;嗜酸性粒细胞增加提示过敏性因素或寄生虫感染。75%外源性哮喘患者有 IgE 升高,可排除寄生虫感染。其他血清学抗体试验,如荧光抗体、对流免疫电泳、酶联免疫吸附测定等,对于病毒、支原体、细菌等感染的诊断有一定帮助。

2.抗原皮肤试验　哮喘的过敏源皮肤试验阳性有助于用抗原作脱敏治疗。对结核或真菌呈阳性的皮肤反应仅说明已受感染,并不能肯定患病。

3.痰液检查　　痰涂片在低倍镜视野内上皮细胞<10个、白细胞>25个为相对污染少的痰标本,定量培养菌量≥107cfu/ml可判定为致病菌。若经环甲膜穿刺气管吸引或经纤维支气管镜防污染双套管毛刷采样,可防止咽喉部寄殖菌的污染,对肺部微生物感染病因诊断和药物选用有重要价值。做痰脱落细胞检查,有助于肺癌的诊断。

4.胸腔积液检查　　常规胸腔积液检查可明确是渗出性胸液还是漏出性胸液。检查胸液的溶菌酶、腺苷脱氨酶、癌胚抗原测定及染色体分析,有利于结核胸液与癌性胸液的鉴别。脱落细胞和胸膜病理活检对明确肿瘤或结核有诊断价值。

5.呼吸功能测定　　通过呼吸功能测定可了解呼吸疾病损害功能的性质及其程度。如慢性阻塞性肺疾病等表现为阻塞性通气功能障碍,而肺间质纤维化、胸廓畸形、胸腔积液、胸膜增厚或肺切除术后均示限制性通气损害。测定通气与血流在肺内的分布、右至左静脉血的分流,以及弥散功能,有助于明确换气功能损害的情况,如肺间质性纤维化疾病的弥散功能损害尤为突出。呼吸肌功能和呼吸中枢敏感性和反应性测定,再结合动脉血气分析,对呼吸衰竭(呼衰)病理生理有了进一步的了解,并能对呼吸衰竭的性质、程度、指导治疗,以及疗效做出全面的评价。

6.肺阻抗血流图　　肺阻抗血流图是用电阻抗技术测定肺循环血流动力学变化的方法。当肺部血液充盈,阻抗减少;相反则阻抗增大。肺阻抗电流图是一项无创性检测技术,适用于诊断肺源性心脏病、风湿性心脏病、甲亢性心脏病、先天性心脏病等。肺源性心脏病抗阻血流图的特点如下。

(1)Q-B间期明显延长或≥0.14s(Q-B间期:表示心室电兴奋开始至右心室射血的开始时间)。

(2)B-Y间期明显缩短或≤0.25s(B-Y间期:相当于右心室射血时间)。

(3)α时间(上升时间)明显缩短或≤0.15s(α时间:肺阻抗图上B点到S波最高峰之间的距离)。

(4)Hs明显降价或≤0.15Q(欧姆)(Hs或Hd高度:肺阻抗图S或D波的高度)。

(5)Q-B指数明显增大,或≥0.18。

(6)B-Y指数明显缩小,或≤0.27。

(7)Q-B/B-Y比值明显增大,或≥0.43。

凡有慢性阻塞性肺疾病,又排除先心病、心肌病以及左心疾病的患者,如符合以上条件中三项者,可诊断为肺心病;如符合两项者,提示肺心病,尚需结合临床考虑。

7.血气分析　　血气分析是指对各种气体、液体中不同类型的气体和酸碱性物质进行分析的技术过程。其标本可以来自血液、尿液、脑脊液及各种混合气体等，但临床应用最多的还是血液，其中又以动脉血气分析的应用最为普遍。目前，动脉血气分析在临床各科低氧血症和酸碱失衡的诊断、救治中，已经成为必不可少的手段。

酸碱度　　参考值:pH 7.35~7.45;[H^+]44.67~35.48mmol/L。

二氧化碳分压(PCO_2)　　参考值:4.7~6.0kPa。

氧分压(PO_2)　　参考值:10.7~13.3kPa。

含氧量(C-O_2)　　参考值:150~230ml/L。

氧饱和度(SaO_2,SAT)　　参考值:0.95~0.98。

实际碳酸氢盐(AB,HCO_3^-)　　参考值:(25±3)mmol/L(mEq/L)。

标准碳酸氢盐(SB)　　参考值:(25±3)mmol/L(mEq/L)。

二氧化碳总量(TCO_2)　　参考值:23~31mmol/L(mEq/L)。

缓冲碱(BB)　　参考值:46~52mmol/L(mEq/L)。

碱剩余(BE)　　参考值:(0±3)mmol/L(mEq/L)。

组织间液剩余碱(细胞外液碱超,BEecf)

血红蛋白50%氧饱和度的氧分压(P50)　　参考值:(3.6±0.2)kPa

肺泡气动脉血氧分压差(肺泡内氧转移,A-aDO_2)　　参考值:(1.33±0.665)kPa。

8.肺通气功能检查　　肺通气功能是指在单位时间内随呼吸运动出入肺的气量和流速，又称动态肺容积。凡能影响呼吸频率、呼吸幅度和流速的生理、病理因素，均可影响通气量。通气功能测定为肺功能测定最基本的内容，也是一系列肺功能检查中的初级项目，通常根据肺活量(FVC)、最大自主通气量(MVV)和肺活量(VC)测定，并结合通气储量百分比、气速指数，对通气功能做出初步判断。通气量的储量能力，95%为正常，<86%提示通气储备功能不佳，<70%提示通气功能严重损害。临床适于对阻塞性肺气肿、支气管哮喘等气道阻塞性疾病的气道阻塞程度做出判定。

（三）特殊有创检查

1.胸膜穿刺活检　　当胸腔穿刺不能明确胸腔积液原因或疑有肿瘤需要组织标本时，需要进行胸膜穿刺活检。与胸腔穿刺一样，首先麻醉局部皮肤，用一大孔径穿刺针，采集少量胸膜组织送实验室进行有关肿瘤和结核的检查。胸膜穿刺活检对上述疾病诊断的正确率为85%~90%。其并发症与胸腔穿刺术相似。

2.吸引术　　应用吸引术可以获得气管和大支气管内的分泌物和细胞。吸引术通常用于获取显微镜检查所需的标本或帮助咳嗽无力患者清除呼吸道内分泌物。操作时,将一较长而柔软的消毒塑料管的一端连接抽吸泵,另一端经鼻腔或口腔插入气管内,当其前端到达合适部位时,进行间断性吸引,每次持续时间2~5s。对已建立人工气道(气管切开术)者,吸引管可经人工气道直接插入气管内吸取分泌物。

3.支气管镜检查　支气管镜检查是一种用支气管镜直接观察咽和气道的检查方法。支气管镜末端的光源可使医生观察到肺内的支气管。可曲性支气管镜可用于清除分泌物、血液、脓液及异物等,向选定的支气管内注药,以及寻找出血部位。对疑有肺癌的患者,可用支气管镜检查气道并采取病变组织。对肺炎患者,当其他方法难以获得标本和检出病原体时,亦可进行支气管镜检查。对获取艾滋病及其他免疫缺陷患者的呼吸道标本特别有用。对病因为烧伤或吸入烟雾的患者,支气管镜检查有助于评价咽部和气道的受损情况。

支气管肺泡灌洗是一种采集支气管镜无法窥视的小气道内标本的检查方法。将支气管镜嵌入小气道后,经支气管镜孔道内注入生理盐水,然后用支气管镜回抽获得混有细胞和细菌的液体。获得的液体,用于显微镜检查,有助于肺部癌性和感染性疾病的诊断;以该液体进行培养,对感染性疾病患者的诊断价值更大。支气管肺泡灌洗亦可用于治疗肺泡蛋白沉着症及其他疾病。

经支气管肺活检是采用活检钳穿过支气管壁而获得肺组织标本的检查手段。操作时,通过支气管镜孔道将活检钳送入,然后穿过小气道管壁而进入肺内病灶采集组织标本。为准确穿刺入肺内病灶,可用X射线透视进行介导,以降低刺伤肺脏和发生气胸的危险。虽然经支气管肺活检可增加并发症的发生率,但它常能提供重要的诊断证据和评价患者能否进行手术治疗。

4.胸腔镜检查　胸腔镜检查是用一可窥视的管道(胸腔镜)观察肺和胸膜表面情况的检查方法。该法亦可用于治疗胸腔积液。检查时,通常采用全身麻醉,然后在胸壁上作3个小切口,送入胸腔镜至胸膜腔内,空气随之进入胸腔,导致肺组织萎陷。除了可观察肺和胸膜表面外,亦可采取组织标本进行显微镜检查或通过胸腔镜向胸内注入药物以预防胸腔积液的复发。拔除胸腔镜后,应置入胸腔引流管排出检查过程中进入胸腔的气体,使萎陷肺组织复张。胸腔镜检查的并发症与胸腔穿刺术和胸膜针刺活检术相似。但该法的创伤性较大,会留下一小的伤痕,并需要住院和全身麻醉。

5.纵隔镜检查　纵隔镜检查是用纵隔镜直接观察位于双肺之间的胸部组织(纵隔)。纵隔内有心脏、气管、食管、胸腺和淋巴结等组织器官。几乎所有纵隔镜检查的目的均是评价淋巴结肿大的原因或对肺癌患者转移程度进行胸部手术(剖胸术)前的评估。纵隔镜检查应对患者采用全身麻醉后,在手术室内进行。在胸骨上切迹作一小切口,送入纵隔镜至胸内,观察纵隔内器官组织,采集病变组织进行必要的检查。

6.结核菌素试验　结核菌素可引起局部、病灶、周身三种反应。临床试验往往以 1TU 开始,如无反应继以 5TU,一般认为 10TU 试验仍无反应则可肯定无结核感染。做普查一般以 5TU、72h 的局部硬结直径为依据,凡直径≤5mm 为阴性(－);直径 5～10mm 为阳性反应(＋);直径达 11～20mm,为中等阳性反应(＋＋);直径大于 20mm 或有水疱和组织坏死,为强阳性反应(＋＋＋)。旧结核菌素(OT)抗原不纯,可能引起非特异性反应。结核菌素的纯蛋白衍化物(PPD)为纯结素,不产生非特异性反应,已经取代 OT。结核菌素试验阳性,仅表示结核感染,并不一定患病。结核菌素试验阴性不一定能排除结核菌感染,因为结核菌感染需要 4～8 周变态反应才能充分建立,在变态反应前期,结核菌素试验可为阴性,结核菌素反应也可暂时消失,严重结核患者,结核菌素无反应,或为假阴性,待病情好转又会转为阳性。其他淋巴细胞系统缺陷者(艾滋病、结节病、白血病)结核菌素反应也为阴性。

第三节　中医药治疗呼吸病的法则

中医治病讲究整体观念和辨证论治,无论是哪一个系统的疾病也不会例外,呼吸系统疾病的中医治疗也遵循这一原则。总体来说,其治法无非内治和外治两种。内治就是辨证治疗,外治包括针灸推拿、穴位贴敷等,现就这些治法简介如下。

一、治疗原则

治疗原则,即治疗疾病的法则。它是按照整体观念和辨证论治精神制定的,对治疗过程中的立法、处方、用药等具有指导意义。其内容可概括为整体论治、治病求本、动态施治及调治结合等。

1.整体论治　人体的脏腑、经络以及形体诸窍构成一个完整的有机体,同时又与自然界保持紧密联系,因此,人体任何局部疾病往往影响到全身,单纯治疗局部是不够的,更应该注意整体,从调理整体达到治疗局部病变的目的。再者,治疗中还应该结合天时、地利、体质等因素通盘考虑,采取因时、因地、因人制宜的方法,才能获得更好的效果。

2.治病求本　治病求本,是指对发病的根本原因予以治疗。"本"和"标"是相对而言的,如就正邪而言,正气是本,邪气是标;就疾病先后而言,旧病、原发病是本,新病、继发病是标。通过辨证分析能够认识疾病的本质,辨明标与本,从而确定相应的治疗方法。运用治病求本这一法则,必须掌握"正治与反治"、"治标与治本"、"扶正与祛邪"、防治结合等内容。

(1)正治与反治

1)正治。是逆其证候性质而治的一种治疗法则,又称逆治。正治法适用于疾病征象与本质相一致的病症。

2)反治。是顺从疾病假象而治的一种治疗法则,又称从治。如"热因热用"治疗真寒假热证,"寒因寒用"治疗真热假寒证,"塞因塞用"治疗真虚假实证,"通因通用"治疗真实假虚证等。

(2)治标与治本:病变中常有主次标本的不同,治疗时也宜有先后缓急的区别,一般采取"急则治其标,缓则治其本"及"标本同治"的原则。

1)急则治其标。在疾病的过程中,当标病甚急,如不及时处理,则危及患者生命或影响疾病的治疗,必须抓紧时间,抓住病机,尽快解决标病。

2)缓则治其本。在标病缓解之后或无危重证候的情况下,可以针对发病的根本原因或原发疾病进行治疗。此原则是对慢性病或急性病的根本原因或原发疾病进行治疗,因此,其对慢性病或急性病的恢复期治疗有重要意义。

3)标本兼顾。标病本病并重之时,必须两者兼顾,而不能舍本治标或舍标治本,如益气解表法或表里双解法等。

(3)扶正与祛邪:疾病的发生发展,就是正气与邪气相互斗争的过程,而治疗疾病就是扶助正气、祛除邪气,从而使病情逐渐好转,终至痊愈。

1)扶正。即扶助正气,增强体质,提高机体抗病能力。此法适用于疾病发展过程中,以正气虚为主要矛盾而邪气不盛的虚证。

2)祛邪。即用泻实之法祛除病邪,从而达到邪祛正安。此法适用于以邪气盛为主要矛盾而正气不衰的实证。

在具体运用扶正、祛邪法则时,还有先扶正后祛邪、先祛邪后扶正或扶正与祛邪兼用之别。先扶正后祛邪适用于正虚邪实而以虚为主的情况,正气不耐攻邪,则当先扶正,待正气恢复后再攻其邪;先祛邪后扶正适用于邪实正气不甚虚者,而正气尚能耐攻,或祛邪同时扶正反会助邪的情况,故先祛邪气,邪退正虚时再予扶正;扶正与祛邪兼用适用于虚实夹杂,而正虚邪实轻重相当者,两者兼用则扶正不留邪,祛邪又不会伤正。

(4)防治结合:预防是指采用一定的措施,防止疾病的发生与发展。其内容包括未病先防和既病防变两个方面。

1）未病先防。疾病的发生取决于正邪两个方面，因此，增强机体正气则使邪不可干。正气的维护和增强主要依靠调摄精神，使情绪稳定，气机调畅；加强锻炼，使体质增强，气血旺盛；生活起居规律，养精蓄锐，以应付不断变化的不良刺激和损伤；另外，药物预防和人工免疫以及讲究卫生，防止环境、水源和食物污染也很重要。

2）既病防变。若疾病已经发生，则应早期诊断、早期治疗，以防止疾病发展和传变。

3.动态施治　疾病发生以后，则有好转或加重的变化，因此，必须用发展的、动态的观点进行观察和处理。在临证过程中，不仅需要掌握常法主方，而且应该随病情的变化进行治法乃至方药的加减增损，不应在治疗中用一法一方守到底。

无论外感病或内伤病，都有一定的阶段性，既要熟悉某一阶段的病变特点，又要知道一般的转化规律，从而能够知常达变，随证施治。

4.调治结合　调即调理，在治疗疾病过程中，运用中医"天人合一""形神合一""心身同治"理论，加强精神、饮食起居、服药等方面的调理，至关重要。在临床上，根据不同疾病的特点，在辨证施治的同时，采取必要的护理措施，可以提高疗效。

二、呼吸病的证候特点与治疗

呼吸病的中医治疗重在辨证论治。中医一贯是辨病与辨证同时进行的，只是为了突出中医特色，故而常常只是夸大了辨证的重要性，这样也给人造成了中医只识证而不识病的错觉。呼吸系统疾病包括感冒、咳嗽、哮证、喘证、肺结核、肺痿、肺痈、肺积、肺胀等，并各有特点，所以在治疗上也有着各不相同的方法，但这些疾病的病位都在肺，都是各种不同的原因造成肺气宣降失调，因此在治疗上都要重视调畅气机。

辨明疾病之后要做的就是辨证了，这当然是最关键的一步。证候是疾病某一阶段病理特征的总括。审证知机，才能随证用药。诚如张仲景所言："观其脉证，知犯何逆，随证治之。"因为肺有特殊的生理特性，所以呼吸系统疾病就有特殊的证候特点。了解这些特点有助于临床辨证分析，从而有效指导治疗，兹论述如下。

（一）呼吸病的证候特点

1.外感病多易于变生他证　由于肺在体合皮，且通过口鼻与外界直接相通，故外邪最易伤肺。另外，肺向来有"娇脏"之喻，本身不耐寒热，所以外邪所致疾病占呼吸系统疾病的很大一部分。一旦外邪来犯，或邪轻正盛，正气可以驱邪外出，疾病自愈或稍加治疗即愈；亦可因邪气强盛，正气不衰，邪正相争，故多见发热，如外感咳嗽、肺脓疡等病。感邪之后，由于正邪的关系不同，病证变化多端，就以肺脓疡一病来说，初起好像外感风热，治亦可用辛凉之剂，如若治不及时，或治不得当，则进入成痈期，病势急而易出现危候。由此可见，外感类呼吸系统疾病易变化。如果能分证识变，则事倍功半，可成截断扭转之功。

2.内伤可虚可实，常累及他脏　以咳嗽为例，咳嗽可分为外感咳嗽和内伤咳嗽两大类，内伤咳嗽又有虚实两类。虚证咳嗽多牵涉脾肾两脏；而实证咳嗽多与肝相关。故诊治时当整体把握，切不可只见肺之症，但遣肺经药，如此又犯头痛医头、脚痛医脚之弊。其他如喘证、哮证等，其内伤病多有虚实相夹。医者治病当首明虚实之异，才不失辨证之机。

3.病理产物——痰，变化多端　痰既是病理产物也可以成为致病因素。医家大都认为脾为生痰之源，肺为贮痰之器，这样的观点看起来好像痰的生成与肺关系不大，其实不然，肺为水之上源，主输布津液，如果肺的功能不健，则津聚成痰，故而痰的生成与肺有着密切的关系。就痰的性质而言，可大致分为寒痰、热痰、风痰等。由于其性质不同，故有不同的治法，如寒痰应温化，热痰应清化，风痰应化痰而息风。痰一旦生成，或留于肺中，或伏于经络，则又成为下一疾病的病因。比如哮病，其根源就是有痰伏肺，遇邪之后触动伏痰，痰随气升，气因痰阻，造成气道不利，呼吸困难，喉中犹如水鸡作声。

4.肺系病证多见气有关　肺为气之主，肺的生理功能就是主气司呼吸，所以其病证也与呼吸之气密切相关。比如咳嗽，一般认为是各种原因引起的肺气上逆造成的，哮和喘亦是肺气不降形成的，所以治肺不离于气。肺主气，味辛，《内经》说："辛生肺"，"用辛泻之"，此"泻"乃是驱散之意，祛邪即所以安正，起到助肺的作用，是谓之"生肺"。《内经》中还有"肺欲收，急食酸以收之"、"用酸补之"等说法。咳喘则气上，呼吸频数，足以耗散肺气，故用酸以补其肺体，以敛其肺气，使欲散之气重得敛降之能，升降和而肺自安。肺为娇脏，清虚而处高位，选方多宜清轻，不宜重浊，这就是吴鞠通所谓"治上焦如羽，非轻不举"的道理。肺为娇脏，不耐寒热，且肺恶燥，燥则伤及肺津和肺气，从而出现喘咳，甘润可使肺气自降，清肃之令得行，所以治肺之法，辛平甘润之法最宜。

（二）肺病的基本病机与治法

肺病证的基本病机是感受外邪或痰浊等导致邪气壅阻，肺失宣肃，或劳倦久病等导致肺气阴亏虚，肺不主气。因肺失宣肃，故常见咳嗽、喘息等；因肺不主气，故常见短气、自汗、易感冒等；肺朝百脉，助心主治节，因肺气失调，不朝百脉，可引起心血的运行不利,而发为心悸、胸闷、唇甲紫暗等;肺能通调水道,因肺失宣肃,通调失职,可引起水肿、小便不利等。故肺病的基本病机如下。

①肺气亏虚。劳伤过度,病后元气未复,或久咳久喘耗伤肺气,或气的生化不足,以致肺气不足,肺气不足则肺失宣肃,肺不主皮毛,故出现咳而短气、声音低怯、恶风自汗。

②肺阴亏耗。痨虫蚀肺,久病咳喘,气血亏耗,或燥热之邪犯肺,耗伤阴津,以致肺阴不足,阴不足则虚热内生,阴不足则肺失滋润而不能肃降,故见干咳少痰,或痰中带血、潮热盗汗等症。

③寒邪犯肺。气候寒冷,衣服单薄,或贪凉饮冷而寒邪犯肺,肺为寒束则失于清肃,寒邪着于皮毛则卫表不和,故见咳嗽、咳痰清稀、恶寒发热等症。

④邪热乘肺。可因外感风热,或寒郁化热,邪热上乘于肺,肺为清虚之脏,热邪蕴肺则肺失宣肃,故见咳嗽、喘逆、痰黄或黄白相兼,或痰有腥臭味等症。

⑤痰浊阻肺。常因感受外邪,或久病咳喘,以致肺不布津,聚津为痰而阻于肺,或脾气亏虚,脾不输津,聚湿成痰,上渍于肺。肺为痰阻,宣肃失职,故见咳嗽痰多黏稠,气息急促,甚至倚息不得卧。

根据呼吸病临床表现及发病机制可将呼吸病的治疗方法归纳为以下三点。

（1）宣降肺气法:肺病证的基本病机之一是肺失宣肃,因此,宣降肺气为肺病证的治疗要点。《素问·藏气法时论》说:"肺苦气上逆,急食苦以泄之。""肺欲收,急食酸以收之,用酸补之,辛泻之"。肺气不宣,则以辛散之品驱散表邪,宣发肺气。肺为清虚之脏而处高位,故宣发肺气应以轻清之品,正如吴鞠通所说"治上焦如羽,非轻不举";肺为娇脏,不耐寒热,且肺恶燥,燥则肺气上逆而咳喘,甘润可使肺气自降,清肃之令自行,所以宣散之品又宜辛平甘润。肺气上逆,则用苦降酸收之品,以肃降肺气。酸收意在固摄耗散之肺气,但注意勿收敛邪气。苦降时常与宣散同用,虽有主次,但重在一宣一降,顺其肺之开合。在宣降肺气的同时,根据不同的兼症予以化痰、平喘、散寒等。常用的宣降肺气单味药物有前胡、桔梗等;常用于宣降肺气的中药方剂有苏子降气汤。

（2）扶正祛邪法:邪气壅遏于肺,肺失宣肃,法当祛邪;肺之气阴亏虚,肺不主气,法当补益,故扶正祛邪为肺病证的治疗要点。常用的治法有补益肺气、滋阴润肺、温肺散寒、清泄肺热、化痰降逆等,此为直接对肺进行补泻。另外,尚有根据五脏生克关系对肺进行间接补泻,如虚证有补土生金,即通过补脾(补母)以益肺(补子);金水相生,即通过滋肾(补子)以益肺(补母)等。肺之实证也可通过脏腑表里关系进行治疗,如泻大肠,使肺热或痰浊从大肠下泄。

（3）重视调护：肺病证尤应注意预防感冒,病室要寒暖适宜,气候变化时要及时加减衣服。病室应通风换气,保持空气新鲜,患者尽可能避免接触刺激性气体、粉尘等,更应戒烟。饮食应清淡、易消化,一般忌辛辣醇酒,或生冷肥甘之品。

具体可分为直接治肺法和间接治肺法。

1.直接治肺法　直接治肺法常用宣肺、肃肺、清肺、泻肺、温肺、润肺、补肺、敛肺八法。宣肺者,疏散肺卫之表邪;肃肺者,清除肺中之痰火;清肺者,清泄肺中之实热;泻肺者,泻肺中之痰火和水湿,它与宣肺相对,彼近于发表,此近于攻里,泻肺与肃肺,又有轻重缓急之别,前者用药较猛,后者用药较为平和;温肺者,温化肺中之寒饮;润肺者,润其肺中之燥也;补肺者,既有甘温益其肺气,又有甘凉养其肺阴;敛肺者,收敛耗散之肺气。以上八法,宣肺、肃肺、清肺、泻肺都是祛邪之法;温肺、润肺,有祛邪的一面,又有扶正的一面;补肺、敛肺皆属于扶正。临证时,以上诸法多参合应用,如宣、肃同用,清、肃同用,清、润同用,清、宣同用,润、肃同用,敛、补同用,还可多法联用,如温、清、宣、敛联合运用,宣,肃、清、润联合应用。常用中药剂型如下。

（1）汤剂：古称汤液,是指将药物用煎煮或浸泡后去渣取汁的方法制成的液体剂型,是中药最为古老的剂型之一,在中医临床应用最为广泛,历经几千年而不衰。汤剂具有制备简单易行、吸收快、能迅速发挥药效的特点。汤剂多为复方,药物之间能相互促进、相互制约,从而达到增强疗效、缓和药性的目的,并能充分发挥中医方剂中各药物的配伍作用,特别适用于各种慢性疾病。从古至今用以治疗呼吸疾病的中药汤剂有很多。

（2）丸剂：丸剂系指药物细粉或药物提取物加适宜的黏合剂或辅料制成的球形制剂。中国最早医籍《内经》即有"四乌贼骨一芦茹丸"的记载。早期的丸剂是在汤剂的基础上发展起来的,后来历代中医在临床上都广泛应用丸剂,成为品种繁多、制备精巧、理论趋于完善的一个大剂型。中国古典医籍——《神农本草经》指出:"药性有宜丸者。"《玉函经》说:"丸药者,能逐风冷,破积聚,消诸坚痞。"《苏沈良方》说:"大毒者须用丸。"汉晋以来提出"丸药以舒缓为治","丸者缓也"。丸剂服后在胃肠道崩解缓慢,逐渐释放药物,作用持久;对毒、剧、刺激性药物可延缓吸收,减弱毒性和不良反应。因此,临床治疗慢性疾病或久病体弱、病后调和气血者多用丸剂。常用的丸剂有滴剂丸、蜜丸、水丸、浓缩丸、蜡丸等。如治疗久咳的百合固金丸、慢支紫红丸、补肺丸、健肺丸等;哮喘缓解期服用的养阴清肺丸、咳喘丸、蛤蚧养肺丸等。

（3）散剂：也称粉剂,系一种或数种药物均匀混合而制成的干燥粉末状制剂。

供内服或外用。内服：粗末加水煮服；细末用白汤、茶、米汤或酒调服。外用：研成极细末，撒于患处，或用酒、醋、蜜等调敷于患处。散剂具有以下特点：①粉碎程度大、比表面积大、易分散、起效快；②外用覆盖面大，具保护、收敛等作用；③制备工艺简单，剂量易于控制，便于小儿服用；④储存、运输、携带比较方便。呼吸病的治疗中也常采用这种剂型，如复方贝母散、复方太子参止咳益气散、五味沙棘散、牛黄蛇胆川贝散、八味檀香散等。

（4）膏剂：指将药物用水或植物油煎熬浓缩而成的膏状剂型。有内服和外用两种。内服膏剂有流浸膏、浸膏、煎膏3种；外用膏剂分为软膏剂和硬膏剂。内服膏剂如川贝枇杷膏，这是治疗内伤咳嗽的膏剂，是保养滋养的处方，极具针对性。还有治疗咳嗽的止咳梨煎膏、参贝北瓜膏、三子止咳膏，以及治疗虚劳咳嗽肺痿的羊蜜膏等。

（5）颗粒剂：是将药物与适宜的辅料配合而制成的颗粒状制剂。一般可分为可溶性颗粒剂、混悬型颗粒剂和泡腾性颗粒剂，可以冲入水中饮入。中药配方颗粒剂与传统中药饮片相比，最突出的特点是不必煎煮，直接用开水冲服即可，适应现代快节奏的生活方式，具有用量少、易调剂、携带方便、作用迅速、成分完全等优点，尤其适合经常住校、出差或异地读书、工作的人服用。治疗呼吸疾病的颗粒制剂很多，如止咳橘红颗粒、咳喘宁颗粒、养阴清肺颗粒、石椒草咳喘颗粒、芪风固表颗粒等。

2.间接治肺法　如通过五脏生克关系治疗肺病。虚证可用补脾（补母）、滋肾（补子）的治法，如脾肺气虚者，可以用补益脾气的方法来补益肺气，因为脾在五行中属土，肺在五行中属金，依照五行生克关系，土能生金，故补脾可以益肺，此谓之培土生金法，其代表方剂是参苓白术散。肺肾阴亏者，用滋补肾阴法补益肺气，这是因为，肾在五行属水，是金之子，补其子亦可益其母。另外肾和肺有一个特殊的关系，这就是肺主气而肾主纳气，补肾可使肾中精气充满，肾主纳气的功能就会健旺，使肺所主之气有根于下，而不致耗散。实证可用泻肝的治法，如肝火犯肺，用清泻肝火之法，使肝木气和而肺金气清。还可通过脏腑表里关系进行治疗，如肺经实证、热证，可泻与肺相表里的大肠，使肺热从大肠下泄而气得肃降。

三、针灸及外治

1.针灸　针灸是传统中医的一部分，有着悠久的历史和确切的疗效。现在针灸已经被越来越多的人认识和接受。在呼吸系统疾病方面，针灸也有着独特的作用，尤其是在全国推广冬病夏治以来，取得了可喜的成果。

从理论上来讲,中医治病是调理人体的阴阳平衡,针灸是通过针或艾灸作用于人体的特定部位对人体的阴阳进行调理。这些特定的部位中医称之为穴位。治疗肺病,首先会考虑肺经上的穴位。肺经共有 11 个穴位,这些穴位都有治疗肺病的功能。此外,还可治疗肠胃病、乳腺病及经脉循行所经过处的病证。肺部疾病主要包括咳嗽、咯血、咽痛,如中府治疗肺热咳嗽,太渊治疗咳嗽痰多,鱼际治疗咳嗽痰少;尺泽、鱼际治疗肺热咯血,孔最治疗急性咯血,太渊治疗气喘咯血;少商、鱼际、孔最治疗咽喉肿痛,列缺治疗咽喉干痛。另外,肺与五脏六腑的关系十分密切,故肺病日久,可影响到其他脏腑,其他脏腑的病变也可影响到肺,尤以脾、肾与肺的关系最为密切,肺与肝也有一定联系。在经络上,肺脏主要和四条经脉相联系,其中手太阴属于肺,手阳明大肠经络于肺,足少阴肾经从肾贯肝上膈入肺中,足厥阴肝经从肝别贯膈上注肺中,所以在选穴时还要考虑到与肺关系密切,或与肺经相连的脏腑。针灸也是非常重视补泻的疗法,所以运用针灸时也要注意辨证,尤其是阴阳寒热表里虚实,在用针之前必先辨明。

(1)外感风寒:风寒袭于肺卫,肺气失宣,遂致恶寒发热,头痛,骨节酸楚,无汗,鼻塞流涕,咳嗽伴有稀薄之痰涎,口不渴,脉浮而紧,舌红苔薄白。治疗宜取手太阴、手阳明经穴,经针泻之,并可施灸。

(2)邪热蕴肺:邪热犯肺,蕴遏不解,而致肺失清肃,症见咳嗽,痰黏色黄,气急喘促,胸闷胸疼,身大热,口渴,甚或咯血、衄血,咽喉肿痛,舌质红,苔黄干,脉数有力。治疗应以手太阴和手阳明经穴为主,毫针泻之,或用三棱针放血,一般不灸。

(3)痰浊阻肺:因痰湿内阻,而影响肺气宣降,则导致咳嗽气喘,喉中痰鸣有声,痰稠量多,胸胁满闷疼痛,倚息不得安卧。治疗可以手太阴与手阳明经穴为主,并加丰隆穴,因为丰隆有化痰之能。如反复发作而正气不足的,亦可取手太阴与足阳明经穴,用补法,可以针药并用,以补益正气、健脾化痰。

(4)肺阴虚:干咳少痰,咳唾不爽,痰中带血,午后潮热,两颧泛红,盗汗骨蒸,口干咽燥,音哑,舌红少苔,脉来细数。治疗可取手太阴、足少阴经穴,针用补法。

(5)肺气虚:咳而无力,声息微弱,气短懒言,神疲倦怠,痰液清稀或少痰,形寒自汗、面白无华,舌淡苔白,脉虚弱。治疗可以手、足太阴经穴及背俞穴为主,针刺用补法,从而恢复肺脾功能,达到补益肺气的目的。

2.药物穴位贴敷治疗 经络是人体运行气血的通路。经脉是主干,犹如途径;脉络是分支,譬如网络。它们贯通上下,沟通内外,纵横交错,遍布全身,把机体的各个脏腑肢节联系成为一个有机的整体,从而使人体的各种功能活动保持相对的协调平衡。腧穴是人体脏腑、经络之气输注于体表的部位,刺激这些部位,通过经络的联络、传输、调节作用,能够达到防治疾病的目的。所以,古代医家并不是把腧穴看成孤立于体表的部位,而是把它看成与脏腑密切相关、和经络不可分割的特定部分。腧穴不仅能够治疗该穴所在部位及邻近组织、器官的局部疾病,还可以治疗本经循行所及的较远部位的脏腑组织疾病,对不同状态的机体能产生双向良性调节作用。用中医博大深奥的科学理论,中药内服与中药穴位贴敷治疗相结合,可使药物持续刺激穴位,疏通经络,调节脏腑功能,达到急则治其标、缓则治其本的效果。现代研究指出,穴位贴敷疗法具有药物经皮吸收及经络穴位效应的双重治疗特点,尤其是患者在无痛苦、无不适反应的情况下得到治疗,且标本兼治,费用低廉。如将大蒜捣烂成泥,捏成饼状,敷于双足底涌泉穴,外盖胶布。每晚洗脚后擦干换药一次,7 天为 1 个疗程,对风寒、风热、燥热三型咳嗽以及百日咳、慢性支气管炎、肺气肿患者咳嗽有很好的疗效。再如哮喘的冬病夏治法:白芥子、细辛各20g,元胡、甘遂各 12g,研末后分 3 次用;再取生姜适量,捣烂、取汁,调和药末;最后将调和好的药末分摊于油纸上,分贴于双侧肺俞、膏肓俞、心俞、膈俞等穴位,外用胶布固定,4～6h 后取下,每年盛夏季节,治疗 3 次,每次间隔 10 天,为 1 个疗程,共治疗 3 个疗程。

3.封闭治疗　　所谓封闭疗法,通常就是将一定浓度和数量的药物注射到病变区域或选中的腧穴用以治疗疾病的方法。可选用的药物有泼尼松龙、地塞米松、倍他米松、醋酸曲安奈德、利多卡因等。如穴位封闭治疗支气管哮喘,封闭的主要穴位有定喘、肺俞、冲阳,痰多者加丰隆穴。每次只封闭一穴,双侧穴位交替封闭,每周 1～2 次或 2～3 次。用于封闭的药物是醋酸曲安奈德注射液,每次剂量为10mg,6～8 次为 1 个疗程,每个疗程之间宜隔 15～30 天,对减少哮喘发作次数有较好的疗效。

4.其他

(1)食疗:又称食治,即利用食物来影响机体各方面的功能,使其获得健康或愈疾防病的一种方法。通常认为,食物是为人体提供生长发育和健康生存所需各种营养素的物质。也就是说,食物最主要的作用是营养作用。其实不然,中医很早就认识到食物不仅有营养,还能疗疾祛病。如近代医家张锡纯在《医学衷中参西录》中曾指出食物"患者服之,不但疗病,并可充饥;不但充饥,更可适口,用之对症,病自渐愈,即不对症,亦无他患"。可见食物本身就具有"养"和"疗"两方面的作用。而中医则更重视食物在"养"和"治"方面的特性。《素问·五常政大论》主张:"大毒治病,十去其六;常毒治病,十去其七;小毒治病,十去其八;无毒治病,十去其九。谷肉果菜,食养尽之,无使过之,伤其正也。"书中高度评价了食疗养生的作用,也是食疗养生理论的重大进步。在治疗呼吸系统疾病中巧治咳嗽的食疗方有很多。

1)茶叶 2g、干橘皮 2g、红糖 30g,开水冲泡 6min,每日午饭后服 1 次。可镇咳化痰。

2)陈细茶 120g(略焙为细末)、白果肉(银杏肉)120g(一半去白膜,一半去红膜,擂烂)、核桃肉 120g(擂)、蜂蜜 250g、生姜汁 150ml。共入锅内炼成膏,不拘时服。可润肺止咳。

3)贝母粉 10g、粳米 50g、冰糖适量。将贝母去蕊,研末,把淘净的粳米以中火煮沸,再以文火熬至半熟,将贝母粉及冰糖加入粥内,继续煮至熟烂,每日早晚温服。可止咳化痰。

4)雪梨 500g、白酒 1000ml。将雪梨洗净去皮、核,切成 5mm 见方的小块,放入酒坛内,加入白酒,加盖密封,每隔 2 日搅拌 1 次,浸泡 7 日即成。随量饮服。可生津润燥,清热化痰。

5)萝卜 1 个、猪肺 1 个、杏仁 15g,加水共煮 1h,可吃肺喝汤。可止咳气喘。

(2)练功疗法:"有病治病,无病强身",这是前人对气功作用的总结概括。研究者发现过敏源、感染、心理因素三者相互作用引起哮喘病的发作,心理因素是诱发哮喘病的重要因素,因此哮喘病被列入心身疾病范畴。不良的心理因素导致情绪紧张,通过下丘脑及其控制的内分泌系统使免疫功能受到影响,如抑制抗体反应等。气功可使练功者情绪稳定,心情愉快。积极、良好的情绪能通过神经内分泌系统来增强人体免疫功能,从而提高哮喘病患者对过敏物质的适应能力,防止与减少哮喘病的发作。练功可使大脑皮层的功能得到加强,或使失调的大脑皮层功能恢复。因此,哮喘病患者坚持气功锻炼,可改善与提高大脑皮层对皮层下中枢和内脏活动的调节,有助于防治哮喘病。

(3)物理疗法:除了上述常见疗法,还有一些近年来研制并应用于临床的方法,如离子导入法、药浴等。

药物离子导入的原理是在药物溶液中,一部分药物离解成离子,在直流电的作用下,阴离子与阳离子定向移动,如果阴极垫中含带负电荷的药物离子或阳极垫中含带正电荷的药物离子就会向人体定向移动,导向人体。进入人体以后药物在皮下形成"药物堆"、"药物包"并逐渐扩散,进入血液循环系统,继而到达呼吸系统。所用的药物具有消炎、平喘、止咳、祛痰、舒张气道、增强免疫、抗过敏的作用,如麻黄、细辛、白芷、苍耳子、辛夷、藿香、桔梗等。除药物的作用外,还有直流电的极性作用。这种治疗方法可以广泛用于治疗各种慢性呼吸系统疾病。它的好处是可以将药物直接导入需要治疗的部位,并在局部保持比较高的药物浓度,比其他给药方法在体内停留的时间长,不损伤皮肤,无痛苦,不刺激胃肠道。药物导入还可通过特定穴位如定喘、肺俞、膏肓等,通过经络传递给肺脏,也可通过反射区,刺激感受器调节神经体液平衡,改善体内的血液循环和物质代谢,并调节内分泌和免疫系统的功能,使肺细胞得到改善,获得再生。如治疗哮喘可在穴位贴药的同时,适当利用一些物理治疗手段,如直流电离子导入治疗。如在患者接受白介子穴位敷贴的同时,在药饼之上,使用直流电感应电疗仪加热,以帮助药物渗透,这样既可缩短敷药时间,而且提高了疗效,减轻了患者的痛苦,对年龄较小的患儿更为适宜。

第二章　呼吸内科常见病症

第一节　感冒

【定义】

感冒是因外感风邪为主的六淫之邪和时行病毒,客于肺卫,以鼻塞、流涕、喷嚏、咳嗽、恶寒发热、头身疼痛为主要临床表现的一种内科常见疾病。

【病因病机】

(一)病因

六淫之邪、时行病毒侵袭人体而致病。

1.六淫　气候突变,六淫肆虐,冷热失调,人体卫外之气未能及时应变,以致虚邪贼风伤人。

(1)风为主因:本病主要由风邪侵袭肺卫皮毛所致。风虽为春季之主气,但流动于四时八方之中,失常则伤人而为淫邪,故为六淫之首,因此外感病常以风为先导。风为阳邪,其性轻扬,故致病多犯上焦。

(2)风邪常兼夹他邪致病:随季节之不同,风邪常与其他当令之时气相合为患。如春季之温、夏季之暑、长夏之湿、秋季之燥、冬季之寒等皆能随风邪杂感而为病。临床尤以风寒多见。

2.时行病毒　时行病毒是指具有传染性的致病邪气,多因时令不正,故使天时暴厉之气流行人间。其致病特点为发病快,病情重,有广泛的流行性,且不限于季节性,往往与六淫相合为患。四时六气失常,春时应暖而反寒,夏时应热而反凉,秋时应凉而反热,冬时应寒而反温,则易生时行病毒,直袭肺卫,相染为患。时行病毒伤人,常可入里化火,临床以热证居多,易有传变。

3.生活起居失当　生活起居不当,寒温失调,如贪凉露宿、涉水冒雨、更衣脱帽等易致外邪乘袭。

4.正气虚馁,卫外不固　正气不足,腠理疏松,卫外不固,御邪能力较弱,则极易为外邪所客。如阳虚者,易受风寒;阴虚者,易受风热;脾虚痰湿偏盛者,易受外湿等。或因平素体虚,稍有不慎,客邪乘虚伤人;或因过度劳累,体力下降,易自汗而肌腠不密,营卫失和,因而感受外邪;再如肺有宿疾,肺蕴痰热,肺卫调节功能失常,每易招致外邪相引而发病。

（二）病机

1.发病　外邪侵袭人体,是否引起发病,一方面取决于正气的强弱,同时与感邪轻重密切相关。若内外相因,则发病迅速。

2.病位　主要在肺卫。肺主气,司呼吸,上通于喉,开窍于鼻,外合皮毛,职司卫外,性属娇脏,不耐邪侵。鼻与喉皆为清气升降出入的通道。若外邪从口鼻、皮毛乘袭,则肺卫首当其冲,邪自皮毛而入,可内合于肺,邪从口鼻上受可直接犯肺,又可病及卫表。故感邪之后,很快出现卫表及上焦症状,以致卫表不和、肺失宣肃而为病。

感冒病位虽多局限肺卫,但若正气虚弱,或素有旧病,以及时行杂感,则可涉及其他脏腑。如外邪入里,病及少阳,邪入半表半里,枢机不利;若痰湿之体,易受外湿,内外相因,可累及中焦脾胃等。

3.病性　一般以实证居多,如体虚感邪,则为本虚标实之证。实者因表里寒热及邪气之兼夹而有别,虚者则因气血阴阳之虚而有异。

4.病势　总的发病趋势为邪袭肺卫,多以表证为主,很少发生传变,一般病程短而易于治愈。年老体弱,抗病能力较差者,外邪可由表及里,缠绵难解。若素有旧病,客邪加临宿疾,常可使病趋恶化,或变生他病。

5.病机转化　初起多见风寒或风热之邪侵袭,外邪束表犯肺,肺卫功能失调。在病程中可出现寒与热的转化与错杂。风热不解,或寒邪郁而化热,则可转化为肺卫热证;若邪郁不解,或夹痰热湿浊,客于半表半里,形成邪犯募原之证;病邪传里化热而表寒未解,以致内外俱实,发为表寒里热证;若为时行病毒,入里化热较速,里热充斥,而为热毒炽盛之证;甚则热陷心包、引动肝风,则病情重笃。若反复感邪,正气耗损,由实转虚,或体虚感邪,正气愈虚,则病机转化为正虚邪实。

【诊断与鉴别诊断】

（一）诊断依据

1.常以鼻塞流涕、喷嚏、咽痒或痛、咳嗽等肺气失于宣肃的临床表现;有恶寒、发热、无汗或少汗、头痛、身体酸楚等卫表不和的症状。

2.一年四季均可发生,尤以冬春多见。起病急,一般病程为3～7天。

3.白细胞总数正常或偏低,中性粒细胞减少,淋巴细胞相对增多。

（二）鉴别诊断

1.鼻渊　均可有鼻塞流涕，但鼻渊多流腥臭浊涕，感冒一般流清涕，并无腥味；鼻渊一般无恶寒发热，感冒多见外感表证；鼻渊病程漫长，反复发作，不易治愈；感冒病程短，治疗后，鼻塞流涕症状消失较快。然而亦有感冒诱发鼻渊发作者，应予鉴别。

2.热痹　均有发热、恶寒、肢体关节痛，但热痹关节局部红肿焮痛，病程较长，病势较重。另外，热痹多有血沉加快、抗链球菌溶血素"O"增高。

3.乳蛾　均有发热、恶寒、咽痛等症，但乳蛾又见咽部两侧红肿胀大，常有黄、白色脓样分泌物。

4.麻疹　麻疹初起有发热恶寒、鼻塞流涕、咳嗽咯痰等，与感冒相似，但麻疹伴有目赤畏光、眼胞浮肿、多泪、口腔黏膜出疹等。

5.瘟黄（病毒性肝炎之流感型）　瘟黄以畏寒、发热、头痛、喷嚏、咳嗽等肺卫症状起病，与感冒相似，但常伴纳呆、厌油、黄疸、右胁下疼痛等症状，以及肝功能损害等表现。

【辨证论治】

（一）辨证要点

1.辨伤风与时行感冒

（1）发病季节及特点：伤风于冬春气候多变时发病率高，一般呈散发性；时行感冒季节不限，有传染性，易广泛流行。

（2）病情：一般而言，风邪多首犯皮毛，故伤风病情多轻，全身症状不重；时行病毒，则直入经络，病及脏腑，故时行感冒病情多重，全身症状显著。

（3）传变：伤风多不传变；时行感冒可以发生传变，时行病毒入里，则继发他病或见合病、并病。

2.辨时令　感冒风邪，除风寒、风热外，亦有与四时之气杂感为病者，因此应结合季节和节气，详审其证候表现。暑邪为患者，以身热有汗、心烦口渴、小便短赤、舌苔黄为表现；湿邪为患者，以恶寒、身热不扬、头重如裹、骨节重痛、胸闷脘痞、舌苔白腻为特征；燥邪为患者，以恶寒、身热、头痛、鼻干咽燥、咳嗽无痰或少痰，舌质少津为见症，就临床而言，风寒风热之候有夹湿夹燥者，此时舌苔变化常是重要指征。

3.辨寒热　注意恶寒发热孰轻孰重，口渴、咽痛之有无，以及舌苔、脉象的辨析。一般来说，风寒感冒恶寒重，发热轻，头痛，颈背强痛，骨节疼痛，苔薄白，脉浮紧；风热感冒发热重，恶寒轻或不恶寒，头痛口渴，咽喉红肿疼痛，舌尖红，苔薄黄，脉浮数。

4.辨虚实　感冒有表虚表实之分。此处之虚实表明营卫开泄之程度,当从有汗无汗以分辨。发热无汗、恶寒身痛者,属表实;发热汗出、恶风者,属表虚。不过表虚表实只是相对而言,就人体整体状态而言,正气尚盛,故二者皆属实证。另外,有素体虚弱、感受外邪者,为体虚感冒,此属虚实夹杂之证。体虚感冒可按气虚、血虚、阴虚、阳虚的不同兼证来区别,其中以气虚感冒和阴虚感冒为多见。

(二)治疗原则

"其在皮者,汗而发之"是感冒之治疗原则。其治法归纳起来,不外疏表、宣肺两端。风寒、风热、夹暑、夹湿、夹燥以及体虚感冒均由外邪在表引起,故必须疏表。然而外邪的侵袭有轻有重,性质兼夹亦有不同,辛温、辛凉等解表药的选择,就应严格掌握。宣肺系指宣畅肺气使其清肃,一般针对喉痒、咳嗽、咯痰等而设,但肺主皮毛,宣布卫气于表,故宣肺法本身亦寓疏表之意。一般认为,肺为娇脏,清虚而处高位,故宣肺之方多宜轻清,不宜重浊,此正是"上焦如羽,非轻不举"之理。此外,清热法在感冒治疗上应用亦较广泛,但单纯靠清热解毒药治疗感冒,似不妥当。盖清热之品药性寒凉,性多凝滞,感冒之病机在于邪郁肺卫,当用疏散,单用清热之品,邪不得散,病难向愈,故清热药当伍于疏散之中。对于表里寒热错杂之感冒,可将解表与清热药并用,又可根据表里寒热轻重程度的差异分别采取或七解三清法或三解七清法或五解五清法等。至于暑湿杂感,又当清暑祛湿解表;燥邪感冒,则宜疏风润燥;体虚感冒,则宜扶正解表。

(三)分证论治

1.风寒感冒

(1)风寒表实证

主症:轻者仅见鼻塞声重或鼻痒喷嚏,流涕清稀,喉痒,咳嗽,痰白,苔薄白,脉浮。重者可伴恶寒发热,无汗,头项强痛,肢体酸痛,脉浮而紧。

病机分析:鼻为肺窍,肺主皮毛,风寒袭表,肺气不宣,则鼻塞声重,鼻痒喷嚏,流涕清稀,咳嗽痰白;风寒外束,卫阳被郁,则恶寒,正邪相争则发热;足太阳膀胱经主一身之表,寒邪犯表,太阳经气不舒,故头项强痛,肢体酸痛;阴寒之邪侵袭,津液未伤,故口不渴;脉浮主表,紧主寒,风寒在表,故脉见浮紧;舌苔薄白,表明邪未入里。

治法:辛温解表,宣肺散寒。

方药运用:

1)常用方:荆防败毒散加减。药用荆芥穗、防风、羌活、独活、北柴胡、前胡、川芎、枳壳、茯苓、桔梗。

方中用荆芥、防风疏风解表,辛温发汗以宣透外邪,用以为君;羌活、独活助荆芥、防风发散风寒,又可祛风止痛,为治肢节疼痛之要药,用以为臣;配以前胡、桔梗,旨在宣肺降气以止咳;柴胡清热升清,又可配川芎以清头目,茯苓健脾和中以化痰湿,以为佐使。共奏辛温解表,宣肺化痰之功效。

2)加减:头痛者,加白芷、藁本以祛风散寒止痛;项背强者,加葛根以疏足太阳膀胱经络;咳嗽痰白者,加陈皮、杏仁、炒莱菔子宣肺化痰止咳;鼻塞流涕者,加苍耳子、辛夷通窍散寒;四肢酸痛者加桑枝、桂枝祛风散寒通络;若舌苔厚腻,嗳腐吞酸,兼有中焦停食者,加神曲、炒谷芽消食化滞。

3)临证参考:风寒感冒轻者,可服用中成药或食疗方,如感冒通、葱白萝卜汤等;若恶寒发热,头身疼痛,无汗而喘,脉浮紧,风寒表实甚者,可用麻黄汤;夏季风寒感冒,可用香薷饮;若风寒兼有痰饮咳嗽,咯痰清稀,胸膈满闷,舌苔白滑者,可选用小青龙汤。

从临床角度值得提出,疏表药一般药味不宜过多,麻黄、桂枝等应审慎应用。甚至近代医家有人强调柴胡、葛根、羌活等非在必要情况下亦以少用为宜,以防病轻药重过度表散而耗伤正气。

(2)风寒表虚证

主症:恶风发热,汗出,头痛,或有项强,咳喘,咯痰稀白,舌苔薄白,脉浮缓。

病机分析:此以风邪伤人为主,风邪外袭,卫外失职,则恶风;卫气浮盛于外,与邪抗争,则发热;风邪疏泄,风邪中于皮毛,腠理开疏,则卫失固外,因致营阴失守,故汗出,汗出则津液外泄,卫气外散,又兼风邪阻遏肌表,致使营卫失调;太阳主一身之表,其经脉循头下项,风邪外袭,经气不利,故项强不舒,或头痛;风寒犯表,肺气不利,则咳喘或咯白稀痰;脉浮主表,因汗出肌疏则见缓象;苔薄白亦为风寒在表之象。

治法:辛温解表,调和营卫。

方药运用:

1)常用方:桂枝汤。药用桂枝、白芍、生姜、大枣、炙甘草。

方中桂枝辛温解表,解肌发汗以散外邪,而桂枝配甘草,辛甘化阳以和卫;芍药配甘草,酸甘化阴以调营;生姜、大枣以和中;甘草又可调和诸药,合用以成辛温解表,调和营卫之剂。

2)加减:咳喘、痰白者,加厚朴、杏仁、半夏宣肺化痰平喘;食纳欠佳者,加神曲、麦芽消食健脾;鼻塞流涕者加苍耳子、辛夷通窍散寒;头痛项强者,加白芷、葛根疏风止痛。

3)临证参考:外感风寒,分表实表虚,用药皆宜辛温,但表虚者不可用发汗峻剂。运用本类方药须注意服药方法,服药后,可喝少量热开水或热稀粥,冬季应盖被保暖,以助药力,令遍身微微汗出,不可使大汗淋漓。若服药后汗出病瘥,即止服,不必尽剂,若汗出病未愈,可再继服。此外,调和营卫,使卫外得固,营阴内守,阴平阳秘,可提高机体抗病能力,故用本方加黄芪、龙骨、牡蛎等对小儿反复感冒的预防具有较好效果。

2.风热感冒

(1)风热表实证

主症:发热,微恶风寒,鼻塞流黄浊涕,咽痛,口干欲饮,无汗,头痛,或有咳嗽痰黄,苔薄白或微黄,脉浮数。

病机分析:风热外袭,卫表失和,即出现发热恶寒等表证,但风热为阳邪,从火化,易伤阴耗津,故发热重,恶寒轻,口干欲饮;风热上受,首先犯肺,肺窍为风热所壅,则鼻塞,流黄浊涕,咳嗽痰黄;风热上犯于头则头痛,上犯咽喉则咽痛;身热无汗系由邪气实而腠理闭所致;舌苔薄白或微黄,脉浮数,皆为风热在表之象。

治法:辛凉解表,疏泄风热。

方药运用:

1)常用方:银翘散加减。药用金银花、连翘、芦根、淡豆豉、桔梗、牛蒡子、荆芥穗、薄荷。

方中银花、连翘清热解毒;薄荷、豆豉辛凉解表;桔梗、牛蒡子宣肺祛痰,芦根清热生津;荆芥辛散透表发汗,可增强解表作用。

2)加减:咽喉肿痛兼大便干者,津液已伤,宜加沙参、麦冬、射干养阴解毒利咽;咽痛大便不干者,津液未伤,加马勃、僵蚕、土茯苓清热解毒。咳重痰黄者,加鱼腥草、天竺黄、浙贝母、瓜蒌仁清热化痰;胸闷者加瓜蒌皮、郁金宽胸理气;衄血者,加马勃、白茅根、侧柏叶凉血止血;头痛者,加菊花、蔓荆子疏风清热止痛;口渴者加天花粉、石斛生津止渴;鼻塞者加苍耳子宣通鼻窍;咽痒者加蝉蜕疏风清热、利咽止痒;高热者加柴胡、葛根、黄芩、生石膏(先煎)辛凉清解。

3)临证参考:注意煎服法,鲜芦根煎汤候香气大出即可,勿过煮。邪未入里,无里热者,慎用桑白皮、黄芩、黄连等苦寒降敛之品,否则冰伏其邪,延长病程。

(2)风热表虚证

主症:发热,微恶风寒,有汗,头痛,咳嗽心烦,咽干口渴,舌边尖红,苔薄黄,脉浮数。

病机分析:腠理疏松,卫阳不固之体,复感风热表邪,风伤卫阳,腠理开泄,故发热汗出;风热上扰则头痛;风热犯肺,肺气不宣则咳嗽;风热皆为阳邪,易化火伤津,故咽干口渴;舌边尖红,苔薄黄,脉浮数为风热在表。

治法:辛凉轻解。

方药运用:

1)常用方:茅苇汤加减。药用白茅根、芦根、白芍药、竹叶、桔梗、光杏仁、葱白。

方中白茅根、竹叶辛凉轻宣以解表;芦根、白芍生津护阴;桔梗、杏仁宣肺化痰,佐以葱白辛散透邪。

2)加减:头痛者,加菊花疏风热以清头目;咳嗽者,加浙贝母清热化痰宣肺;咽干者,加麦冬以养阴;咽痛者,加射干、马勃、土茯苓清热利咽解毒。

3)临证参考:风热外感多发生于春季,但其他季节也可发生,只要临床表现为寒微热甚、头痛鼻塞、脉浮数、苔薄黄,即属风热感冒,据其有汗、无汗,分为表虚表实辨治。

3.表寒里热证

主症:发热,恶寒,无汗,头痛,肢体酸痛,鼻塞声重,咽喉疼痛,咳嗽,痰黏稠或黄白相间,舌边尖红,苔薄白或薄黄,脉浮数或浮紧。

病机分析:素有内热,或肺有伏火,复感风寒之邪,则寒客于表,热蕴于里,形成外寒里热,俗称"寒包火"之证,故既见发热恶寒、无汗、头痛骨楚之风寒表证,又见咽痛、舌红、苔黄等里热之证。肺气不宣,则鼻塞声重,咳嗽,吐痰。苔薄白、脉浮数亦为表寒里热之象。

治法:疏风散寒,宣肺清热。

方药运用:

(1)常用方:新订清解汤。药用荆芥、苏叶、防风、羌活、薄荷、连翘、栀子、黄芩、桔梗、杏仁、前胡。

方中荆芥、苏叶、防风、羌活解表散寒;薄荷、连翘、栀子、黄芩清透里热;桔梗、杏仁、前胡宣肺止咳化痰。

(2)加减:表寒较甚,恶寒、骨节痛者,加桂枝祛风散寒止痛,去黄芩、栀子以防苦寒留邪;里热较甚,咽喉肿痛者,去防风、羌活以防温燥助邪,加板蓝根、射干清热解毒利咽。若恶寒渐解,热势增高,口渴鼻干,咳逆气急,甚则唇黯发青,舌红,苔黄,脉滑数,则已转为肺热之证,治当清热解毒,宣肺平喘,加桑白皮、银花、鱼腥草、芦根、地龙,减去荆芥、防风、苏叶、羌活等辛温之品。

(3)临证参考:寒甚热郁,不汗出而烦躁,脉浮紧者,可用大青龙汤发表清里。

若风寒束表,肌腠郁热,证见恶寒发热,身热渐增,无汗头痛,全身酸痛,口干鼻干,心烦不眠,眼眶疼痛,脉浮或浮数,当解表清里,方用柴葛解肌汤。若外寒内热,表里俱实,证见憎寒壮热,头目昏眩,口苦目赤,咽喉不利,咳逆喘满,便秘尿赤,苔腻,脉滑实,治当表里双解,宣通上下,用防风通圣散。

4.热毒炽盛证

主症:感冒重症,高热恶寒,时而寒战,头痛,大便燥结,或见咳嗽、咯痰黄稠、胸痛、气急,舌红苔薄黄而干,脉浮洪数。

病机分析:表邪犹存,入里化热,里热炽盛,正邪交争,则高热恶寒寒战、头痛;阳明里热炽盛,灼伤津液,肠道失润,则大便燥结;热毒犯肺,肺失清肃,则咳嗽、咯痰黄稠,或伴胸痛气急;舌红苔薄黄而干、脉浮洪数均为表里热毒炽盛之象。

治法:清热解毒,宣肺降逆。

方药运用:

(1)常用方:清瘟败毒饮加减。药用生石膏、生地黄、水牛角、黄连、栀子、苦桔梗、黄芩、连翘、竹叶、赤芍药、丹皮、知母、玄参、甘草。

方中生石膏、连翘、竹叶清热透邪;水牛角、黄连、栀子、黄芩清热泻火解毒;生地、赤芍、丹皮、知母、玄参养阴和营;桔梗宣肺;甘草调和诸药。

(2)加减:咳嗽、痰多者,加浙贝母、前胡、瓜蒌宣肺化痰;大便燥结者,稍加大黄通腑泻热。

(3)临证参考:若高热不退,时而昏谵,或手足抽搐,或颈项强直,舌质红绛,脉细数,此为热陷心包之变证,治当清心开窍、凉血息风,常用清营汤煎汤送服下列药丸:①高热时,用安宫牛黄丸,每日2次,每次1丸;②出现昏谵时用至宝丹,每日2次,每次1丸;③抽搐重,大便秘结时用紫雪丹,每日2次,每次1管,如痰多,先吸痰,然后再灌竹沥水30ml。必要时可用清开灵40ml,或穿琥宁500mg加入5%葡萄糖注射液250～500ml静脉滴注,每日1～2次。亦可用双黄连粉针剂3.6g加入5%葡萄糖注射液250～500ml,静脉滴注,每日1次。

5.邪犯募原证

主症:恶寒发热阵作,午后热重,头身重痛,胸闷脘痞,心烦懊　,头眩口黏腻,咳痰不利,舌红,苔白腻或白如积粉,脉弦滑。

病机分析:邪郁不解,或夹痰饮湿浊,邪犯募原,客于半表半里,正邪相争,则寒热阵作,或午后热重;痰饮湿浊,易困阻气机,故头身重痛,胸闷脘痞;邪热内干,心神被扰,则心烦懊　;痰浊上犯,则头眩,口腻,咳痰不利;舌红、苔白腻或白如积粉、脉弦滑均为邪犯募原、夹痰饮湿浊之象。

治法:清热化浊,透达募原。

方药运用:

(1)常用方:柴胡达原饮。药用柴胡、枳壳、厚朴、青皮、炙甘草、黄芩、桔梗、草果、槟榔、薄荷。

此方乃俞根初以吴又可达原饮为基础,去知母、芍药,加柴胡、青皮、枳实、薄荷而成。方中柴胡、黄芩和解达邪;桔梗、薄荷疏表清热;厚朴、槟榔燥湿化浊,透达募原。

(2)加减:头痛甚者,加羌活、葛根疏风止痛;表湿重者,加藿香、佩兰解表化湿;里湿重者,加苍术、白蔻仁、半夏、陈皮健脾燥湿。

(3)临证参考:若邪入少阳,热郁腠理,证见寒热往来,或壮热不退,胸胁苦满,口苦,咽干,目赤,或呕吐,或口渴,大便干结,或溅然汗出,舌红,苔薄黄,脉弦数,治当和解少阳,解毒通腑,用大柴胡汤加减。若寒热不甚者,亦可用达原饮加减治疗。

6.时令感冒

(1)感冒夹暑证

主症:恶寒发热,头痛,身楚,心烦口渴,小便短赤,胸闷泛恶,舌质红,苔黄腻,脉濡数。

病机分析:夏令暑气当令,湿气偏甚,气候炎热,毛孔开泄,若气候突变,或贪凉乘风,起居不慎,必致风寒外束,暑热内闭,卫气不得外达,故恶寒发热,身热骨楚;火热灼阴,则心烦口渴;湿热内蕴,故胸闷泛恶,小便短赤;舌红,苔黄腻、脉濡数均为暑热炽盛之象。

治法:解表清暑。

方药运用:

1)常用方:新加香薷饮。药用银花、连翘、鲜扁豆花、香薷、厚朴。

方中银花、连翘、鲜扁豆花清暑热;香薷辛散透表;暑多夹湿,故配伍厚朴、鲜扁豆花和中化湿。

2)加减:汗出多者,去香薷加藿香;头痛者,加桑叶、菊花、白芷祛风止痛;心烦、小便短赤者,加竹叶、赤茯苓或六一散(滑石、甘草)清热利湿;呕恶者,加陈皮、半夏、竹茹和胃降逆止呕;胸闷者加砂仁壳宽胸理气;纳呆者,加神曲、麦芽、鸡内金消食健胃;若湿重于暑而无汗者,加大豆黄卷助香薷以发表。

3)临证参考:此证乃外风合暑邪袭肺而成,当主用辛凉,参以芳香解暑之味,如鲜荷叶、鲜藿香、鲜薄荷、通草、六一散、丝瓜络、竹茹、西瓜皮等,使风暑分解,不损肺金。此证风与暑感于外,内热应于中,如失治误治,风、暑与火相拼,肺脏娇嫩,焉能胜之,临证不可不慎。

此外,若暑热外客,气阴两伤,证见发热,微恶风寒,汗出,严重疲乏无力,口干,舌苔白,脉濡或虚大,治当益气养阴,祛暑清热,方用清暑益气汤。

(2)感冒夹湿证

主症:身热不扬,恶寒,汗少,头重如裹,骨节困重,胸脘痞闷,呕恶纳呆,口黏腻,舌苔白腻脉濡。

病机分析:长夏季节,雨湿正盛,风与外湿之邪侵袭,卫气被遏,故恶寒、身热不扬;湿困中焦,阻滞气机,则胸脘痞闷,呕恶纳呆,口黏腻,大便溏泄等;头重如裹、肢体困重、苔白腻、脉濡均为湿盛之征。

治法:化湿解表。

方药运用:

1)常用方:羌活胜湿汤加减。药用羌活、独活、防风、藿香、佩兰、藁本、川芎、蔓荆子、苍术、甘草。

方中羌活、独活、防风疏风胜湿;藿香、佩兰芳香化湿;苍术健脾燥湿;川芎、藁本、蔓荆子疏风止痛;甘草调和诸药。

2)加减:纳呆腹胀,加陈皮、半夏、厚朴燥湿除满;大便溏泄,加薏苡仁、白蔻仁健脾化湿;若有咳嗽,可加杏仁、桔梗、前胡。

3)临证参考:治疗表湿之法,一为辛散苦温祛湿,二为辛散芳香化湿。前者以辛温苦燥之品为主,盖辛温发散,开泄腠理,发越卫阳,苦燥刚烈,燥除卫表之湿,藉以使腠理开泄,郁遏之气得以发越。表湿得除,阳气伸展,营卫畅达,汗出邪解。后者以辛温芳香之品为主,盖辛温发散卫表,畅达表气,芳香以化除湿浊,宣畅气机,辛温芳化,便表邪得解,卫表湿邪得以宣化,气机畅达,诸证自除。此外,辛散芳香与苦温燥湿还能人里化脾湿,脾气伸展,气机宣畅,更利于表湿宣化。辛散苦温燥湿法的常用方有九味羌活汤和羌活胜湿汤,前者发汗祛湿,祛风寒作用较强,兼能清里热,故适用于感冒风寒湿邪,证见恶寒发热、头痛、无汗、肢楚等表证,且兼有口渴等里热者;后者发汗祛风胜湿止痛,祛湿止痛作用较强,对头痛、一身尽痛、难以转侧之表湿盛疼痛著者尤宜。辛散芳香化湿法的常用方有藿香正气散和香薷散,前者散表寒作用强,且理气和中,适用外感风寒兼内伤湿滞之发热、恶寒、头痛、呕吐、肠鸣、泄泻、苔白腻、脉浮者,后者散表湿作用强,且能化湿和中,故适用于夏月乘凉饮冷,外感于寒,内伤于湿之恶寒发热、头重头痛、胸闷倦怠、腹痛、吐泻等证。

(3)感冒夹燥证

主症:恶寒发热,头痛鼻塞,无汗,鼻咽干燥,干咳少痰或舌苔薄白而干,脉浮弦。

病机分析:外感秋燥之邪,表卫郁闭,故恶寒发热无汗;燥邪易伤津液,故见口鼻唇干燥、干咳、舌苔少津等表现;若初秋感受燥邪,则多见燥而偏热,可有舌边尖红、苔薄黄而干、脉浮数等见证,称为温燥;而深秋外感燥邪,燥而偏寒,舌苔多薄白而干,其脉浮,则为凉燥。

治法:疏解风燥。偏于温燥者,宜轻宣凉润;偏于凉燥者,宜轻宣温润。

方药运用:

1)常用方:温燥以桑杏汤加减。药用桑叶、杏仁、沙参、栀子、淡豆豉、梨皮、川贝母。

方中桑叶、豆豉、栀子轻宣泄热;杏仁、贝母宣肺化痰;沙参、梨皮养肺润燥。

凉燥宜选杏苏散加减。药用苏叶、杏仁、半夏、前胡、桔梗、枳壳、陈皮、生姜、防风。

方中用苏叶、防风辛温微发其汗,以散邪于表,使卫气通达,津液布散而润燥;桔梗、枳壳一升一降,宣达肺气,助苏叶以解表;配杏仁、前胡以宣肺止咳,更用陈皮、半夏、生姜诸品辛温以健脾理气,使中焦健运,痰湿得化,气机得畅,阴液以布。诸药合用,使表邪解,营卫通,气机畅,阴液布,而凉燥得解。

2)加减:温燥之头痛者,加菊花、薄荷、蔓荆子疏风清热止痛;燥热口渴者,加麦冬、竹叶清热除烦;干咳者,加炙杷叶、炙紫菀润肺止咳;咽痒者,加蝉蜕、僵蚕疏风利咽;咽痛者,加射干、板蓝根、山豆根解毒利咽。凉燥之头痛兼眉棱骨痛者,加白芷疏风止痛;无汗、脉浮紧者,加羌活疏风散寒;咳嗽者,加百部止咳。

3)临证参考:疏解风燥包括轻宣温润和轻宣凉润两法门。轻宣温润适用于外感凉燥之邪,选用质柔轻宣温散之品,轻宣外达,以疏散肌表,宣发肺气,外散表寒,内温肺金,肺得温润,清肃之令行,则宣发卫阳于肌表,输布津液于皮毛,使表气疏通,卫气畅达,劫津得释,凉燥外解,诸证自除,方如杏苏散之类。轻宣凉润法适宜于外感温燥之邪,以轻宣凉润之品为法,轻宣以疏散透发,开散表邪,宣畅肺气,使外邪得解,凉以外散表热,内清肺热,滋润之品以润肺生津。轻宣凉润,则外邪得解,卫气畅达,肺气清润,宣肃有常,则温燥自除。因此,临证之际,见有干咳咽痒、鼻干诸症,应分别寒热,认清是属津伤而燥还是津液不布之燥,不能盖用甘寒之品。此外,对温燥之治,因病已伤津,发汗不宜峻猛,以防表邪未解,反更伤阴耗津,古人此时用桑叶解表,盖桑叶乃表中润药,可谓高明。

7.体虚感冒

(1)气虚感冒证

主症:恶寒发热,或热势不盛,但觉时时畏寒,自汗,头痛鼻塞,咳嗽,痰白,语声低怯,气短,倦怠,苔白,脉浮无力。

病机分析:素体气虚,表卫不固,腠理疏松,风寒之邪乘虚犯表。气有温煦作用,虚则外寒,故时时畏寒;风寒外袭,肺卫失宣,则见恶寒发热、头痛、鼻塞、咳嗽、痰白、脉浮等风寒表证;语言低怯、气短、倦怠均为气虚之象。

治法:益气解表。

方药运用:

1)常用方:参苏饮加减。药用党参、苏叶、葛根、橘皮、前胡、半夏、茯苓、桔梗、枳壳、木香、生甘草。

方中党参、茯苓、甘草益气扶正;苏叶、葛根等疏风散邪;前胡、桔梗、半夏、橘皮宣肺化痰;枳壳、木香理气。

2)加减:头痛者,加白芷、川芎祛风止痛;自汗者,加桂枝、白芍调和营卫;无汗、恶寒者,加羌活、防风解表散寒;鼻塞者加辛夷、苍耳子通窍散寒;纳谷不香者,加砂仁、佩兰理气化湿。

3)临证参考:气虚甚者,加白术、黄芪益气固表,亦可用补中益气汤。气虚自汗,易感风邪者,可用玉屏风散祛风固表止汗。值得一提的是,正气不足之外感,单用表散,邪气难撼,徒伤表气,唯益气解表方是稳妥之策。

(2)阳虚感冒证

主症:阵阵恶寒,甚则蜷缩寒战,或稍兼发热,无汗或自汗,汗出则恶寒更甚,头痛、骨节酸冷疼痛,面色㿠白,语言低微,四肢不温,舌质淡胖,苔白,脉沉细无力。

病机分析:阳虚之体,感受风寒邪气,阳虚则内寒自生,复感寒邪故得恶寒重、发热轻;若阳虚不得卫外,汗出较多,又使阳气更加耗散,则恶寒更甚;头痛、骨节冷痛为风寒表证;面色㿠白、语言低微、四肢不温、舌淡、脉沉细无力均为阳虚之象。

治法:温阳解表。

方药运用:

1)常用方:麻黄附子细辛汤。药用麻黄、制附子、北细辛。

方中麻黄解表;附子温阳;细辛辛温佐麻黄以解表,佐附子以温经。

2)加减:鼻塞者,加苍耳子通鼻窍;头痛者,加川芎、白芷疏风散寒止痛;背寒者,加葛根疏利太阳经气;无汗者,加防风、荆芥穗解表发汗;有汗者,去麻黄,加桂枝、白芍调和营卫。

3)临证参考:细辛用量应小于3g;先煎麻黄,再下诸药。麻黄附子细辛汤散寒作用强,适用于阳虚感冒恶寒重,无汗者;对于阳虚气弱风邪较甚之头痛、面色苍白、语声低微者,可选参附再造丸加减。若阳气虚弱,已见下利清谷、脉微欲绝等症时,不可误用发汗,否则必致厥逆亡阳,此当注意。阳虚感冒,正邪相争不烈,体温常不甚高,但临床其他症状多较明显,与发热程度不相对应,当仔细分辨。

（3）血虚感冒证

主症:头痛,身热,恶风,无汗或汗少,面色不华,唇淡,指甲苍白,心悸,头晕,舌淡苔白,脉细或结、代而浮。

病机分析:血虚之体感邪,邪犯肌表,故见身热、微恶风寒、头痛等;但阴血不足,故同时又见有心悸、眩晕、脉细或结代、面色无华、唇甲淡白诸症;血虚汗源不足,故无汗或汗少。

治法:养血解表。

方药运用:

1）常用方:葱白七味饮加减。药用葱白、葛根、淡豆豉、生地黄、生姜、麦冬、柏子仁。

方中葱白、豆豉、葛根、生姜辛散解表;生地黄、麦冬、柏子仁等滋养阴血。

2）加减:头痛者,加羌活、白芷疏风止痛;鼻塞加苍耳子通鼻窍;自汗者加桂枝、芍药调和营卫;无汗者,加苏叶、荆芥微发其汗,不可大发汗;咳嗽痰白者,加陈皮、半夏、杏仁、炒莱菔子宣肺化痰;血不养心,又因血虚感邪,邪阻脉络,血液运行不畅,而见脉结、代者,可加桂枝、红花、丹参以通阳养血,活血宣痹。

3）临证参考:本证多见于妇人产后,临证应按表里寒热辨证论治。若气血两虚的病人,又感外邪而患感冒,可用薯蓣丸解表祛邪而不伤气血,补益气血而不碍解表。

（4）阴虚感冒证

主症:发热,微恶风寒,无汗或微汗,或寝中盗汗,头痛,心烦,口干咽燥,手足心热,干咳少痰,或痰中带血丝,舌质红,脉细数。

病机分析:阴虚之体,内有燥热,感邪之后,发热汗多,更伤阴液,故阴虚之象愈加明显,则见盗汗、五心烦热、口干咽燥、干咳少痰、舌红、脉细数;如肺阴素虚,失于清肃,内热灼伤血络,可见痰中带血;表邪未解,故有寒热、身痛等表证。

治法:滋阴解表。

方药运用:

1）常用方:蓝地汤。药用板蓝根、生地黄、麦冬、知母、桑叶、苦桔梗、蝉蜕。

方中板蓝根、桑叶清热散风;生地黄、麦冬滋阴;佐以知母清热;桔梗、蝉蜕宣肺透表。

2）加减:心烦口渴甚者,加黄连、竹叶、天花粉清热除烦,生津止渴;咳嗽咽干、咳痰不爽者,可加牛蒡子、射干、瓜蒌皮宣肺化痰利咽;咳嗽胸痛、痰中带血者,可加鲜茅根、生蒲黄、藕节凉血止血。

3)临证参考:阴虚感冒,最忌单用发散,若妄汗之,津液不堪重伤,肾阴更伤。故治疗本证当辛凉疏散与甘寒养阴并驾齐驱。此外,亦可选用加减葳蕤汤治疗。

此外,感冒日久,常并发他病,若反复感冒,体虚自汗者,宜以玉屏风散益气固表治之;邪气留恋不解,发热微恶风寒,四肢关节疼痛,头目昏眩,胸胁苦满,宜以柴胡桂枝汤发散表邪,和解少阳;若邪气留恋,肺气不能宣降,燥咳日久不愈,以柴芍散加黛蛤散;若毒气淫心,胸闷憋气,胸痛心悸,气短,头晕者,宜清心解毒,可选用银翘散和清营汤加减。

(四)其他疗法

1.中成药

(1)风寒感冒

1)感冒清热冲剂:每次 1 袋,每日 2 次,开水冲服。用于风寒感冒,头痛发热、恶寒身痛、鼻流清涕、咳嗽咽干。

2)正柴胡饮冲剂:每次 1 袋,每日 3 次,开水冲服。主治外感风寒初起,恶寒、发热、无汗、头痛、鼻塞、喷嚏、清涕、咽痒咳嗽、四肢酸痛等症,适用于流行性感冒初起,轻度上呼吸道感染疾患。

(2)风热感冒

1)银翘解毒丸:每次 9g,每日 2 次,口服。适用于风热感冒、痄腮等。

2)桑菊感冒片:每次 4～8 片,每日 2～3 次,口服。适用于风热感冒或温病初起,风热之邪外伤皮毛、内舍肺络者。

3)感冒退热冲剂:每次 1～2 袋,每日 3 次,开水冲服。适用于风热感冒引起的高热不退,还用于热毒引起的疮疡、疖肿等。

④感冒冲剂:每次 1～2 袋,每日 3 次。用于风热型感冒发热、头痛咳嗽、咽喉肿痛。

(3)感冒外寒里热者

防风通圣丸:每次 6g,每日 2 次,口服。用于外寒内热,表里俱实,恶寒壮热、头痛、咽干、小便短赤、大便秘结、瘰病初起、风疹湿疮。

(4)暑湿感冒

1)藿香正气软胶囊:每次 2～3 粒,每日 2 次,口服。用于外感风寒,内伤湿滞之头痛昏重、脘腹胀痛、呕吐泄泻。

2)藿香正气水:每次 5～10ml,每日 2 次,口服。用于感冒、呕吐、泄泻、霍乱、中暑等。

（5）注射剂

1）柴胡注射液：每次 2～4ml，每日 1～2 次，肌内注射。用于感冒、流行性感冒及疟疾的退热和解痛。

2）板蓝根注射液：每次 2～4ml，每日 1～2 次，肌内注射。亦可每次 4ml 加入 5％葡萄糖注射液 250～500ml 中静脉滴注。用于风热感冒。

2.单验方

（1）治风寒感冒方：羌活、防风、紫苏各 10g，生姜 2 片，苍耳子 10g，水煎服，每日 1 剂。

（2）治风热感冒方

1）野菊花、大青叶、鱼腥草、淡竹叶各 10g，水煎服，每日 1 剂。

2）大青叶 20g，鸭跖草 15g，桔梗 6g，生甘草 6g，水煎服，每日 1 剂。

3.食疗方

（1）治风寒感冒方

1）姜葱粥：糯米 60g，生姜 5g，连须葱白 5 茎。粥熟时，加入姜葱，再煮数沸，并加白糖少许。食后可出汗。

2）葱白 7 根，豆豉 9g，鲜生姜 5g，陈皮 6g，煎后加红糖 30g 调服。

（2）治风热感冒方

1）黄豆香菜汤：黄豆 20g，干香菜 3g，水煎服，连服 3 日。

2）薄荷芦根饮：芦根 30g，薄荷 3～5g，水煎饮用。

（3）治暑湿感冒方

1）荷叶粥：粳米 60g，鲜荷叶 1 张。以常法煮熟，加白糖适量，将荷叶盖于粥上，或将荷叶切碎，另用水煎，调入粥内，加白糖适量。

2）二豆羹：豆腐 250g，淡豆豉 15g，葱白 15g，糖适量。先将豆腐切成小块，放入锅中略煮，后将淡豆豉加入，放水一大碗，煎取小半碗，再放入葱白，煎滚后取出，趁热内服，盖被取微汗，每日 1 剂。

（4）治时行感冒方

1）绿豆饮：绿豆 50g，熬汤，加菊花 5g，煎服。

2）冬瓜粥：粳米 30g，小块冬瓜适量与米同煮，粥熟即可食用。

（5）治气虚感冒方：党参 30g，茯苓 15g，生姜 6g，水煎去渣取汁，入粳米煮粥。

4.药物外敷及局部用药　风寒证用麝香壮骨膏、风热证用消炎止痛膏贴于大椎、肺俞穴。或用胡椒、丁香各 7 粒，碾碎，以葱白捣膏，涂于两手心，合掌握定，夹于大腿内侧,温覆取汗。

咽痛者,可外用双料喉风散、西瓜霜等。痰黏不化者,亦可采用超声雾化吸入法。

5.针灸和拔罐 风寒证者,选列缺、风门、风池、合谷,或取大椎、肺俞等穴拔火罐,或毫针浅刺用泻法。体虚者,平补平泻,并可灸。鼻塞加迎香穴,咳嗽加太渊穴,痰多加丰隆穴。

风热证者,取大椎、曲池、合谷、鱼际、外关等穴,毫针用泻法,咽痛可刺少商出血。

6.刮痧疗法 用边缘平滑的瓷汤匙蘸润滑油(花生油或麻油)刮颈背,颈自风池穴向下,骨从背脊两旁由上向下。刮时用力要均匀,不要太重,防止刮破皮肤,刮到出现紫色出血点为止。

【转归与预后】

风寒感冒,寒热不退,邪气可化热而见口干欲饮、痰转黄稠、咽痛等症状。反复感冒,引起正气耗散,可由实转虚,或在素体亏虚的基础上反复感邪,以致正气愈亏,而风邪易侵,均可导致本虚标实之证。

时行感冒发病快,病情开始即较重,易于入里化热,成为毒热炽盛之证,且可变生热陷心包、肝风内动等诸般变证。

感冒患者一般预后良好。但也不能认为感冒是小恙而忽视之,古人有"伤风不醒便成痨"之说。如感冒诱发其他宿疾而使病情恶化者,其预后又当别论。

第二节 咳嗽

【定义】

咳嗽是肺系疾病的主要证候之一。咳嗽是由六淫外邪袭肺或脏腑功能失调,肺气不清,失于宣降所成,临床以咳嗽、咳痰为主要表现。有声无痰谓之咳,有痰无声谓之嗽,临床上一般痰声并见,故合称咳嗽。西医学中的上呼吸道感染、支气管炎、支气管扩张、肺炎等表现以咳嗽为主症者,可参照本病辨证论治。

【病因病机】

(一)病因

咳嗽的病因有外感、内伤两大类。外感咳嗽为六淫外邪,风邪常夹寒、夹热、夹燥为病,侵袭肺系;内伤咳嗽为脏腑功能失调,肺脏自病,气阴亏虚,则肺失所主;他脏有病及肺,如七情内伤,肝气郁结,气逆犯肺;饮食不节,脾胃内伤,痰浊内生,上干于肺等,发为咳嗽。无论外感或内伤咳嗽,均属肺系受病,肺气上逆所致。但两者互为因果,外感咳嗽久病失治,从实转虚,逐渐转为内伤咳嗽,而肺脏有病,卫外不强,易受外邪引发或加重。

(二)病机

1.发病　外邪侵袭犯肺,发病较急;内伤致咳,发病多较缓慢。

2.病位　病变主脏在肺,并与肝、脾、肾密切相关。

(1)肺:肺主气,司呼吸,上连气道喉咙,开窍于鼻,外合皮毛,为五脏六腑之华盖,其气贯百脉而通他脏。由于肺体清虚,不耐寒热,故称娇脏,内外之邪侵袭后易于为病,病则宣肃失司,以致肺气上逆冲击声门而为咳嗽。

(2)肝脾肾:肝主疏泄,"肝脉布两胁上注于肺",若肝郁化火,木火偏旺,或金不制木,木反侮金,则气火上逆犯肺而咳;脾主运化,脾为肺之母,"手太阴肺经起于中焦,下络大肠,还循胃口",若脾运不健,痰浊内生,上渍犯肺,则肺失清肃,上逆为咳;"肺为气之主,肾为气之根",肺主呼气,肾主纳气,若久咳肺虚,金不生水,肺病及肾,肺肾俱虚,气逆为咳为喘。

3.病性　外感咳嗽,因外邪犯肺,肺气壅遏不畅,故属于邪实,由于感邪之不同,有风寒、风热、燥热之分;内伤咳嗽,属邪实与正虚并见,或以邪实为主,病机与湿、痰、火关系最为密切,或以正虚为主,而阴虚、气虚多见。

4.病势　外感咳嗽初起病位在肺,日久损伤正气,可由肺及脾至肾,病势由上而下。内伤咳嗽表现不一,既可由肺及脾及肾,又可由脾肾及肺。

5.病机转化　主要表现为虚实、寒热的转化。外感有寒有热,寒邪可以化热;外感日久,可由实转虚,虚实并见。如风寒咳嗽,未能及时宣散,可郁而化热;风热咳嗽又可化燥伤津;或肺热炼液成痰而痰热郁肺。内伤有痰有火,痰有寒热之别,火有虚实之分,痰郁而化火(热),火能炼液灼津为痰;内伤日久,正气耗伤,又易受外邪的侵袭而表现为邪实为主。由他脏及肺者,多为因实致虚,如肝火犯肺,炼液为痰,耗伤肺津;痰湿犯肺,多由脾失健运,聚湿酿痰,上贮于肺,若久延不愈,可致脾肺气虚,甚则病延及肾,由咳致喘;如痰湿蕴肺,遇外感引触,痰从热化,痰热郁久,又可耗伤肺阴。肺脏自病者,多为因虚致实,若肺阴不足,每致虚火上炎,灼津为痰;肺气亏虚,气不化津,则津化为饮。

【诊断与鉴别诊断】

(一)诊断依据

1.咳逆有声,或伴有咽痒咳痰。

2.外感咳嗽,起病急,可伴有恶寒发热等外感表证。内伤咳嗽,多反复发作,病程较长,伴有其他脏腑功能失调症状。

3.两肺听诊可闻及呼吸音增粗,或伴有干湿啰音。

4.急性期查白细胞总数和中性粒细胞可增高。

5.肺部 X 线摄片检查,肺纹理正常或增多增粗。

(二)鉴别诊断

1.肺痨　咳嗽,常同时出现咯血、胸痛、潮热、消瘦等症,结合血沉、结核菌素试验、痰菌涂片、细菌培养以及 X 线检查,可作出鉴别。

2.肺胀　气喘,胸中胀闷之症状突出,有桶状胸,唇指发绀等症,病程长,是久咳等多种肺系疾患反复发作迁延不愈所致。

3.哮病　以发作性哮鸣、气喘为特征,一般先哮、喘而后咳嗽,缓解后可无症状,常有过敏史或家族史。

4.喘病　以气短喘促,呼吸困难,甚至张口抬肩,鼻翼扇动,不能平卧,口唇发绀为特征,久咳及其他慢性肺系病证均可发展为喘病,每遇外感及劳累而发。

5.肺痈　以发热、咳嗽、胸痛、咳吐腥臭浊痰,甚则脓血相兼为主要特征,发病多急,X 线摄片,支气管碘油造影及纤维支气管镜检查等,可作出鉴别。

【辨证论治】

(一)辨证要点

1.辨别外感与内伤

(1)外感咳嗽:多是新病,起病急,病程短,病情较轻,常伴有肺卫表证,属于邪实。

(2)内伤咳嗽:多为久病,起病缓,常反复发作,病程长,病情较重,多伴见其他脏腑病证,属于邪实正虚。

2.辨咳嗽的特征

(1)发作时间:咳嗽发于白昼,鼻塞声重者,多为外感咳嗽;晨起咳嗽,阵发加剧,咳声重浊,多为痰浊咳嗽;夜卧较剧,持续难已,短气乏力者,多为气虚或阳虚咳嗽;午后或黄昏咳嗽加重,多属肺燥阴虚。

(2)性质:干性咳嗽见于风燥、气火、阴虚等咳嗽;湿性咳嗽见于痰湿等咳嗽。

(3)声音:咳嗽声低气怯属虚,洪亮有力属实。

3.辨痰的性状

(1)辨色:痰色白属风、寒、湿;色黄属热;色灰为痰浊;血性痰(脓痰、铁锈色痰)为肺脏风热或痰热;粉红色泡沫痰属心肺气虚,气不主血。

(2)辨质:痰液稀薄属风寒、虚寒;痰稠属热、燥、阴虚;痰稠厚属湿热。

（3）辨量：痰量偏少属干性咳嗽，痰量偏多属湿性咳嗽。

（4）辨味：热腥为痰热，腥臭为肺痈之候；味甜者属痰湿；味咸为肾虚。

（二）治疗原则

治疗咳嗽应分清邪正虚实和标本缓急，采用"实则泻之，虚则补之"，"急则治其标，缓则治其本"的基本原则，同时注意标本兼治。一般而言，外感咳嗽为实证，以祛邪利肺为主，用药宜轻扬，忌收涩留邪，因势利导使邪去正安。内伤咳嗽为虚实夹杂，本虚标实。其中，标实为主者以祛邪止咳为治；本虚为主者，以补肺、健脾、补肾纳气为主；标本并重者，当标本兼治，用药忌宣散损正，耗气伤阴，当调护正气，以免久咳肺损成痨。概括而言咳嗽治疗常以宣、降、清、温、补、润、敛（收）等为法则。宣有宣散、宣通之意，如宣肺止咳，适用于感受外邪，肺气不宣引起的咳嗽。降为肃降、降气之意，如豁痰肃肺、降气止咳等法，适用于痰浊、气逆而致肺失肃降所引起的咳嗽。清有清热、泻火、清燥之意，如清热化痰、清燥养阴等法，适用于肺热及肺燥咳嗽。温有温肺、温阳之意，如温肺化痰、温肾纳气等法，适用于肺寒咳嗽、痰饮不化及肾不纳气引起的咳嗽。补为补虚之意，古有"肺无补法"之说，故不可妄用，必须在久咳肺虚，确无实邪之证时方可使用，况且肺虚又多与脾虚、肾虚兼见，又有阴虚、阳虚之分，故须互相参照治之，临床分为补气止咳、补阴止咳、健脾止咳等法，分别用于肺虚咳嗽、阴虚咳嗽及脾虚咳嗽。润有濡润、润燥之意，如养阴润肺止咳法，适用于肺燥咳嗽及热病、久病之后而致的阴虚津亏咳嗽。敛为收敛之意，如敛肺止咳法，适用于久咳不愈，肺中确无实邪之证。其中宣、降、润、敛法尤为重要，分别用于咳嗽的各个发展时期。某病程阶段，必须适用该法，如颠乱应用，当"宣"而"敛"，必致邪气闭伏，迁延不愈；当"敛"反"宣"，必致真气益耗，正虚邪盛；当"润"而"宣"，必致生燥动血，常见咯红；当"宣"反"润"，每令外邪留恋，久久不解。

此外，古有"毋见咳而止咳"，说明专用止咳的方法不一定能止住咳嗽，必须辨证论治，方能收到预期效果。

（三）分证论治

1.外感咳嗽

（1）风寒束肺证

主症：咳嗽声重，咯痰稀薄色白，咽痒，鼻塞流涕，或伴有头痛身痛，恶寒发热，无汗，骨节疼痛，舌苔薄白，脉浮紧。

病机分析：此证乃外感风寒之邪，肺气壅遏不宣所致。外袭侵袭，或从口鼻而入，或从皮毛而受，肺卫受邪，即可致肺气郁闭，呼吸不利而咳嗽咽痒，鼻塞声重；肺气受遏，津液失布，故咳痰流涕；涕清痰稀色白，均属寒象；风寒束于肌表，腠理闭寒,阻遏经络,故恶寒发热无汗,头痛身痛;舌苔薄白、脉浮紧亦为风寒在肺卫在表之征。

治法:疏散风寒,宣通肺气。

方药运用:

1)常用方:止嗽散合三拗汤加减。药用荆芥、麻黄、杏仁、桔梗、紫菀、百部、苏叶、白前。

风寒外袭,肺失宣肃而致咳,当疏散风寒,宣通肺气,而以止咳嗽为主,故选止嗽散,又恐散寒宣肺之力不足,而合用三拗汤化裁。方中紫菀、百部性温而润,入肺而温润止咳,二药温而不热,润而不寒,凡新久咳嗽、外感内伤致咳均可应用,桔梗开提肺气,白前肃降肺气以祛痰止咳,杏仁宣畅肺气,麻黄辛温散寒,苏叶疏风解表。诸药相伍,调气机之降,使邪从表而解。外邪得解,肺得宣肃,故风寒咳嗽得止。

2)加减:风寒表证重者,加防风、羌活疏风散寒;外寒内热者,去白前、紫菀,加生石膏、桑白皮、黄芩以清泻里热;咳嗽较重者,加金沸草降气化痰止咳。

3)临证参考:若见咳嗽,胸痛满闷,咯痰稀白量多或有泡沫,苔白厚、脉滑等肺寒停饮明显者,选小青龙汤去麻黄加杏仁温肺化饮止咳;若咳嗽不止,咯痰不爽,或有恶寒发热,苔白脉浮等微感风寒,肺气失宣突出者,用止嗽散疏风宣肺止咳;若内有湿邪,复感风寒之邪所致咳嗽,可选用杏苏散加厚朴、苍术以祛风散寒,化痰燥湿。

(2)风热犯肺证

主症:咯痰黄稠,咳而不爽,口渴咽痛,身热或见头痛、恶风、有汗等症,舌苔薄黄、脉浮数。

病机分析:风热犯肺,肺失清肃,热熬津液,故咳嗽痰黄而稠,咳而不爽;肺热津耗,故咽痛口渴;邪客皮毛,则有头痛、身热、恶风等表症;风主疏泄,故汗出;舌苔薄黄、脉浮数均为风热之征。

治法:疏风清热,宣肺化痰。

方药运用:

1)常用方:桑菊饮加减。药用桑叶、菊花、连翘、薄荷、桔梗、杏仁、鲜芦根。

风热病邪于肺,主症咳嗽,故治当外宜疏散风热,内则宣肺止咳。方中以桑叶、菊花甘凉轻清,均入肺经,均能疏散上焦风热之邪,桑叶善走肺络,清肺热、祛痰镇咳而止嗽,清、散并用,针对风热袭肺之咳嗽,二者共为君药;薄荷辛凉解表,助桑、菊疏散,加强解表之力,杏仁肃降肺气,桔梗开提肺气,一降一升,以恢复肺气肃降宣通而止咳,三者同为臣药;连翘辛凉质轻,能清热透表解毒,芦根甘寒,清热生津而止渴,共为佐药;甘草调和诸药为使,且与桔梗相伍,功能利咽。诸药相伍,上焦风热得以疏散,肺气得以宣畅,则表解咳止。

2)加减:咳嗽重者,加浙贝母、枇杷叶、前胡宣肺止咳;发热较重者,加金银花、大青叶等苦寒清热;口渴甚者,加知母、天花粉生津止渴;咽喉肿痛者,加牛蒡子、鱼腥草、射干清热利咽。

3)临证参考:对于风热夹湿所致的咳嗽,可选用桑菊饮加薏苡仁、泽泻之类;对于风热夹暑所致咳嗽,可选用桑菊饮加六一散、香薷、藿香、佩兰之类。若邪热壅肺,肺经热盛,肺气闭遏,咳嗽气喘,身热不解,口渴,舌苔薄黄,脉滑而数者,可选用麻杏石甘汤。

2.内伤咳嗽

(1)痰湿蕴肺证

主症:咳嗽痰多,咳声重浊,痰黏腻而色白易咯,食甘甜油腻物加重;胸闷、脘痞,呕恶,食少,体倦,苔白腻,脉濡滑。

病机分析:多因饮食生冷,脾胃不和,健运失常所致。脾失健运,痰浊内生,上渍于肺,壅遏肺气而咳嗽痰多,痰白而黏;脾失健运,运化无力而见食少,体倦乏力;痰湿中阻,气机不畅,故胸闷、脘痞、呕恶;苔白腻、脉濡滑亦为痰湿之象。

治法:健脾燥湿,理气化痰。

方药运用:

1)常用方:二陈汤合三子养亲汤加减。药用陈皮、制半夏、茯苓、苍术、厚朴、苏子、莱菔子、白芥子。

方中制半夏、茯苓、苍术燥湿健脾化痰;陈皮、厚朴行气助脾运化而化痰;苏子、莱菔子下气消痰;白芥子利气祛痰。脾土得运化,痰湿不复再生,痰涎被化消,故痰湿咳嗽得止。

2)加减:寒痰重,痰黏白如沫,怕冷者,加干姜、细辛、五味子温肺化饮;脾虚食少者,加白术,焦山楂、麦芽健脾消食;痰吐不利者,加瓜蒌仁、海浮石化痰利肺。

3)临证参考:用药要平和,不可过热过寒,以防伤阳耗阴而转为他证。对于经治疗病情平稳者,治疗重点由肺转脾,用六君子汤调理。

(2)痰热郁肺证

主症:咳嗽痰多,质稠色黄难咯,气粗息促,口干渴,便秘尿赤,面部烘热;胸胁胀满,咳时引痛,舌质红,苔黄腻,脉滑数。

病机分析:多因饮食不节,嗜食过度,过食辛辣肥甘,酿成痰热,或因痰湿化热,或因肝火炼津成痰而成。痰热郁肺,肺失清肃而咳嗽;热灼津液,故痰黄稠难咯,口干渴;痰热壅盛,气机不畅而见胸闷;舌红、苔黄、脉滑数均为痰热之象。

治法:清热化痰,肃肺止咳。

方药运用:

1)常用方:清金化痰汤加减。药用桑白皮、黄芩、栀子、浙贝母、瓜蒌仁、桔梗、橘红、知母。

方中以桑白皮、黄芩、栀子清热肃肺;浙贝母、瓜蒌仁、知母清热润肺化痰;桔梗宣肺化痰止咳;橘红理气化痰止咳。肺热得清,肺叶得润,稠痰得化,则宣肃之功自复。

2)加减:痰黄如脓腥臭者,加鱼腥草、冬瓜仁、薏苡仁清肺化痰;津伤口渴甚者,加沙参、天花粉生津止渴;身热烦躁者,加生石膏清热除烦;大便秘结者,加大黄以通导。

3)临证参考:本证要注意观察痰色和量的变化,判断痰热的比重.给予针对性治疗。若痰热内结,咳嗽痰黄,稠厚胶黏,胸膈痞满者,可选清气化痰丸清热化痰,下气止咳。

(四)其他疗法

针灸疗法　主穴天突、肺俞、合谷、膻中、定喘、膏肓俞。风寒者加列缺、外关、风池、风门穴,风热者加尺泽、曲池、大椎穴,痰湿阻肺者加丰隆、足三里、脾俞穴,肝火犯肺者加肝俞、太冲、行间、照海穴,脾肾阳虚者加脾俞、肾俞、关元、足三里穴;外感咳嗽及内伤咳嗽实证用泻法,虚者用补法,风寒、阳虚及痰浊阻肺者加灸,风热者可刺络放血或点刺放血,1/d,每次留针15～20min。

【转归与预后】

咳嗽的转归与预后,取决于患者的体质、正气的强弱、病位的深浅、病情的轻重以及是否得到正确的治疗等。外感咳嗽多属暴病,患者正气尚强,病位较浅,病情轻,如果得到及时正确治疗,一般容易治愈。若迁延失治、误治,反复发作,损伤正气,则可由外感咳嗽转为内伤咳嗽,病机性质由实转虚,病位也由肺而及他脏。内伤咳嗽多呈慢性过程,迁延反复,患者正气已有不同程度的耗损,一般治疗难以速效。如能坚持正确的综合性治疗,也可使正气恢复,邪祛而病愈。如咳嗽日久,反复发作,病变必然由肺及脾至肾,病情逐渐加重,甚至累及于心,导致心、肺、脾、肾诸脏皆虚,痰浊、水饮、气滞、瘀血内停,演变为肺胀等病,则预后较差,往往病程缠绵难愈。

第三节 哮喘

【定义】

哮喘是指呼吸喘促,张口抬肩或喉间哮鸣的一种呼吸困难证候。哮以声响言,指呼吸迫促而喉间作声;喘以气息言,指呼吸困难而喘憋。哮必兼喘,故又常称哮喘;喘未必兼哮。现一般将其分为两种病证,因两者发病与辨证治疗有共同之处,此作为一个症状合并论之。

【病因病机】

哮病的病理因素以痰为主。痰的产生是在脏腑功能失调的基础上,复加外感六淫、饮食不节、情志过激、劳倦过度等因素而诱发。

(一)病因

1.脏气虚弱　禀赋薄弱,易受邪侵,如婴幼儿患哮病者多因于此,其脏气虚弱多,以肾虚为主。此外,病后体弱,伤于肺脾肾,致痰饮留伏,成为宿根。

2.外邪侵袭　肺开窍于鼻,外合皮毛,与外界气候有密切的关系。哮病属于肺系痰患,故在气候突变,由热转寒之时,深秋寒冬季节,发病率较高。

(1)外感风寒、风热或暑湿等邪气,未能及时表散,邪蕴于肺,气不布津,聚液成痰。

(2)嗅吸花粉、烟尘、异味气体等,致使肺气宣肃失常,津聚痰生。

3.饮食不当　过食生冷,伤及脾阳,津液凝聚,寒饮内生;嗜食酸咸肥甘厚味,痰热内蕴;进食海膻鱼蟹虾等,引动宿痰而发病。

4.情志、劳倦所伤　情志抑郁,惊恐恼怒,或月经期前,或剧烈运动后,劳累乏力,皆可致气机失调,肺失宣肃而发病。

上述各种病因,既是导致哮病的原因,也是哮病发作的诱因。

(二)病机

1.发病　由于哮有"夙根",一般认为,主要是痰,但与水饮、瘀血、气滞、火郁以及本虚等密切相关,故在哮的发病过程中,痰、瘀、虚最为主要,每因外邪、饮食、情志等因素而诱发本病。发病前可有喷嚏、鼻塞等先兆,亦有骤然起病而无先兆者。

2.病位　病位在肺,涉及脾肾。肺主气,司呼吸,上通气道、咽喉而开窍于鼻。"肺为贮痰之器",若肺有宿痰,必为诱因所触发,以致痰气交阻,壅塞气道;肺失宣肃,喘促痰鸣,发为哮病,故哮病的主要病位在肺。肺与脾、肾关系密切,生理上相互资生,病理上也互有影响。如脾为生痰之源,痰伏于肺,便可成为发病的夙根。

而肺为气之主,肾为气之根,若哮病日久,肺虚及肾,肺虚不能主气,肾虚不能助肺纳气,每可加重发作。此外,哮病反复发作,日久则痰瘀互结,病及于心。

3.病性　哮病有寒热、虚实之不同。

(1)发作期以邪实为主:因痰邪壅肺,痰阻气闭所致。邪气盛则实,故呼出尤为困难,而自觉呼出为快,由于病因不同,可有寒痰冷哮、热痰热哮等不同。

(2)缓解期以正虚为主:哮病久发,气阴日伤,肺脾肾俱衰,故以正虚为主。

(3)大发作期正虚与邪实并见,肺肾同病,病及于心,甚则脱闭。

4.病势　病势随正气强弱、病邪盈衰、病情轻重、病程长短以及治疗是否及时得当而不同。一般病邪不盛,治疗及时,则病势缓,多趋于邪外解而向愈。若邪盛或正虚较著,治疗不当,病势急,多趋于邪内伏而恶化。

5.病机转化　若因于寒或素体阳虚,痰从寒化,则发为冷哮;病因于热,或素体阳盛,痰从热化,则发为热哮;若痰热内郁,风寒外袭,则发为寒包火证。寒热之间可相互转化,寒痰可以化热;热证久延或治不得法可病从寒化。哮证反复发作,寒痰每伤脾肾之阳,热痰耗灼肺肾之阴,常互为因果,如肺虚不能主气,气不布津,则痰浊内蕴,肃降无权,并因卫外不固而易招致外邪侵袭。脾虚失运,积蕴生痰,上贮于肺,影响到肺气升降。肾虚摄纳失常,则阳虚水泛为痰,或阴虚虚火灼津为痰,上干于肺。由于肺脾肾三脏相互影响,可致合病或并病,表现为肺脾气虚、脾肾阳虚、肺肾阴虚,更致病情反复发作,迁延不愈。病情严重时,因肺不能朝百脉,六脉运行不畅,命火不能上济于心,或痰饮凌心,痰浊蒙闭心窍,心气心阳受累,则可发生喘脱危候。气机不运,气血瘀闭,则可发生喘闭昏厥之危候。

【诊断与鉴别诊断】

(一)诊断依据

1.发作时喉中哮鸣有声,呼吸困难,甚则张口抬肩,不能平卧,或口唇指甲发绀,呈反复发作。

2.两肺可闻及哮鸣音,或伴有湿啰音。

3.有过敏史或家族史。

4.常因气候突变、饮食不节、情志失调、劳累等因素诱发,发作前多有鼻痒、喷嚏、咳嗽、胸闷等先兆。

5.理化检查:血嗜酸性粒细胞可增高;痰涂片可见嗜酸细胞;胸部 X 线检查一般无特殊改变,久病可见肺气肿征。

(二)鉴别诊断

1.辨虚实　本病属邪实正虚,发作期以邪实为主,缓解期以正虚为主,并可从病程新久及全身症状辨别虚实。

实证:多为新病,喘哮气粗声高,呼吸深长,呼出为快,脉象有力,体质不虚。

虚证:多为久病,喘哮气怯声低,呼吸短促难续,吸气不利,脉沉细或细数,体质虚弱。

2.辨寒热　在分清虚实的基础上,实证需辨寒痰、热痰以及有无表证的不同。

寒痰证:内外皆寒,谓之冷哮。除有实证的表现外,多伴胸膈满闷,咯痰稀白,面色晦滞,或有恶寒、发热、身痛等表证,苔白滑,脉浮紧。

热痰证:痰火壅盛,谓之热哮。除有实证的表现外,常伴有胸膈烦闷,呛咳阵作,痰黄黏稠,面红,或伴发热、心烦、口渴,舌质红,苔黄腻,脉滑数。

3.辨脏腑　虚证有肺虚、脾虚、肾虚之异。肺气虚者,证见自汗畏风,少气乏力;脾气虚者,证见食少便溏,痰多;肾气虚者,证见腰酸耳鸣,动则喘乏。此外,还应审其阴阳气血之偏虚,详加辨别,分清主次。

【辨证论治】

(一)辩证要点

哮证辨证分发作期和缓解期,喘证辨证分实喘和虚喘。哮证发作期与实喘治疗均以祛邪为主;哮证缓解期与虚喘治疗均以补虚为主;两者辨证和治疗大致相同。

(二)治疗原则

发作期以豁痰利气祛邪为主,寒痰当温化,热痰当清化,表邪明显者兼以解表,缓解期以扶正固本为主,正虚邪实者,当标本兼顾。

1.豁痰利气祛邪

(1)温化:"肺如钟,撞则鸣",若寒犯肺金,闭遏肺气,引动伏痰,发为哮鸣,欲使金鸣之声静,当施温肺化痰定哮法,使寒去痰除,气机宣肃有序,哮病乃止。

(2)清化:肺为娇脏,不耐寒热,遇寒则气闭,遇热则气沸。若热炽肺经,气沸津郁,痰阻气道,发为哮喘。单一清之,胶痰难化,只投化痰,火不能息。故法当以清热化痰定哮法,使肺热泄,痰热除,气道畅通,壅塞之逆气归于肃降,哮鸣乃止。

(3)散寒泄热:若风寒紧束于外,邪热痰火久盘于内,致肺气外闭内壅发为哮鸣,施散寒泄热定哮法方为正路,融辛温与寒凉于一炉,外散风寒,内清里热,肺气以畅,哮鸣乃止。

此外,若因痰胶气道,结为巢囊,阻塞肺气,发为哮鸣者,谓之痰哮,治当劫痰畅肺定哮;若寒饮内宿,气道不畅之水哮,则当采用祛除水饮定哮法;痰瘀互结者,则又当化痰活血。

近年来,针对哮有夙根,使用利气祛痰消瘀定哮法、化湿泄毒拨根定哮法、蠲除痰浊定哮法等,取得了较好疗效。

2.扶正固本　若肺气虚为主,治当补肺益气,用药宜注重甘温润剂,因肺喜温润,为生水之脏,甘温能滋生肺气,润则略生肺津,甘补温润,能生气而保清肃之性;若以脾气虚为主,治当健脾益气,投药宜重甘温燥剂,因脾喜温燥而为中运之脏,得甘则补,温燥能升运脾湿,甘补温燥,能振奋中气以持燥土之性;若以肾气虚为主,治当补肾纳气,常纳阴柔养阴诸品于温热壮阳药物之中,藉以使阴生阳长,元阳振复,下施固摄之权,上以温助肺金。

(三)分证论治

1.发作期

(1)冷哮证

主症:喉中哮鸣有声,胸膈满闷,咯痰稀白,面色晦滞,或有恶寒、发热、身痛,舌质淡,苔白滑,脉浮紧。

病机分析:寒痰留伏于肺,为诱因所触发,痰气交阻,搏击有声,故喉中哮鸣有声;肺气闭郁不得宣畅,故胸膈满闷,咯痰稀白;阴盛于内,阳气不能宣达,则面色晦滞,形寒肢冷;外寒引动内饮,则感寒易发;若风寒束表,则有恶寒、发热、身痛等表证;舌质淡、苔白滑、脉浮紧为痰饮内伏,外受风寒之象。

治法:温肺散寒,化痰利气。

方药运用:

1)常用方:射干麻黄汤加减。药用射干、炙麻黄、干姜、细辛、清半夏、陈皮、紫菀、款冬花、苏子、甘草。

方中射干、麻黄宣肺平喘,豁痰利咽,为主药;辅以干姜、细辛、半夏温肺蠲饮降逆;佐以紫菀、款冬花、陈皮、苏子宣肺化痰止咳;使以甘草调和诸药。诸药合用,重在温化痰饮而降肺气,故能除寒痰哮鸣之症。

2)加减:痰壅喘逆不得卧者,合三子养亲汤,也可加葶苈子以降气涤痰;呼吸迫促,张口抬肩者,加厚朴、杏仁宣肺平喘;兼有浮肿者,加车前子、茯苓利水消肿;胸膈满闷者,加桔梗、枳壳行气化痰;若表证明显者,可加桂枝、杏仁配麻黄以疏散表邪。

3)临证参考:表寒里饮,寒象明显者,用小青龙汤,酌配杏仁、苏子、白芥子等药。小青龙汤与射干麻黄汤中,麻黄、细辛、干姜等辛散之药,在严寒潮湿地区,用量可稍重,尤其细辛之用量不必拘于"细辛不过钱"之说,可与麻黄、干姜等量用之。若顽痰久踞肺经,哮鸣经久不止,且寒热不显者,可用皂荚丸,亦可在辨证用药基础上,加竹沥、姜汁以"透穴巢之痰";如沉寒痼冷,顽痰不化者,可在密切观察下服用紫金丹以劫痰定喘,但应严格掌握剂量,每次不超过 150mg,冷茶送服,忌饮酒,连服 5～7 日,密切观察服药后反应,不可久服,服药后见呕吐、腹泻等症者应立即停药。

（2）热哮证

主症:喉中哮鸣如吼,气粗息涌,胸膈烦闷,呛咳阵作,痰黄黏稠,面红,伴发热、心烦、口渴,舌质红,苔黄腻,脉滑数。

病机分析:肺内素有热痰蕴伏,外邪侵犯,肺失清肃,上逆而致痰气搏击,则喉中哮鸣如吼,气粗息涌,呛咳阵作;痰热交结,则咯黏稠黄痰;痰火郁蒸,则胸膈烦闷、面赤、口渴;舌质红,苔黄腻,脉滑数均为痰热之象。

治法:清热宣肺,化痰降逆。

方药运用:

1）常用方:定喘汤加减。药用炙麻黄、杏仁、黄芩、生石膏、桑白皮、款冬花、清半夏、白果、甘草。

方中麻黄宣肺平喘,配白果敛肺气,化痰浊,定喘嗽,二药一开一收,则使宣散不致太过,收敛不致留邪,制止哮喘发作,共为君药;臣以桑白皮、黄芩、生石膏清泄肺热;佐以杏仁、半夏、款冬花降气平喘,止咳祛痰;使以生甘草调和诸药。九药合用,使痰浊祛而肺气宣,肺热清而喘自平。

2）加减:表热甚者,加连翘、薄荷以清热解表;肺气壅实,痰鸣息涌不得卧者,加葶苈子、瓜蒌皮、地龙泻肺降气,化痰平喘;便秘者,加大黄、枳实以通腑利肺;痰黄黏稠难咯者,加用黛蛤散、知母、鱼腥草以清热化痰;痰多色黄胸痛者,加桃仁、薏苡仁、冬瓜仁、芦根以化痰通络。

3）临证参考:定喘汤用于痰热郁肺而表证不著者。若肺热内盛,复感外寒,则寒束卫表,出现咳喘无汗、身痛、恶寒发热之外寒内热证,即所谓寒包热哮,可用越婢加半夏汤或大青龙汤。对于寒包热哮,王肯堂《证治准绳·杂病·诸气门·喘》提出未病先治热,进行预防性治疗,"八九月未寒之时,先用大承气汤下其热","至冬寒时无热可包,自不发者是也"。

（3）虚哮证

主症:反复发作,甚者持续哮喘,咯痰无力,声低气短,动则尤甚,口唇爪甲发绀,舌质紫黯,脉弱。

病机分析:哮病反复发作,正气日虚,痰邪深伏,致成难以缓解之虚哮。肺气大损,痰浊泛滥,肺失肃降,故喘促痰鸣,反复发作,甚则持续喘哮;肺肾气虚,故咯痰无力,声低气短,动则尤甚;病久及心,心气、心阳受累,血行瘀滞,故口唇爪甲发绀,舌质紫黯;脉弱为虚。

治法:补肺益肾,化痰活血。

方药运用:

1)常用方:生脉散合人参蛤蚧散加减。药用人参、麦冬、五味子、丹参、蛤蚧、茯苓、桑白皮、地龙、陈皮、清半夏、甘草。

肺为主气之脏,肾为纳气之根,今肺肾气虚,以人参大补元气,蛤蚧补肾纳气,共为君药;虚则肺气易于耗散,故臣以五味子、麦冬养阴敛肺;肺主宣肃,为贮痰之器,故佐以桑白皮、陈皮、半夏化痰平喘;肺朝百脉,气虚易致血瘀,故再使丹参、地龙活血,甘草调和诸药。全方肺肾同治,气血同调,使肺有所主,肾有所纳,升降有序,哮喘自平。

2)加减:痰多胸闷者,加瓜蒌、桔梗化痰利气;喘甚者,加白果、芡实、罂粟壳敛肺固肾;阳虚者,加肉桂温补肾阳;阴虚者,加熟地黄、山药补肾养阴;气阴将竭者,加山萸肉、龙骨、牡蛎敛汗救阴。

3)临证参考:若痰多哮鸣如鼾,声低气短不足以息,咯痰清稀,汗出肢冷,面色苍白,舌淡,脉细,此为痰浊壅盛于上,肾阳亏虚于下,故须温阳补虚,降气化痰,可选苏子降气汤加减;若痰瘀互结,哮喘痰鸣,面色晦黯,爪甲青紫,可选血府逐瘀汤加减;若心肾阳衰、哮鸣甚,以上方送服黑锡丹、蛤蚧粉。黑锡丹内含铅,只宜急救,不宜久服。

2.缓解期

(1)肺气亏虚证

主症:平素自汗、怕风,常易感冒,每因气候变化而诱发哮喘,发病前喷嚏频作,鼻塞流涕,舌苔薄白,脉濡。

病机分析:肺主表卫外,肺气亏虚,故平素自汗怕风,常易感冒,每因气候变化而诱发;外邪从口鼻、皮毛犯肺,故发病前喷嚏频作,鼻塞流涕;舌苔薄白、脉濡为肺气亏虚之象。

治法:补肺益气。

方药运用:

1)常用方:玉屏风散合人参定喘汤加减。药用人参、黄芪、白术、防风、半夏、五味子、罂粟壳、甘草。

方中人参、黄芪补肺益气为君;臣以白术、甘草健脾补中,益气血生化之源,以加强君药补肺益气之力;佐以半夏化痰降逆,五味子、罂粟壳敛肺定喘,防风归脾经,开宣散邪,以防收敛太过;甘草调和诸药,兼使药之功。全方扶正不忘祛邪,补肺不忘敛肺,使肺之宣降得复,清肃得司,哮病可愈。

2)加减:外感表寒者,加麻黄、生姜祛风散寒;脾气虚者,加茯苓、陈皮健脾益气;兼痰热者,加桑白皮、贝母清热化痰。

3)临证参考:本证患者需长期服药,亦可应用丸散缓图之。若平素肺气虚弱突出,或有微喘,易发哮鸣者,可服用人参蛤蚧散,临证时可加地龙等平喘降逆之品。

(2)脾气亏虚证

主症:平素痰多,倦怠乏力,食少便溏,每因饮食失当而引发哮喘,舌苔薄白,脉细缓。

病机分析:脾主生化气血而运湿,脾气亏虚,聚湿生痰,上贮于肺,故平素痰多;脾主肌肉,气虚则倦怠乏力,脾虚不能运化水湿,则食少便溏,每因饮食失当而引发;舌、脉象均为脾虚之征。

治法:健脾化痰。

方药运用:

1)常用方:六君子汤加减。药用人参、白术、茯苓、甘草、陈皮、半夏、干姜、细辛、五味子。

方中人参大补元气为君;辅以白术、茯苓、甘草健脾益气,陈皮、半夏燥湿化痰;佐以干姜、细辛、五味子温肺化饮而止喘哮。全方补气而不滞气,行气而不耗气,补中有清,收中有散,促进脾胃运化以建功,温化痰饮哮喘自平。

2)加减:兼气滞纳呆、脘胀者,加木香、厚朴、砂仁行气消滞;兼脾阳不振,形寒怕冷,肢冷便溏者,加桂枝温脾化饮。

(3)肾气亏虚证

主症:平素气息短促,动则为甚,腰酸腿软,脑转耳鸣,不耐劳累,下肢欠温,小便清长,舌淡,脉沉细。

病机分析:久病气虚,摄纳失常,气不归元,故气息短促,动则为甚;肾虚精气亏乏,不能充养,故腰酸腿软,脑转耳鸣,不耐劳累;元阳虚衰,故下肢欠温,小便清长,舌淡,脉沉细。

治法:补肾摄纳。

方药运用:

1)常用方:金匮肾气丸。药用附子、肉桂、熟地黄、山药、山萸肉、茯苓、泽泻、丹皮。

肾主纳气,方中附子、肉桂温补肾阳,鼓舞肾气,虽为君药,用量宜轻,取其少火生气之义;臣以熟地黄、山药、山萸肉滋补肾阴,阴中求阳;佐以泽泻、茯苓、丹皮泻火渗湿,寓补于泻之中。诸药合用则益火之源,温肾纳气。

2)加减:阳虚明显者,加补骨脂、仙灵脾、鹿角片温肾助阳;阴虚明显者,用七味都气丸加麦冬、当归、龟甲胶益肾养阴;肾不纳气,配胡桃肉、五味子、冬虫夏草、紫石英,或合用参蛤散补肾纳气;痰多者,加陈皮、苏子化痰。

3)临证参考:由于肺脾肾三脏在生理病理上互有联系与影响,故临床每多错杂并见,表现为肺脾、肺肾气虚,或肺肾阴虚、脾肾阳虚,或肺脾肾三脏皆虚等不同证候,治疗上应区别主次,适当兼顾。

(四)其他疗法

哮喘发作时多实证,治疗以祛邪平喘为主,除辨证寒热给予适当药物外,要重视应用解除支气管痉挛平喘的药物,如麻黄、射干、地龙等。麻黄有增加心率、升高血压的副作用,个别人服后有心慌、心烦等不适感,因此处方时应询问病人此前是否服用过麻黄,未服用过应从小量开始应用。此外还可用针刺法,可选大椎、身柱、风门、肺俞、膻中、曲池、合谷等穴。哮证间歇期或喘证慢性发作时多虚证。治疗以扶正固本为主,佐以宣肺平喘。除补益肺、脾、肾、心四脏外,还可用灸法、穴位埋线、贴敷法等。

1.艾灸　常用穴位有肺俞、膻中、天突、气海、关元等穴。

2.穴位　埋线,选定喘、大椎、肺俞等穴埋植羊肠线,每20～30天一次,连续数次。

3.贴敷法　可用三建膏(天雄、川乌、附子、桂心、官桂、桂枝、细辛、川椒、干姜等分,麻油膏加黄丹收膏,贴肺俞穴,5日一换)外敷,治疗顽固性哮喘。还可用白芥子涂法:白芥子、元胡各30克,甘遂、细辛各15克,麝香1.5克,研末杵匀,姜汁调涂肺俞、膏肓、百劳等穴,约1～2小时去之,夏季三伏天,每伏一次,冬病夏治。如在冬天,可先在各穴位上拔罐后贴敷。

【转归与预后】

哮病发作期以实证为主,缓解期以虚证为主。实证如反复发作或失治误治,可渐次向虚证或虚中夹实证转化;虚证如感外邪或有其他诱因,亦可转为实证或虚实夹杂之证。冷哮日久,或治疗中长期过用温燥,在里之寒痰、湿痰亦有化燥化火的可能,而为寒热夹杂或外寒里热之证;热哮日久,或屡用凉下,损伤中阳,也可能转为冷哮。无论冷哮、热哮,由于病邪久留不去,哮喘屡愈屡发,都会使人体正气日耗,由实证向虚证方向转化,成为正虚邪恋或正虚邪实之证。在病程中,因痰浊伏于内,痰阻气壅,血行不畅,可转为痰瘀互结之证,日久病及于心,正气衰微。

哮病难治,迄今仍无特效的根治方法。正确的辨证论治,对及时缓解病情有肯定的疗效。但欲控制复发,达到彻底根治,尚属难度较大的研究课题。若体质强,邪浊不重,治疗及时,一般预后良好。治疗得法者,一般服药后,哮鸣胸憋症状即可减轻,3～7天内基本缓解。若体质弱,病邪深伏,诱因不除,可反复发作,易转为肺胀等病。严重者,可发生闭脱危证,预后不良。

第三章 上呼吸道疾病

第一节 急性鼻炎

急性鼻炎系鼻黏膜的急性感染性炎症,一般称为鼻黏膜炎。具有一定传染性,主要致病菌为流感病毒、鼻病毒及溶血性链球菌等,临床表现为鼻塞、流清涕、发热、畏寒等,整个病程为 7～10 天。急性鼻炎可因感染的直接蔓延,或通过不适当的擤鼻而使感染性分泌物向邻近器官扩展,产生各种并发症。本病与中医学中的"伤风鼻塞"类似。

【病因病机】

中医认为本病多因气候骤变,起居不慎,或劳累过度,致使正气虚弱,肺卫不固,风邪乘虚侵袭而致病。因"风为百病之长",常夹寒邪或热邪侵袭入体,故病邪有风寒、风热之分。肺开窍于鼻,外合皮毛,若腠理疏松,卫外不固,风寒邪毒乘机外袭,皮毛受邪,内犯于肺,肺为风寒所遏,清肃失常,邪毒循经上聚鼻窍;或风热之邪,从口鼻而入,首先犯肺或风寒之邪郁久化热,以致肺失清肃,治节失常,肺气不宣,上犯鼻窍,外邪壅塞于鼻,清窍不利,导致本病的发生。

【临床表现与诊断】

1.临床表现

(1)症状:

1)初期(前驱期):1～2 天,多表现为全身酸困,鼻及鼻咽部发干灼热,鼻黏膜充血、干燥。

2)急性期(显期):2～7 天,渐有鼻塞,鼻分泌物增多,喷嚏和鼻腔发痒,说话呈闭塞性鼻音,嗅觉减退。鼻黏膜明显充血肿胀,鼻腔内充满黏液性或黏脓性分泌物,可转为脓样。全身有不同程度的发热、头胀、头痛等。

3)末期(恢复期):鼻塞逐渐减轻,脓涕也减少,若不发生并发症,则数日后可自愈。并发症炎症亦可向下蔓延,发生咽喉、气管和肺的炎症。

(2)体征:鼻腔检查可见鼻黏膜充血、肿胀,下鼻甲肿大,鼻腔狭窄,总鼻道或鼻底有较多分泌物,早期为浆液性,后转为黏液性,合并感染者为黏液脓性。

（3）辅助检查:血常规检查见白细胞正常或偏低,淋巴细胞比例升高。合并细菌感染时有白细胞计数与中性粒细胞增多和核左移现象。

2.诊断要点

（1）发病前可能有接触急性鼻炎患者、受凉、过度疲劳等病史。

（2）自觉咽干、四肢倦怠、头胀痛、发热及全身不适。

（3）鼻内干燥、烧灼和发痒感,打喷嚏,流大量清涕,鼻塞,嗅觉减退。

（4）鼻黏膜弥漫性充血肿胀,有大量水样或黏液样分泌物(后期可为脓性)。

【鉴别诊断】

本病应与流感、变应性鼻炎、血管运动性鼻炎、鼻白喉、急性传染病等疾病相鉴别。

1.流感　　全身症状重,如高热、寒战、头痛、全身关节及肌肉酸痛等,上呼吸道症状反而不明显。

2.变应性鼻炎　　本病发作时鼻痒、打喷嚏和流清水涕、鼻塞,多呈阵发性,并有突然发生和反复发作的特点,无发热等全身症状。鼻腔分泌物细胞学检查、皮肤试验、激发试验及特异性 IgE 抗体测定等有助于鉴别。

3.血管运动性鼻炎　　症状与变应性鼻炎相似,发作突然,消退迅速,有明显的诱因。

4.鼻白喉　　儿童患者要注意鉴别本病。鼻白喉有血涕,全身症状重,常可并发咽白喉。

5.急性传染病　　许多呼吸道急性传染病早期可出现鼻急性炎症,如麻疹、猩红热、百日咳等。这类疾病除有急性鼻炎的表现外,尚有其本身疾病的表现,且全身症状重,如高热、寒战、头痛、全身肌肉酸痛等,通过详细的体格检查和对病程的严密观察可鉴别。

【治疗】

1.辨证治疗

（1）风寒犯肺型

主症:鼻塞较重,喷嚏、涕多而清稀,说话鼻音重,头痛,恶寒重、发热轻,无汗,口不渴,鼻黏膜肿胀,苔薄白,脉浮紧。

治法:辛温解表,宣肺通窍。

方药:荆防败毒散加减(荆芥 10g、防风 12g、川芎 12g、独活 10g、苍术 10g、柴胡 15g、前胡 10g、枳实 12g、茯苓 15g、薄荷 5g、生姜 10g)。

加减:头痛加白芷 15g;咳嗽加杏仁 10g;痰多加陈皮 12g、半夏 10g。

(2)风热袭肺型

主症:鼻塞,而鼻腔有灼热感,喷嚏,涕少而黄稠,头痛,发热重、恶寒轻,口渴有汗,鼻黏膜红肿较明显,或见咳嗽,小便黄,舌苔薄白而干或微黄,脉浮数。

治法:辛凉解表,疏风清热。

方药:银翘散加减(金银花 20g、连翘 15g、牛蒡子 10g、桔梗 12g、荆芥 10g、芦根 30g、薄荷 6g、甘草 6g)。

加减:头痛加蔓荆子 10g、菊花 10g、藁本 12g;咽痛加板蓝根 30g、玄参 12g、山豆根 10g、射干 10g;咳嗽痰黄加瓜蒌 15g、贝母 10g。

2.单验方

(1)用垣衣(即生长在背阴潮湿处砖墙上的青苔)适量,纱布包裹塞鼻,双鼻孔交替使用,待鼻涕及其他症状完全消失后,再继续应用 3～4 天。

(2)苍辛鱼芷汤苍耳子 3g、辛夷 3g、鱼腥草 6g、白芷 3g、防风 6g、桔梗 6g、川芎 3g、甘草 6g。每日 1 剂,水煎服。

(3)五花饮辛夷、金花、菊花、玫瑰花各 10g,绿梅花 6g。水煎代茶饮。

(4)10％大蒜液滴鼻,每天 3～5 次,每次 1～2 滴。

3.针灸治疗　鼻塞者,针刺迎香、鼻通穴;头痛者选用合谷、太阳、风池等穴,强刺激,留针 10～15min。鼻塞流清涕者,取迎香、上星穴,悬灸至局部发热为度,以散寒通窍除涕。风热者单用针刺,不用艾灸。

4.其他疗法

(1)滴鼻使用疏风清热、解毒通窍的药物制成滴鼻剂滴鼻,以达到通鼻窍、助引流的目的。常用的有滴鼻灵、葱白滴鼻液等。

(2)食醋熏蒸法每立方米空间用食醋 5～10ml,以 1～2 倍水稀释后加热,每次熏蒸 2h,每日 1 次,可用于空气消毒。

【预后】

本病一般在做到早发现、早治疗后都可以痊愈。如治疗不及时,往往会导致慢性鼻炎,之后病情迁延,反复难愈。

【预防调摄】

1.患病后避免捏紧双侧鼻孔用力擤鼻,以免炎症扩展到鼻窦及耳咽管引起继发性鼻窦炎或中耳炎。

2.小儿抵抗力差,急性鼻炎时易继发下呼吸道感染,应注意保暖和加强观察。

3.如伴有严重细菌感染时,应及时使用磺胺或抗生素类药物。

4.加强体育锻炼,注意保暖,切忌烟酒过度,积极治疗全身慢性疾病。

5.在冬春多发季节,可用姜糖大枣汤(生姜 10g、大枣 10g、红糖 70g)水煎服,以达到预防的目的。

6.如有鼻息肉、鼻甲肥大等应尽早治疗。

第二节　慢性鼻炎

慢性鼻炎是指持续 4 周以上或炎症反复发作的鼻腔黏膜和黏膜下层的慢性非特异性炎症,常无明确的致病微生物感染。临床上将慢性鼻炎分为慢性单纯性鼻炎和慢性肥厚性鼻炎,两者病因相同,且后者多由前者发展而来。本病好发于青少年,12～30 岁多见。秋冬季发病率较高,部分患者夏季症状可好转或消失。病程常持续数月以上或反复发作。本病属于中医学"鼻窒"范畴。

【病因病机】

中医学认为肺开窍于鼻,肺和则鼻窍通利,嗅觉灵敏。若肺气不足,卫阳不固,则易受邪毒侵袭,失去清肃功能,以致邪滞鼻窍;或饥饱劳倦,损伤脾胃,脾气虚弱,运化不健,失去升清降浊之职,湿浊滞留鼻窍,塞阻脉络,气血运行不畅而致鼻窍窒塞。体虚之人,正不胜邪,外邪时犯鼻窍,邪毒久留不去,阻于脉络,遏滞气血,以致气滞血瘀,鼻窒加重。

【临床表现与诊断】

1.临床表现

(1)慢性单纯性鼻炎:常有间歇性或交替性鼻塞,或白天活动后减轻,夜间久坐后加重,侧卧时下侧鼻塞,伴有嗅觉减退、闭塞性鼻音。分泌物增多,多为黏液性。检查可见鼻黏膜肿胀,尤以下鼻甲为甚,表面润泽、光滑,呈暗红色,触之柔软,有弹性,探针轻压黏膜凹陷,移去探针凹陷立即恢复,对 1‰麻黄碱溶液反应敏感。

(2)慢性肥厚性鼻炎:持续性鼻塞,闭塞性鼻音较显著,伴明显的嗅觉减退。分泌物为黏脓性,少而稠,不易擤出。如肥大的下鼻甲后端影响咽鼓管咽口的功能,可导致耳鸣及听力障碍。可见鼻黏膜增生肥大,呈暗红色或苍白色,下鼻甲黏膜表面高低不平,呈结节状或桑椹样,探引触之有质地坚韧感,压之不易凹陷,或虽凹陷但探针移去凹陷处不易立即恢复,对 1‰麻黄碱溶液反应不敏感。

2.诊断要点　根据病史、症状及鼻镜检查即可做出诊断。

【鉴别诊断】

本病应与结构性鼻炎伴慢性鼻炎相鉴别。结构性鼻炎即鼻腔存在一种或几种结构异常,如鼻中隔偏曲、中鼻甲反向弯曲及下鼻甲内展等,引起鼻腔通气功能异常。临床常可看到鼻中隔向一侧偏曲,另一侧下鼻甲出现代偿性肥大。

【治疗】

1.辨证治疗

(1)肺虚寒滞型

主症:间歇性或交替性鼻塞,遇寒加重,鼻涕清稀,鼻甲晦暗肿厚、质软,面白少华,少气懒言,舌淡苔白,脉弱。

治法:温肺益气,散寒通窍。

方药:保元汤合温肺汤加减(黄芪 30g、白术 15g、肉桂 10g、党参 15g、甘草 10g)。

加减:肺虚及肾,或先天禀赋不足,自幼患病者加金匮肾气丸。

(2)脾虚湿阻型

主症:交替性或持续性鼻塞,鼻涕白黏;鼻甲淡红或淡白,肿厚较甚,质软或稍硬;食少便溏,舌淡而胖,有齿痕,苔白腻,脉缓弱。

治法:健脾益气,升清化湿。

方药:补中益气汤加减(黄芪 30g、党参 20g、白术 15g、当归 12g、升麻 5g、柴胡 6g、陈皮 12g、甘草 10g)。

加减:鼻塞重加藿香 10g、苍耳子 10g、石菖蒲 12g;痰浊凝结,鼻甲肿硬,合用导痰汤。

(3)气滞血瘀型

主症:持续性鼻塞,鼻涕黏稠,不易擤出;鼻甲暗红肿厚,凹凸不平,质硬;舌暗红或有瘀点,脉细或涩。

治法:活血化瘀,行滞通窍。

方药:醒窍活血汤合苍耳子散加减(红花 10g、川芎 12g、石菖蒲 15g、赤芍 12g、白芷 15g、郁金 15g)。

加减:寒瘀鼻窍加当归 12g、桂枝 10g、细辛 3g;热瘀鼻窍加牡丹皮 10g、地龙 10g、桑白皮 12g。

2.单验方

(1)鱼腥草 30g,加水 100ml,蒸馏得药液约 50ml,滴鼻,每天 3～4 次。

(2)苍耳子、辛夷各 9g,薄荷叶、白芷各 6g,细辛 2.5g,麝香 0.6g。共研细末,取药粉 25mg,吹入鼻腔,每日 1 次。

(3)一枝黄花 15g,鲜半边莲 9g。每日 1 剂,水煎加盐或白糖适量冲服。

（4）苍芩汤苍耳子 12g，黄芩 18g，辛夷 10g，防风 15g，甘草 6g。每日 1 剂，水煎服。

3.针灸治疗

（1）针刺：取迎香、合谷、上星穴。头痛配风池、太阳、印堂，中等刺激，留针 15min，每日 1 次或隔日 1 次。

（2）艾灸取穴：人中、迎香、风府、百会。肺气虚者配肺俞、太渊；脾虚者配脾俞、胃俞、足三里。灸至局部发热为度，隔日 1 次。

（3）下鼻甲注射按常规麻醉后，取毛冬青液 2ml，进行下鼻甲注射，5 天 1 次，3 次为 1 个疗程。

4.其他疗法

（1）吹鼻：可用辛温通窍、祛风散寒的药物吹鼻。

1）碧云散或鱼脑石散吹鼻。

2）鹅不食草（95％）、樟脑（5％）研末和匀，瓶装密封，用时以薄绢包裹药末少许塞鼻，每天换药 1 次。

（2）滴鼻：用辛温通窍、祛风散邪的药物滴鼻，如葱白滴鼻液、滴鼻灵、25％牡丹皮液，以芳香通窍除涕。

【预防调摄】

1.锻炼身体，增强体质，避免感受外邪，以防伤风鼻塞。

2.积极防治鼻及咽喉的各种慢性疾病。

3.戒除烟酒，注意饮食卫生和环境保护，避免粉尘的长期刺激。

4.鼻腔用药不当或为时过久，可引起药物性鼻炎，故应避免局部长期使用血管收缩剂，如鼻炎净等。

5.鼻塞严重时，不可强行擤鼻，以免邪毒入耳，引起耳胀、耳闭等病。

第三节　鼻衄

鼻衄即鼻出血，为耳鼻喉科最常见急症之一。它可由鼻部疾患、相邻部位病变或全身疾病引起。可发生于任何年龄，成人中以 60 岁以上老年人居多，婴幼儿较少见，因为 2 岁以前鼻中隔前下部血管区尚未形成。一般鼻出血多为单侧，可发生于鼻腔任何部位，但以中隔前方的 Little 区多见，鼻腔后部出血多由于下甲后端静脉丛引起。由于病因不同，出血量可有很大差别，可仅为涕中带血或小量出血，可自行停止，但也可为较大量出血，需立即采取紧急止血措施，严重者可引起贫血、休克,甚至造成误吸或呼吸道急性梗阻。在鼻出血抢救处理过程中,也可发生感染、心脑血管并发症或引起严重输液输血反应等多种并发症。因此,对鼻出血不但应对病因、出血部位以及可能发生的后果全面认识,而且应及时采取有效治疗措施。

【病因病机】

鼻衄可见于多种疾病,病因复杂,肺、胃、肝、脾、肾等脏腑功能失调均可引起。肺热壅盛,上蒸鼻窍,热损鼻之脉络而为衄;或胃热炽盛,循经上逆,热迫血行,血不循经,发为鼻衄;或肝失条达,郁而化火,肝火上逆,热伤鼻络而为衄;或肝肾阴虚,虚火上炎,扰动血脉而出血;或脾气虚弱,不能统血,血离脉道而致鼻衄。

综上所述,鼻衄的病因病理可分为虚、实两大类。实证者,多以肺、胃、肝之火热为主,火性上炎,循经上蒸鼻之脉络而为衄。虚证者,多见于肝肾阴虚,阴虚肺燥,虚火上越,灼伤脉络而致衄;以及脾气虚弱,气不摄血而为衄。

【临床表现与诊断】

1.临床表现

(1)症状:

1)血从前后鼻孔流出是本病的主要表现,鼻出血轻者仅涕中带血,重者血从口鼻涌出。

2)一般来说,鼻病致出血者,多限于一侧鼻腔;全身疾病引起者,两侧鼻腔可交替或同时出血。

3)如出血剧烈,患者出现脉快而细弱、焦虑、烦躁不安、面色苍白、口渴、出冷汗及胸闷等症状时,要迅速判断是否为出血性休克。

(2)专科检查前鼻镜及鼻咽镜检查,以明确出血部位。鼻腔前段出血,一般较容易发现出血点。首先用1%~2%麻黄碱棉片收缩鼻腔黏膜后,借助前鼻镜仔细检查鼻腔,特别是鼻中隔前下方的易出血区,注意鼻黏膜表面有无充血、干燥、静脉曲张、糜烂、溃疡、血痂等;鼻腔有无新生物,触碰有无渗血。鼻腔后段出血,前鼻镜检查多不能发现出血部位,须借助鼻咽镜检查,以寻找出血点,下鼻道后部近下鼻甲后端的鼻-鼻咽静脉丛是鼻腔后段较易出血处。

(3)辅助检查:

1)血液检查:做止血处理后,要进行血常规检查、出血时间及凝血时间测定、血小板计数。

2)其他检查:还要进一步做局部或全身检查,如X射线检查、纤维鼻咽镜检查,以及有关的心血管、肝、脾功能检查,造血功能检查,内分泌功能检查等。

2.诊断要点

(1)确定出血部位:鼻出血多发生于一侧,但可反流至鼻咽部,再经对侧鼻孔流出,因而就诊时常见两侧鼻孔同时出血,一般首先流血或流血量较多的一侧为出血侧。可根据血液出现的部位,判断出血的大致位置,以减少鼻腔填塞止血的盲目性。确定出血来源对血管结扎法止血有实际意义,一般中鼻甲后方或蝶窦前壁出血者多源于蝶额动脉;血液来自中鼻甲平面以上者多源于筛前动脉或筛后动脉。

(2)估计出血量:少量出血,无全身症状;出血量达 500ml 者,可出现头昏、口渴、乏力、面色苍白等;出血量达 500～1000ml 者,可出现胸闷、出冷汗、脉数无力、血压下降。但高血压患者鼻腔出血后若血压降至正常则提示严重出血。

(3)判断出血原因:止血后根据病史、体征及实验室检查等,分析出血原因,再针对出血原因进一步处理。

【鉴别诊断】

根据鼻内出血等症状和体征可以确诊。本病应与其他部位(如咽、喉、肺、气管、食管、胃)出血而经鼻腔流出者相鉴别。其他部位的出血,临床可见相应的症状和体征,不难鉴别。

【治疗】

1.辨证治疗　根据病情的缓急,治疗上宜急则治其标,先止其血,再辨证求因,配合内治法等。对鼻衄的内治应辨别虚实,实证多由火热上炎,迫血妄行而引起,又有肺火、胃火、肝火之分,治当清热凉血止血。虚证出血以阴虚火旺或脾不统血较多见,治当补益止血。

(1)肺经热盛

主症:鼻出血,血色鲜红,血量较少,点滴而出,鼻息气热,鼻燥涕黄。或有发热,伴咽喉干痛,咳嗽痰黄。鼻腔黏膜色鲜红、干燥,鼻腔前端糜烂渗血,舌质红苔黄,脉浮数。

治法:疏风清热,凉血止血。

方药:桑菊饮加减(桑叶 15g,菊花 15g,薄荷 10g,连翘 20g,桔梗 12g,杏仁 10g,芦根 30g,牡丹皮 6g,白茅根 20g,栀子炭 6g,侧柏叶 15g,甘草 6g)。

(2)胃热炽盛

主症:鼻衄量多势猛,血色深红,口干口臭,烦渴饮冷,大便燥结,小便短赤。或兼齿衄,伴胃脘不舒,嘈杂胀满,暖气吞酸。鼻黏膜深红而干,糜烂渗血,或见脓血涕痂,舌质红苔黄,脉洪数。

治法:清胃泻火,凉血止血。

方药:玉女煎加减(石膏 30g、知母 12g、生地黄 15g、麦冬 15g、牛膝 12g、白茅根 30g、牡丹皮 10g、栀子 6g、藕节炭 15g、大黄 6g)。

(3)肝火上逆

主症:鼻衄暴发,出血势猛而量多,血色深红,易反复出血。伴头痛目眩,口苦咽干,两目红赤,烦躁易怒,便后溲黄。鼻腔多有喷射状或搏动性出血点,或见血从鼻腔后部涌出,舌质红苔薄黄,脉弦数。

治法:清肝泻火,凉血止血。

方药:龙胆泻肝汤加减(龙胆 5g、柴胡 12g、木通 6g、栀子 12g、黄芩 12g、泽泻 12g、生地黄 20g、当归 15g、藕节 15g、仙鹤草 30g、墨旱莲 15g、女贞子 15g)。

(4)肝肾阴虚

主症:鼻衄时发时止,血色淡红,量少而病程持久。伴口干津少,五心烦热,头晕眼花,腰膝酸软。鼻黏膜色淡红而干嫩,出血部位不定,或难以查清出血点,舌质红苔少,脉细数。

治法:滋补肝肾,养血止血。

方药:知柏地黄汤加减(熟地黄 24g、山茱萸肉 12g、白芍 15g、阿胶 10g、墨旱莲 15g、茯苓 15g、牡丹皮 12g、泽泻 10g、知母 10g、黄柏 10g)。

(5)阴虚肺燥

主症:鼻窍干痒频揉,搔挖则出血,时出时止而量少,或涕中带血,口干舌燥,伴咳嗽痰少,潮热盗汗。鼻腔黏膜多干红、糜烂、结痂,鼻中隔前下部位暗红粗糙,触之易渗血,舌质红少津,脉细数。

治法:滋阴润肺,凉血止血。

方药:百合固金汤加减(生地黄 20g、熟地黄 15g、玄参 15g、麦冬 15g、百合 15g、川贝母 10g、当归 12g、白芍 12g、白茅根 30g、侧柏叶 30g)。

(6)脾不统血

主症:鼻衄常发,时出时止,血色淡红,势缓而量少。伴面色无华,少气懒言,神疲倦怠,食少便溏,头昏耳鸣,心悸怔忡,或月经不调,崩漏。鼻腔黏膜色淡红,鼻甲微肿,出血部位不定,舌质淡苔白,脉细弱。

治法:健脾益气,养血摄血。

方药:归脾汤加减(党参 30g、黄芪 30g、焦白术 15g、茯神 15g、仙鹤草 20g、当归 10g、木香 6g、炙甘草 6g、蒲黄炭 10g、阿胶 10g)。

值得注意的是,一些全身性疾病(如血液病)引起的鼻腔大量出血,多为虚中夹实之证,所以对局部出血,不可忽视全身检查与辨证,以免贻误病情。

2.单验方

（1）茅根饮：白茅根花 14 朵、冰糖 15g，水煎服，每日 1 剂，分 2 次饮用。

（2）大黄炭末取大黄炭 50g，研极细末，每次 3g，每日 4 次口服。

（3）栀藕煎栀子、藕节各 50g。水煎 2 茶杯，4h 服 1 次，分 2 次口服。

（4）夹竹桃花饮红夹竹桃花 1 撮，用开水渍花，待冷，加白糖适量，每次饮 1 茶杯，不能超过 2 茶杯。

（5）石榴花末用干叶石榴花 20g，焙干，研为末，吹入鼻中。

（6）浮萍散浮萍不拘多少，晒干，研成细粉，吹鼻孔内，吹 1～2 次，鼻血即止。

（7）乌梅头发末乌梅 1 粒、头发 1 撮（要干净的）。共烧成灰，研成细末，吹入鼻中。

3.针灸治疗

（1）体针：针刺患侧之迎香、孔最、合谷、印堂、上星穴以清热泻火止血，均用泻法。疗效欠佳时加刺另一侧，除高血压、心脏病及体质虚弱者用弱刺激外，其余均采用强刺激。

（2）灸法：灸少商、身柱，有清热降逆、理气止血的作用。以火柴 1 支，对准穴位点燃迅速灸点，迅速离穴。

（3）耳穴：取内鼻、外鼻穴。邪热犯肺者加肺穴；胃热炽盛者加胃穴；肝火上扰者加肝穴。耳穴用酒精棉球消毒后，以王不留行籽贴压，隔天更换 1 次，嘱患者按压穴位并加强刺激，使耳郭有热、胀和微痛感觉，每天按压 4 次，每次每穴按压 2～3min，有调和气血、引血归经之效。

4.中医其他疗法　对于鼻中有活动性出血的病人，治疗上要遵照"急则治其标"的原则，使用各种止血方法，达到止血的目的。应根据症情选用下述方法止血。

（1）以冷水浸湿的毛巾或冰袋敷在患者前额或颈部。

（2）用手指压迫鼻翼及稍上方，以达到止血目的。

（3）用马勃粉、血余炭、云南白药等吹入鼻腔以止血。

（4）填塞鼻腔用上述各种办法未能止血，或出血量多，范围较广的弥漫性出血，可用填塞法压迫止血。用蘸有云南白药的油纱条将出血侧鼻孔填塞，由后向前逐层充填，注意不要损伤鼻腔黏膜。若血仍不止，或出血部位位于鼻腔后端者，可加后鼻孔填塞法。鼻孔填塞时间不宜超过 48h，必要时可重新填塞。

【预防调摄】

1.预防

（1）鼻出血患者，情绪多较紧张，恐惧不安，医生需安慰病人，缓解其紧张情绪。

（2）积极治疗引起鼻出血的各种疾病，是预防鼻出血的关键，并应戒除经常用力擤鼻或挖鼻的习惯。

（3）注意锻炼身体，预防感冒。气候干燥的季节，宜服清润的饮料，少食或不食辛辣燥热之品。

（4）在情志方面，应心情舒畅，思想开通，不可思虑过度，尤忌暴怒愤郁。

2.饮食调护　宜多饮清凉饮料，多食蔬菜水果，饮食宜清淡，忌食辛辣燥热之品，并可选用下列食疗方。

（1）花生衣大枣汁花生米 60～90g，大枣 30～50g。将花生米在温水中浸泡半小时，取皮；大枣洗净后温水泡涨；以浸泡之水（或酌加清水）煎煮花生衣及大枣半小时，去花生衣，加适当红糖，每日服 3 次，饮汁并吃枣。

（2）仙鹤草饮仙鹤草 30g（或干品 20g），白糖适量。将仙鹤草捣烂，加冷开水 1 小碗搅拌，榨取汁液，加入白糖，一次饮用，1 日 2～3 次。

（3）三七蒸蛋三七末 3g，藕汁 1 小杯，鸡蛋 1 枚，陈酒半小杯。将蛋打开，与三七末、藕汁、陈酒和匀，隔水炖熟食，每日 1～2 次。

（4）鸡冠花炖肺鲜鸡冠花 15～25g（不可灌水）、猪肺 1 具，炖服。

（5）芥菜汤芥菜 30g，烧汤饮用。

第四节　急性咽炎

急性咽炎是咽黏膜、黏膜下组织和淋巴组织的急性炎症，常为上呼吸道感染的一部分，多由急性鼻炎向下蔓延所致，也有开始即发生于咽部者。病变常波及整个咽腔，也可局限于一处。其发病率占耳鼻喉疾病的 2%～6%，常见于秋冬及冬春之交，可经飞沫或接触传染。本病与中医学的"风热喉痹"或"急喉痹"类似。

【病因病机】

祖国医学认为本病为风热外邪侵犯，咽喉首当其冲，邪毒循肺系而犯肺，从口鼻直袭咽喉，内伤于肺，相搏不去，肺经蕴热，咽喉为内外邪热所灼而发病。初起邪在卫表，病情较轻；若由误治、失治，或邪热壅盛传里，或素有积热，则出现胃经热盛之证候，病情转重。也见于素体虚寒，风寒犯肺，寒从热化结于咽喉而发病。

【临床表现与诊断】

1.临床表现

（1）症状：起病急，早期咽腔干痒不适、灼热，继而咽痛，吞咽时疼痛加重，并可向耳部放射，有时伴刺激性干咳。全身症状较轻，可有发热、头痛、四肢酸痛和食欲减退等症状,如为脓毒性咽炎,则全身及局部症状均较严重。炎症侵及喉部,则有咳嗽和声嘶;炎症向咽鼓管扩散时,可使听力下降。检查咽部黏膜呈急性弥漫性充血,腭弓、腭垂水肿,咽后壁淋巴小结和咽侧索也见红肿。细菌感染者,在淋巴滤泡中央出现黄白色点状渗出物,颌下淋巴结肿大并有压痛;严重者,可累及杓会厌襞,发生水肿。本病可引起中耳炎、鼻窦炎、喉炎、气管炎、支气管炎及肺炎。溶血性链球菌感染可引起急性肾炎、风湿热及败血症。

(2)专科检查

1)咽喉检查:咽黏膜、扁桃体和其他咽部淋巴组织普遍充血肿胀,继发细菌感染者,淋巴滤泡上可见黄白色点状分泌物,腭垂及软腭水肿,颌下淋巴结肿大、压痛。

2)咽拭子培养:可找到相应的病原体。

3)血常规:部分病人可见到白细胞总数增多、核左移及中性粒细胞超过 0.75。

(3)并发症本病的局部并发症有急性中耳炎、鼻炎、鼻窦炎及其他呼吸道急性炎症;全身并发症有急性肾炎、风湿热、败血症等。

2.诊断要点

(1)常有受凉、受湿、烟酒过度及物理性或化学性刺激等病史。

(2)咽部微痛并逐渐加重,吞咽痛,且以空咽时为重,可放射至双耳。

(3)全身不适,表现为头痛、畏寒、发热、食欲不振、四肢酸痛。

(4)软腭肿胀、腭垂水肿下垂触及舌根,引起刺激性咳嗽。炎症向下蔓延至喉部,咳嗽加重,声音嘶哑。

(5)咽部黏膜急性弥漫性充血、肿胀,咽后壁淋巴滤泡红肿,覆有脓性分泌物。咽侧壁及咽侧索肿胀,下颌角淋巴结肿大并有压痛。

【鉴别诊断】

本病与某些急性传染病的前驱症状相似,尤其是儿童更应注意,需与以下疾病相鉴别。

1.猩红热性咽炎　恶寒、高热,软腭及咽黏膜弥漫性充血,呈深红色,杨梅舌,发病 24h 后出现典型皮疹。

2.急性传染性单核细胞增多症　多见于小儿。可见发热,咽痛,颈淋巴肿大,白细胞早期减少,以后增多,单核白细胞增多,异常淋巴细胞占 10%～20%,血清嗜异性凝集反应阳性,效价在 1∶64 以上。

3.麻疹　是麻疹病毒引起的急性呼吸道传染病,主要症状有发热、上呼吸道炎症、眼结膜炎,而以皮肤出现红色丘疹和颊黏膜有麻疹黏膜斑为其特征。

4.流行性感冒 具有流行性和传染性,由流感病毒引起。临床上有突起高热、乏力、全身肌肉酸痛和轻度呼吸道症状,病程短,有自限性。

5.急性粒细胞减少性咽峡炎 全身症状呈衰竭状,高热可达 40℃,咽痛剧烈,扁桃体及其周围组织有溃疡及坏死,上覆褐色坏死物,咽黏膜呈紫红色,白细胞显著减少,中性粒细胞消失,血小板减少,血沉加快。

6.淋巴细胞白血病咽峡炎 咽疼痛,扁桃体表面有溃疡,其周围组织有炎性浸润,极似扁桃体周围脓肿,血液检查可确诊。

【治疗】

1.辨证治疗

(1)风热犯表,肺经有热型

主症:咽部干燥、灼热、微痛,吞咽不利,有异物阻塞感;咽部微红微肿,悬雍垂色红肿胀,喉底红肿,或有颗粒状突起;发热恶寒,头痛,咳嗽痰黄,苔薄白或微黄,脉浮数。

治法:疏风清热,解毒利咽。

方药:疏风清热汤加减(防风 12g、荆芥 10g、白芷 10g、苍耳子 12g、蝉蜕 6g、桑叶 15g、陈皮 6g、甘草 6g)。

加减:咽痛明显者,加牡丹皮 10g、赤芍 15g;咽干较重者,加天花粉 15g、知母 15g;咳嗽痰多者,加前胡 10g、百部 10g、贝母 10g。

(2)邪毒传里,肺胃热盛型

主症:咽部痛剧,痰涎多,吞咽困难,言语艰涩;咽部及喉核红肿,悬雍垂肿胀,喉底滤泡肿大,颌下压痛;全身可见高热,口干喜饮,头痛剧,痰黄而稠,大便秘结,小便黄,舌赤苔黄,脉数有力。

治法:泄热解毒,利咽消肿。

方药:清咽利膈汤加减(牛蒡子 12g、黄芩 10g、薄荷 10g、栀子 10g、桔梗 15g、竹叶 10g、云故纸 10g、甘草 10g)。

加减:若咳嗽痰黄稠,颌下肿核疼痛者,加瓜蒌 15g、贝母 10g、生牡蛎 30g;持续高热者,加石膏 30g、天竺黄 10g。

2.单验方

(1)利咽茶:金银花 15g,杭菊 12g,桔梗、麦冬、玄参各 10g,木蝴蝶 3g,粉甘草 6g,胖大海 3 枚。先用冷水 750~1000ml 浸泡 15min,文火煎 20~30min,取汁,药渣再加水 500~700ml,再煎 15min,两汁混合。每日 1 剂,分 3~4 次饭后温服。或将上药掺匀,分成 4~5 份,每次沸水冲代茶饮,1 日用完,20 日 1 个疗程,可服 2~3

个疗程。

（2）制半夏：500g 砸碎，加入食醋 2500ml 内浸泡 24h，再加热煮 3～4 沸，捞出半夏，加入苯甲醇（药量的 5%），过滤分装备用。每日 2～3 次，每次 10ml，开水冲服。

（3）地苦胆：6g，泡沸水中半小时，每天服 1 剂，或制成片剂含服。

（4）车参汤：草河车、玄参各 10g，桔梗、牛蒡子各 6g，甘草 5g，薄荷 3g。每天 1 剂，水煎服。

（5）山豆根口服液：由山豆根、黄芩、金银花、连翘、玄参、竹叶、桔梗、甘草等组成，每次 3～5ml，每日 4 次，含口中缓缓咽下。

（6）取鲜威灵仙叶适量，洗净捣烂，取汁，浸透棉条，塞入鼻腔 4～6min，患者即流泪、喷嚏，30min 后症状可明显减轻，未愈隔 4～6h 再治。

3.针灸疗法

（1）体针：以合谷、内庭、曲池为主穴，天突、少泽、鱼际为配穴，每次选 3～4 穴，强刺激泻法，针灸，每日 1～2 次。

（2）放血疗法：若红肿痛甚者，可取血少许，以泄热邪，在耳轮 1、2、3 上用三棱针刺入 1～2 分深，放血 1～2 滴；或在耳郭背部找出明显的小静脉，用三棱针刺破，放血 2～5 滴，也可针刺少商、商阳，使其出血 1～2 滴。

（3）穴位注射：取脾俞、曲池，每穴注射鱼腥草注射液或柴胡注射液 1～2ml，可连续注射 3～5 天。

（4）耳针：可取扁桃体区、咽喉区压痛点埋针。在埋针期间，病人可自行按摩以加强刺激。

4.中医其他疗法

（1）含漱：复方硼砂溶液或生理盐水或大青叶、芦根各 30g，煎水含漱，每日 3 次。

（2）含药：可选用六神丸、铁笛丸、喉症消炎丸及各种喉片。

（3）吹药：可用冰硼散、珠黄散、锡类散等局部吹敷。

（4）雾化吸入：可选用清热解毒之中药制剂超声雾化吸入。

【预防调摄】

1.积极锻炼身体，增强体质，提高机体抵抗力。

2.居处宜通风光亮，衣着冷暖适中，谨防感冒。注意口腔卫生，及时治疗附近组织的疾病。

3.避免过食辛辣刺激性食物，多饮清凉润肺饮料，如荸荠、白茅根、竹蔗水，或用玄参、生地黄、麦冬煎水服。

4.有条件时应适当隔离患者,以防传染他人。卧床休息,多饮水及进流质饮食,注意大便通畅。

第五节 慢性咽炎

慢性咽炎为咽部黏膜、黏膜下及淋巴组织的慢性炎症。临床以咽喉干燥、痒痛不适、咽内异物感或干咳少痰为特征,病程长,症状易反复发作,往往不易治愈。在城镇居民中其发病率占耳鼻喉科疾病的 2‰~4‰,在农村其发病率较低。多发生于成年人。本病与中医学的"虚火喉痹"或"慢喉痹"类似。

【病因病机】

中医学认为本病常由素体肺肾阴虚,津液不足,咽喉失于濡养,又当温热病耗伤阴液;或风热喉痹反复发作,余邪不清;或粉尘、浊气刺激;嗜好烟酒辛辣之物、劳伤过度等引起。

【临床表现与诊断】

1.临床表现

(1)症状:咽部不适,如异物感、痒感、灼热感或干燥感,还可有微痛。晨起可出现较频繁的刺激性咳嗽,伴恶心,全身症状不明显。

(2)体征:咽部常有各种不适感,如异物感、干燥、发痒、灼热、微痛等;分泌物或多或少,但较黏稠;部分患者有刺激性咳嗽、恶心、呕吐等。上述症状可因过度劳累、受凉、多语、烟酒过度等而加剧。临床上分为慢性单纯性咽炎、慢性肥厚性咽炎及慢性萎缩性咽炎三种类型。

1)慢性单纯性咽炎:咽部黏膜呈斑点状或片状慢性充血,可呈水肿样肿胀,有时可见小静脉曲张,咽后壁常有分泌物附着。

2)慢性肥厚性咽炎:咽后壁上有较多颗粒状隆起的淋巴小结,可散在分布,或融合成一大块,慢性充血,色如鲜牛肉,咽侧索也可增生变粗。

3)慢性萎缩性咽炎,咽黏膜干燥、萎缩变薄,色苍白而发亮,如涂漆状,咽后壁上颈椎椎体的轮廓显现较清楚。

(3)辅助检查:慢性咽炎实验室检查往往缺乏阳性结果,必要时可行纤维喉镜检查。检查时可见到上述体征。

2.诊断要点

(1)反复发作咽部不适感,时间较长,常"吭喀"或吐少许黏液,易于啐作呕。

（2）检查患者咽部甚为敏感，若属慢性萎缩性咽炎，则咽部感觉及反射减退。

【鉴别诊断】

根据病人有咽部干痒不适或异物感，吞咽不利，晨起微痛，咽部痰多，喜作咳痰动作，刷牙时易恶心作呕，检查见咽后壁黏膜充血，淋巴小结增生，黏膜干燥等不难诊断。同时，应与下列疾病相鉴别。

1.早期恶性肿瘤　早期食管肿瘤患者在出现吞咽困难之前，常仅有咽部不适或胸骨后压迫感，较易与慢性咽炎相混淆。鼻咽癌、咽部肿瘤（舌根部及扁桃体肿瘤）、梨状窝及声门上区的早期肿瘤也往往有与咽炎相似的症状。

2.丙种球蛋白缺乏症　好发于儿童及青年，有反复发生急性或慢性呼吸道炎症的病史，其咽部变化为淋巴组织明显减少或消失。

3.其他疾病　如茎突过长或舌骨综合征、咽异物感症，均因有相同的咽部症状而不易区别，可通过茎突拍片和颈椎拍片或触诊等与咽炎相鉴别。

【治疗】

1.辨证治疗

（1）肺阴亏虚

主症：咽中不适、微痛、灼热、干痒；咽部充血呈暗红色，喉底可见散在增生的淋巴颗粒，或互相融合成片状如帘珠；干咳少痰或无痰，手足心热，舌质红，苔少，脉细数。

治法：养阴生津，清肺利咽。

方药：养阴清肺汤加减（麦冬15g、玄参15g、白芍12g、薄荷10g、生地黄20g、牡丹皮12g、浙贝母15g、桑白皮15g、桔梗12g、天花粉15g、甘草6g）。

加减：咽痛重者加赤芍15g；有痰者加半夏10g、紫苏子10g；咳嗽重者加杏仁10g、前胡12g、五味子10g，同时重用甘草。

（2）肾阴亏虚

主症：咽微痛，咽干，灼热感，吞咽不利；咽部暗红，喉底干燥、萎缩或有淋巴滤泡增生；头晕耳鸣，腰膝酸软，心烦失眠，舌质红，苔薄，脉细数。

治法：滋阴补肾，降火利咽。

方药：知柏地黄汤加减（知母15g、熟地黄15g、山茱萸12g、泽泻10g、黄柏10g、怀山药30g、茯苓15g、牡丹皮12g、甘草10g）。

（3）脾肾阳虚

主症：咽喉微痛，不适，干渴不思饮，或喜热汤；咽内不红不肿，或略带淡红色；语声低微，精神不振，小便清长，大便溏薄，纳谷不香，手足欠温，腰酸腿软，舌质淡，苔白滑,脉沉细弱。

治法:温补脾肾,引火归原。

方药:肾气丸加减(熟地黄 20g、怀山药 30g、山茱萸 12g、茯苓 12g、牡丹皮 12g、泽泻 12g、熟附片 10g、肉桂 10g、甘草 10g)。

(4)痰火郁结

主症:咽喉异物感,痰黏着感,或微痛,易恶心作呕,痰黏稠带黄,检查可见咽部色暗红,黏膜肥厚,咽后壁滤泡增多,甚至融合成块,咽侧索肥厚,并伴口臭,小便黄,大便干结,舌质偏红,苔黄厚,脉滑数。

治法:化痰散结,清热利咽。

方药:贝母瓜蒌散加减(贝母 10g、瓜蒌皮 15g、天竺黄 10g、桔梗 12g、牛蒡子 10g、僵蚕 10g、法半夏 12g、黄芩 6g、甘草 6g)。

2.单验方

(1)咽喉茶:金银花、麦冬各 15g,杭菊、桔梗各 10g,木蝴蝶、粉甘草各 3g,胖大海 3 枚。以上为 1 日量。用时置茶缸中,冲开水代茶频饮,10 日为 1 个疗程。用于慢性咽炎,咽部干痛者尤为适宜。

(2)金果饮:生地黄 15g、玄参 18g、麦冬 15g、藏青果 10g、胖大海 10g、南沙参 10g、太子参 15g、陈皮 10g、薄荷 6g,水煎服,1 日 1 剂,10 剂为 1 个疗程。适于慢性咽炎之肺阴亏虚型。

(3)新六味片:由生地黄、山药、女贞子、茯苓、泽泻、牡丹皮等量组成。每次 5 片(1 片 0.5g),每日 3 次。适用于肺肾阴虚者。

(4)润肺:1 号南沙参、桔梗、炙紫菀、款冬花、光杏仁、枇杷叶、炙百部、生甘草各 10g,麦冬 15g。7 剂为 1 个疗程。治疗慢性咽炎所致刺激性咳嗽。

(5)温阳利咽汤:熟附片、山茱萸肉、茯苓、牡丹皮、泽泻、淫羊藿、炒僵蚕各 9g,肉桂 2g,生地黄 12g。水煎服。用于治疗肾阳亏虚型慢性咽炎。

(6)咽炎乐:制半夏(砸碎)500g,食醋 2500ml。先将半夏浸入食醋内 24h,再煮三四沸后,取出半夏,加入苯甲醇(药量的 0.5%),过滤,分装 100ml 瓶内备用;每次服 10ml(加白开水适量),日服 2～3 次。对肺肾阴虚及肺脾气虚之慢性咽炎有效。

3.针灸治疗　选用以足少阴肾经、手太阴肺经等经脉为主的穴位进行针刺治疗,并配合内服药。常用穴位有合谷、内关、足三里、曲池、肺俞等,每次选 3～4 个穴位,每日 1 次,留针 10～20min,用补法。

4.中医其他疗法

(1)外敷附子适量捣烂,用食醋调成糊状,敷于涌泉穴,外以小块胶布固定。每天换药1次。此法适用于阴虚阳浮之喉痹者。

（2）含漱以金银花、连翘、薄荷、甘草煎汤漱口，有清热解毒、防治邪毒侵袭和滞留咽喉的作用。

（3）吹喉漱口后用冰硼散吹喉，每日3～4次，有清热止痛、消肿利咽的作用。

【预防调摄】

1.预防方法　慎起居，节饮食，锻炼身体，增强体质，防止呼吸道感染，对本病的防治至关重要。在粉尘及有害化学气体环境下的工作者要加强劳动保护，改善劳动条件。另外，应适当注意休息，避免过度疲劳而致虚火上炎，宜怡情悦性，慎勿愤怒。如发现邻近组织的慢性炎症及相关的全身性疾病应彻底治疗，消除各种致病因素，减少对咽部的不良刺激。

2.其他方法　宜多食清润之品，少进葱、姜、蒜、辣椒等刺激性食物，戒烟酒，多饮水，保持大便通畅。还可选用下列食疗方调理。

（1）薄荷花果茶：用金银花、蒲公英、薄荷、青果、甘草各适量，开水冲泡，加盖，5min后代茶饮用。

（2）松蛋糖油饮：瓦松、蜂糖各30g，鸡蛋3枚，芝麻油3g。瓦松加水500ml，急火煎至300ml，离火去渣，兑入蛋清、蜂糖、芝麻油，搅匀。每日1剂，分早、中、晚3次口服。

（3）荔枝草汁：用荔枝草适量煎水服。

（4）天萝水：霜降季节以后，挑选粗大丝瓜藤，约在近根30cm处剪断，将两个断头插入瓶中，自然流出水，此汁即为天萝水，加开水服。

（5）生津茶：人参叶9g，藏青果3g，煎汤泡茶随饮，有清热生津之功。

第六节　急性上呼吸道感染

急性上呼吸道感染简称上感，为外鼻孔至环状软骨下缘包括鼻腔、咽或喉部急性炎症的概称。

上感是人类最常见的疾病之一，多发于冬春季节，多为散发，且可在气候突变时小规模流行。主要通过患者喷嚏和含有病毒的飞沫经空气传播，或经污染的手和用具接触传播。可引起上感的病原体大多为自然界中广泛存在的多种类型病毒，同时健康人群亦可携带，且人体对其感染后产生的免疫力较弱、持续时间短暂，病毒间也无交叉免疫，故可反复发病。

本病属中医学"感冒"范畴，又有"伤风"、"冒风"等病名。本节所论感冒特指普通感冒,不包括时行感冒(即现代医学上的流行性感冒)。历代医家对本病已有较详细的论述。感冒病名出自北宋杨仁斋《直指方·诸风》篇:"发热伤风,鼻塞声重……感冒风邪,发热头痛,咳嗽声重,涕唾黏稠"。

【病因病机】

中医认为本病病位在肺卫,是因六淫之邪,侵袭肺卫,以致卫表不和,肺失宣肃而为病。

1.外邪侵袭　感冒是由于六淫外邪侵袭人体而致病。以风邪为主因。因风邪为六淫之首,流动于四时之中,故外感为病,常以风为先导。但在不同季节,每与当令之气相合伤人,而表现为不同症候,如秋冬寒冷之季,风与寒合,多为风寒证;春夏温暖之时,风与热合,多见风热证;夏秋之交,暑多夹湿,每又表现为风暑夹湿症候。但一般以风寒、风热多见,夏令暑湿之邪亦常杂感为病。至于梅雨季节之夹湿,秋季兼燥等,亦常可见之。

2.正气虚弱　外邪侵袭人体是否发病,关键在于卫气之强弱,同时与感邪的轻重有关。《灵枢·百病始生》曰:"风雨寒热不得虚,邪不能独伤人。"若卫外功能减弱,肺卫失调,外邪乘袭卫表,即可致病。如气候突变、冷热失常、六淫之邪猖獗,卫外之气失于调节应变,即多发本病。而人体常因劳累、淋雨涉水、饮食不节等使正气"不足",卫外失固,为外邪侵袭创造条件。由于人体禀赋、体质差异,稍有不慎,最易内外因相引而发病,即易致虚体感邪。如阳虚之体,易感受风寒;阴虚之体易感受风热、燥热;痰湿之体,易感受湿邪。感邪之后,卫阳被劫,营卫失和而见恶寒、发热、头痛、身痛,肺失宣肃而见鼻塞、流涕、咳嗽、咽痛。

外邪侵犯肺卫的途径有二,或从口鼻而入,或从皮毛内侵。风性轻扬,为病多犯上焦,故《素问·太阴阳明论篇》说:"伤于风者,上先受之。"肺处胸中,位于上焦,主呼吸,气道为出入升降的通路,喉为其系,开窍于鼻,外合皮毛,职司卫外,为人身之藩篱。故外邪从口鼻、皮毛入侵,肺卫首当其冲,感邪之后,随即出现卫表不和及上焦肺系症状。

【临床表现】

(一)症状与体征

临床表现有以下类型。

1.普通感冒　俗称"伤风",又称急性鼻炎或上呼吸道卡他,为病毒感染引起。起病较急,主要表现为鼻部症状,如喷嚏、鼻塞、流清水样鼻涕,也可表现为咳嗽、咽干、咽痒或烧灼感甚至鼻后滴漏感。咽干、咳嗽和鼻后滴漏与病毒诱发的炎症介质导致的上呼吸道传入神经高敏状态有关。2～3天后鼻涕变稠,可伴咽痛、头痛、流泪、味觉迟钝、呼吸不畅、声嘶等，有时由于咽鼓管炎致听力减退。严重者有发热、轻度畏寒和头痛等。一般无发热及全身症状，或仅有低热、不适、轻度畏寒和头痛。体检可见鼻腔黏膜充血、水肿、有分泌物，咽部可为轻度充血。一般经 5～7 天痊愈，伴并发症者可致病程迁延。

2.急性病毒性咽炎和喉炎　急性病毒性咽炎由鼻病毒、腺病毒、流感病毒、副流感病毒以及肠病毒、呼吸道合胞病毒等引起。临床表现为咽痒和灼热感，咽痛不明显，咳嗽少见。流感病毒和副流感病毒感染时可伴有发热和乏力。体检可见咽部明显充血和水肿，可扪及颌下淋巴结肿大且触痛。

急性病毒性喉炎多为流感病毒、副流感病毒及腺病毒等引起，临床表现为明显声嘶、讲话困难，可有发热、咽痛或咳嗽，咳嗽时咽喉疼痛加重。体检可见喉部充血、水肿，局部淋巴结轻度肿大和触痛，有时可闻及喉部的喘息声。

3.急性疱疹性咽峡炎　多由柯萨奇病毒 A 引起，表现为明显咽痛、发热，病程约为 1 周。查体可见咽部充血，软腭、腭垂、咽及扁桃体表面有灰白色疱疹及浅表溃疡，周围伴红晕。多发于夏季，多见于儿童，偶见于成人。

4.急性咽结膜炎　主要由腺病毒、柯萨奇病毒等引起。表现为发热、咽痛、畏光、流泪、咽及结膜明显充血。病程 4～6 天，多发于夏季，由游泳传播，儿童多见。

5.急性咽扁桃体炎　病原体多为溶血性链球菌，其次为流感嗜血杆菌、肺炎链球菌。葡萄球菌等。起病急，咽痛明显，伴发热、畏寒，体温可达 39℃ 以上。查体可发现咽部明显充血，扁桃体肿大、充血，表面有黄色脓性分泌物。有时伴有颌下淋巴结肿大、压痛，而肺部查体无异常体征。

（二）常见并发症

急性上呼吸道感染少数患者可并发急性鼻窦炎（鼻塞、脓涕、头痛、畏寒、发热等症状）、中耳炎（发热，耳痛剧烈，听力减退，耳鸣、耳闷，穿孔后耳聋减轻，偶伴眩晕等症状）、气管-支气管炎（咳嗽为主，初为干咳，后出现黏液性痰，发热 38℃ 左右，多于 3～5 天后降至正常。体检时可闻及干、湿啰音或哮鸣音）、慢性支气管炎急性发作（在 1 周内出现脓性或黏液性痰，痰量明显增加，或伴有发热等炎症表现，或 1 周内"咳"、"痰"、"喘"任何一个症状显著加剧，或重症患者明显加重者）。以咽炎为表现的上呼吸道感染，部分患者可继发溶血性链球菌引起的风湿热（主要包括心肌炎、关节炎、舞蹈病、皮下小结和环形红斑，次要表现包括关节痛、发热等）、肾小球肾炎（起病时症状轻重不一，除水肿、血尿之外，常有食欲减退、疲乏无力、恶心呕吐、头痛、精神差、心悸气促，甚至发生抽搐，部分患者先驱感染没有控制，则可发热，体温一般在 38℃ 左右，部分患者有轻中度高血压）等，少数患者可并发病毒性心肌炎（心脏受累的症状可表现为胸闷、心前区隐痛、心悸、气促等），应警惕。

【诊断与鉴别诊断】

（一）临床诊断要点

1.根据病史、鼻咽部的症状和体征，结合周围血象和阴性胸部 X 线检查可临床诊断。

2.一般无需病因诊断，特殊情况下可进行细菌培养和病毒分离，或病毒血清学检查等确定病原体。

（二）鉴别诊断

须与初期表现为感冒样症状的其他疾病鉴别。

1.过敏性鼻炎　起病急骤，常表现为鼻黏膜充血和分泌物增多，伴有突发的连续喷嚏、鼻痒、鼻塞、大量清涕，无发热，咳嗽较少。多由过敏因素如螨虫、灰尘、动物毛皮、低温等刺激引起。如脱离过敏原，数分钟至 1～2 小时内症状即消失。检查可见鼻黏膜苍白、水肿，鼻分泌物涂片可见嗜酸性粒细胞增多，皮肤针刺过敏试验可明确过敏原。

2.流行性感冒　为流感病毒引起，可为散发，时有小规模流行，病毒发生变异时可大规模暴发。起病急，鼻咽部症状较轻，但全身症状较重，伴高热、全身酸痛和眼结膜炎症状。取患者鼻腔洗液中黏膜上皮细胞涂片，免疫荧光标记的流感病毒免疫血清染色，置荧光显微镜下检查，有助于诊断。近来已有快速血清 PCR 方法检查病毒，可供鉴别。

3.急性气管、支气管炎　表现为咳嗽咳痰，鼻部症状较轻，血白细胞可升高，X线胸片常可见肺纹理增强。

4.急性传染病前驱症状　很多病毒感染性疾病前期表现类似，如麻疹、脊髓灰质炎、脑炎、肝炎、心肌炎等病。患病初期可有鼻塞、头痛等类似症状，应予重视。如果在上呼吸道症状 1 周内，呼吸道症状减轻但出现新的症状，需进行必要的实验室检查，以免误诊。

5.传染性非典型性肺炎（"非典"）　传染性非典型性肺炎，又名 SARS（严重急性呼吸综合征），病原体是有 SARS 冠状病毒（SARS-CoV），主要通过近距离飞沫传播。早起症状是高热（38℃以上）、乏力、全身不适、干咳无痰，个别人偶有少量痰并带血丝；多无普通感冒之鼻塞、流涕、流泪、喷嚏、咽痛等症状。胸部 X 线检查可见不同程度的片状、斑片状浸润阴影或呈网状样改变。部分病变发展迅速，严重病例双肺可呈大片实变阴影。血白细胞正常或下降，淋巴细胞绝对数减少，部分病例血小板可减少，抗生素治疗无效，冠状病毒抗体测试阳性等可作鉴别。

【治疗】

（一）中医辨证分型治疗

1.风寒束表

症候特点：恶寒重，发热轻，无汗，头痛，肢节酸痛，鼻塞声重，时流清涕，喉痒，咳嗽，咳痰稀薄色白，口不渴或喜热饮，舌苔薄白而润，脉浮或脉紧。

治则：辛温解表。

方药：荆防败毒散加减（荆芥、防风、羌活、独活、柴胡、前胡、川芎、枳壳、茯苓、桔梗、甘草）。

加减：表寒重者，加麻黄、桂枝以加强辛温散寒之力；咳嗽加杏仁、贝母以化痰止咳；若风寒夹湿，加厚朴、苍术、陈皮以祛湿；夹痰浊者可加二陈汤以温化痰湿；夹气滞者，可加香附、苏梗以行气；夹食者加保和丸以消食导滞。

2.风热犯表

症候特点：身热较著，微恶风，汗泄不畅，头胀痛，咳嗽。痰黏或黄，咽燥或咽喉乳蛾红肿疼痛，鼻塞，流黄浊涕，口渴欲饮，舌苔薄白微黄，舌边尖红，脉象浮数。

治则：辛凉解表。

方药：银翘散（《温病条辨》）加减（银花、连翘、豆豉、牛蒡子、薄荷、荆芥穗、桔梗、甘草、竹叶、鲜芦根）。

加减：头胀痛较甚者，加桑叶、菊花以清利头目；咳嗽痰多者，加杏仁、浙贝母、瓜蒌皮以止咳化痰；咽喉红肿疼痛较甚者，加板蓝根、马勃、玄参以清热解毒利咽；夹湿者，加藿香、佩兰以芳化湿浊；口渴甚者，加生地、天花粉以生津止渴。

3.暑湿袭表

症候特点：暑天外感，身热，微恶风，汗少，肢体酸重或疼痛，头昏重胀痛，咳嗽痰黏，鼻流浊涕，心烦，口渴，或口中黏腻，渴不多饮，胸闷，呕恶，小便短赤，舌苔薄黄而腻，脉濡数。

治则：祛暑解表。

方药：新加香薷饮（《温病条辨》）加减（香薷、鲜扁豆花、厚朴、银花、连翘）。

加减：暑热偏盛，可加黄连、山栀或黄芩、青蒿以清暑泄热；亦可配合鲜荷叶、鲜芦根；湿困卫表，可加豆卷、藿香、佩兰以芳香化湿，清宣卫表；里湿偏重，加白豆蔻、苍术、法半夏、陈皮化湿和中；里热盛而小便短赤者，加六一散、赤茯苓以清热利湿。

4.燥邪犯表

症候特点：恶寒微热，咳嗽无痰，头身疼痛，鼻燥少涕，口燥咽干，喉痒，舌苔薄白或薄黄而少津，脉浮。

治则:轻宣润燥。

方药:凉燥者,杏苏散(《温病条辨》)加减(杏仁、紫苏叶、陈皮、半夏、生姜、枳壳、桔梗、前胡、茯苓、甘草、大枣)。温燥者,(《温病条辨》)加减(桑叶、杏仁、沙参、浙贝母、豆豉、山栀、梨皮)。

加减:恶寒无汗,加荆芥、防风以疏风解表;咽喉肿痛,加板蓝根、射干、玄参以清热解毒利咽;口渴甚,加芦根、生地、天花粉以生津止渴;咳嗽痰黄,加知母、黄芩以清泄肺热。

5.气虚外感

症候特点:恶寒发热,身楚恶寒,头痛鼻塞,咳嗽痰白,咳痰无力,倦怠乏力,气短懒言,舌淡苔薄白,脉浮无力。

治则:益气解表。

方药:参苏饮加减(党参、紫苏叶、茯苓、甘草、前胡、桔梗、枳壳、陈皮、杏仁、川芎)。

加减:汗多,或经常感冒,加黄芪、白术、防风以益气固表。

6.阴虚外感

症候特点:微恶风寒,无汗或微汗,头痛身热,头晕心烦,干咳痰少,或痰中带血丝,口渴咽干,手足心热,舌红,苔少,或剥脱,或无苔,脉细数。

治则:滋阴解表。

方药:加减葳蕤汤加减(玉竹、葱白、桔梗、白薇、豆豉、薄荷、炙甘草、大枣、沙参、麦冬、玄参)。

加减:表证较重者,加荆芥、防风以祛风解表;咳嗽咽干、咳痰不爽者,加牛蒡子、射干、瓜蒌皮以利咽化痰;阴虚明显,咽干口渴者,加沙参、麦冬以养阴生津;心烦较甚伴口渴者,可酌加黄连、栀子、竹叶、天花粉以清热生津除烦。

7.阳虚外感

症候特点:恶寒重,发热轻,甚则蜷缩寒战,头身疼痛,面色淡白无华,语言低微,鼻塞流涕,四肢不温,咳嗽,咯吐稀薄痰涎,舌淡胖苔白,脉沉细无力。

治则:助阳解表。

方药:麻黄附子细辛汤(麻黄、附子、细辛)。

加减:气短乏力,加人参、黄芪以益气;面唇紫黯,加当归、川芎、单身以活血化瘀。

8.血虚外感

症候特点:头痛身热,微恶寒,无汗或少汗,面色无华,唇甲色淡,头晕心悸,舌淡苔白,脉细或浮而无力。

治则:养血解表。

方药:葱白七味饮加减(葱白、干葛根、豆豉、生姜、麦冬、干地黄)。

加减:恶寒重者,加苏叶、荆芥解表散寒;发热重者,加银花、连翘、黄芩等以清热解毒;有出血症,加阿胶、藕节、三七、白及清热止血。

(二)中成药治疗

1.板蓝根冲剂　每次 15g,每日 3 次,温开水冲服。适用于风热感冒。预防时行感冒,每日 15g,连服 5 日。

2.银黄口服液　每次 10～20ml,每日 3 次。适用于风热袭表者。

3.银翘解毒片　每次 4～8 片,每日 3 次。适用于风热感冒。

4.抗病毒口服液　每次 10～20ml,每日 3 次。适用于风热感冒。

5.正柴胡饮冲剂　每次 10g,每日 3 次,开水冲服。适用于风寒感冒。

6.小柴胡冲剂　每次 1～2 包,每日 3 次。适用于外感邪在少阳。

7.穿琥宁注射液　肌内注射,每次 40～80mg,每日 3 次;静脉滴注,每次 400～600mg,加入 5％葡萄糖注射液 250～500ml 中,每日 1～2 次。适用于风热感冒。

8.双黄连粉针剂　按每次每千克体重 60mg 稀释后加入 5％葡萄糖注射液 500ml,静脉滴注,每日 1 次。适用于风热感冒者。

9.清开灵注射液　每日 2～4ml,肌内注射;重症患者静脉滴注,每日 20～40ml,用 10％葡萄糖注射液 250ml 或生理盐水注射液 250ml 稀释后使用。适用于上呼吸道感染见有发热者。

10.十味龙胆花颗粒　每次 1 包(3g/包),口服,每日 3 次。适用于急性扁桃体炎属风热者。

(三)古今效验方治疗

1.三拗汤

组成:麻黄、杏仁、甘草。

服法:水煎服。

功效主治:宣肺解表。主治感冒风邪,鼻塞声重,语音不出,咳嗽胸闷。

2.九味羌活丸

组成:羌活、防风、苍术各 6g,细辛 2g,川芎、白芷、生地黄、黄芩、甘草各 3g。

服法:水煎服。

功效主治:外感风寒湿邪,兼有里热证。主治恶寒发热,肌表无汗,头痛项强,肢体酸楚疼痛,口苦微渴,舌苔白或微黄,脉浮。

3.败毒散

组成:柴胡、前胡、川芎、枳壳、羌活、独活、茯苓、桔梗、人参各9g,甘草5g。

服法:水煎服。

功效主治:散寒祛湿,益气解表。主治气虚外感证,憎寒壮热,头痛项强,肢体酸痛,无汗,鼻塞声重,咳嗽有痰,胸膈痞满,舌淡苔白,脉浮而按之无力。

4.清燥宣肺汤

组方:桑叶10g,杏仁15g,荆芥10g,银花20g,枇杷叶10g,蝉衣10g,钩藤12g,木蝴蝶5g,百部10g,甘草3g。

功效:疏风清热,宣肺利咽。

主治:上呼吸道感染咳嗽,证属风燥袭肺,咽喉不利,肺气失宣。

5.宣肺解毒汤

组成:前胡10g,桔梗10g,牛蒡子8g,连翘15g,僵蚕10g,薄荷15g,芦根10g。

功效:利肺解毒。

主治:上呼吸道感染,症见恶寒发热,咽喉肿痛,咳嗽口干等。

6.经验方

组成:柴胡25g,桂枝15g,黄芩15g,白芍药15g,半夏15g,生石膏75g,甘草10g。

功效:疏解表邪,兼清里热。

主治:外寒里热之重感冒。

7.特效感冒宁

组成:苏叶10g,薄荷10g,藿香10g,防风10g,荆芥10g,金银花10g,苍术10g,黄芪10g,甘草3g。

功效:解邪固表。

主治:感冒时邪,鼻流清涕,咽痛,咳嗽或伴见恶心、大便稀,或有发热恶寒,舌苔薄白或微黄腻,脉多浮缓。

8.辛温解表汤

组成:荆芥、防风、紫苏各5g,法半夏、陈皮各9g,忍冬藤、连翘各12g。

功效:辛温解表,兼清郁热。

主治:风寒感冒。

9.茵陈苡仁汤

组成:茵陈蒿15g,黄芩12g,薏苡仁20g,杏仁10g,茯苓12g,泽泻12g,金银花12g,枳壳10g,厚朴6g。

功效:解表化湿,清热和胃。

主治:湿热感冒。

(四)外治

1.针灸疗法

(1)风寒感冒

取穴:列缺、迎香、支正、风门、风池。

操作:风寒夹湿者,加阴陵泉、尺泽;兼气滞者,加肝俞、阳陵泉,均用泻法;气虚兼感风寒者,加膏肓、足三里;背身疼痛者,加肺俞、大杼用平补平泻法。

(2)风热感冒

取穴:尺泽、鱼际、曲池、内庭、大椎、外关。

操作:咽喉肿痛者,加少商,用三棱针点刺出血;夹暑热者,加中脘、足三里。

(3)暑湿感冒

取穴:孔最、合谷、中脘、足三里、支沟。

操作:高热者,加曲池、外关、大椎;恶心欲呕者,加内关;痰多者,加丰隆。

(4)气虚感冒

取穴:大椎、肺俞、足三里、气海。

操作:夹痰者,加丰隆;恶寒者,加肾俞、关元。

2.穴位敷贴 白芥子、山栀、桃仁、杏仁各 20g,吴茱萸、樟脑各 10g。研末,和匀,与鸡蛋清、面粉调成饼状,分贴于两侧涌泉穴,再用热水袋加温片刻。24 小时取下,如无效,再续贴一次。适用于感冒咳嗽较甚者。

3.穴位注射 柴胡注射液或银黄注射液或鱼腥草注射液 2～4ml,上药任取一种,取双侧曲池穴,常规消毒后,用注射器将药物注入穴内,每穴 0.5～1ml,每天 2次,3 日 1 个疗程。适用于上感热势较高者。

4.推拿 患者取俯卧位,用小鱼际或掌跟顺背部两侧膀胱经各擦 50 次以上,重点在大杼、肺俞、肾俞穴各 50 次以上。加减:风寒型加推眉弓、攒竹各 20 次,揉按风池、迎香各 20 次,以大鱼际或拇指偏峰推拿前臂手太阴经 20 次,后点掐外关、合谷。风热型加揉按风池、太阳、迎香各 20 次,点掐少商、商阳、合谷、曲池。手法完毕后令患者做吹气、呵气口形,不作声响,徐徐出气,直至口中唾液增多,口味甘甜为止。每隔 2 小时 1 次,每次 10 分钟,体弱气虚者加点揉足三里、百会。恶心、呕吐者,加揉按内关、中脘、足三里。

5.拔罐 患者取坐位,头前倾,两手支床沿或椅背,裸露背部,在背部督脉和足太阳膀胱经循行部位涂一层薄薄的石蜡油。采用闪火拔罐法,先吸拔背部大椎穴区,然后手扶罐体,沿督脉循行路线慢慢向下推移到至阳穴区。如伴咳嗽,可加拔两侧肺俞穴区,留罐5～8分钟,每天或隔天治疗1次。除虚体感冒外,均可施用本法治疗。

6.刮痧疗法　取生姜、葱白各10g,切碎和匀布包,醮热酒先刮擦前额、太阳穴,然后刮背部脊柱两侧,也可配刮肘窝、腘窝。适用于风寒感冒。

第四章　支气管疾病

第一节　急性气管支气管炎

急性气管支气管炎是病毒或细菌感染及物理、化学性刺激或过敏因素等对气管支气管黏膜所造成的急性炎症。

【病因病机】

急性气管支气管炎属于中医外感咳嗽的范畴。《证治汇补·咳嗽》:"肺居至高,主持诸气,体之至清至轻者也,外因六淫,内因七情,肺金受伤,咳嗽之病从兹作矣。"可见外感咳嗽主要是外感六淫所致。外感咳嗽,病位在肺,可涉及脾、胃等脏腑,《医学三字经·咳嗽》指出:"《内经》曰:五脏六腑皆令人咳,非独肺也。然肺为气之主,诸气上逆于肺则呛而成咳,是咳嗽不至于肺,而亦不离于肺也。"

其辨证分型包括:风寒袭肺是外感咳嗽的常见因素,风寒袭肺,肺气壅塞不得宣通,故咳嗽声重;风热犯肺,肺失清肃而咳嗽气粗,或咳声嘶哑,肺热伤津,则见口渴、喉燥咽痛;肺热内郁,蒸液成痰,故吐痰不爽,稠黏色黄;风热犯表,卫表不和,则见汗出等表热证;风燥伤肺,肺失清润,故见干咳作呛;燥热灼津则咽喉口鼻干燥,痰黏不易咳吐,或痰中带有血丝。

外感咳嗽属于邪实,为外邪犯肺,肺气壅遏不畅所致,故外感咳嗽应及时就治,以免延误,变生他症。

【临床表现与诊断】

1.临床表现

(1)症状:初期可出现呼吸道症状,如鼻塞、流涕、喷嚏、咽痛、咽痒、声音嘶哑等,也可伴见发热恶寒、头痛乏力、全身酸痛。炎症累及支气管黏膜时,则出现咳嗽、咳痰。咳嗽是急性气管支气管炎最主要的症状,首先为刺激性干咳,随后鼻咽部症状减轻,咳嗽之症持续或加重,受冷刺激后咳嗽加重。咳嗽可以持续2~3周,如果患者嗜烟,则咳嗽症状会延长。大部分病人在咳嗽的同时伴见咳痰,痰黏难出,如病程过长,痰可转变为脓性,亦可痰中带血。当气管受累,深吸气时可有胸骨后疼痛。支气管痉挛时,可有喘鸣、呼吸急促,甚者可有胸闷,或发绀和呼吸困难。

（2）体检:体温可以轻度升高,或正常,两肺呼吸音粗,可闻及散在干性或湿性啰音,咳痰后啰音会减轻或消失。支气管痉挛时,可闻及哮鸣音。

（3）辅助检查:

1）血常规。白细胞可轻度增高,病毒感染者淋巴细胞比例上升。

2）痰培养或涂片。可发现致病菌。

3）胸部影像检查。可无异常或仅有肺纹理加深。

2.诊断要点　急性气管支气管炎通常根据症状、体征、胸部影像检查、血常规检查即可作出临床诊断。

【鉴别诊断】

1.流行性感冒　一般起病急,且全身症状明显,常有高热,全身酸痛、乏力等且有一定的流行性,根据病毒分离和血清学检查可鉴别。

2.其他呼吸道疾病的发热初期　均有急性气管支气管炎的表现,进一步检查后才能区别,如肺结核的 X 射线特征性改变及结核中毒症状,肺脓疡的 X 射线特异性改变及咳嗽、咳脓血痰、胸痛。

【治疗】

1.辨证治疗

（1）风寒咳嗽

主症:咳嗽频作,咳痰稀白,鼻塞流清涕,咽痒,头身酸痛,恶寒发热无汗,舌淡红,苔薄白,脉浮紧。

治法:祛风散寒,宣肺止咳。

方药:止嗽散加味(桔梗 15g、荆芥 12g、百部 15g、陈皮 6g、甘草 6g、前胡 12g、紫苏叶 15g、白前 15g、半夏 10g、细辛 3g)。

（2）风热咳嗽

主症:发热重,恶寒轻,有汗或无汗,头痛,鼻塞流稠涕,咳嗽,咽红或烦热口渴,舌尖红少津,舌苔薄黄,脉浮数。

治法:辛凉解表。

方药:桑菊饮(金银花 20g、连翘 15g、桔梗 12g、薄荷 12g、牛蒡子 10g、芦根 30g、竹叶 10g、荆芥 15g、前胡 12g、桑叶 15g、杏仁 10g、甘草 6g)。

（3）风燥伤肺:

症候特点:喉痒干咳,连声作呛,咽喉干痛,唇鼻干燥,无痰或痰少而黏连成丝,不易咯出,或痰中带有血丝,口干,初起或伴鼻塞、头痛、微寒、身热等表证,舌质红干而少津,苔薄白或薄黄,脉浮数。

治则:疏风清肺,润燥止咳。

方药:桑杏汤加减(桑叶、薄荷、豆豉、杏仁、前胡、牛蒡子、南沙参、浙贝母、天花粉、梨皮、芦根)。

加减:津伤较甚,干咳,咳痰不多,舌干红少苔加麦冬、北沙参;热重不恶寒,心烦口渴加石膏、知母、黑山栀;肺络受损,痰中带血加白茅根。

(4)凉燥伤肺:

症候特点:干咳少痰或无痰,咽痒,咽干鼻燥,兼有恶寒发热,头痛无汗,舌苔薄白而干,脉浮数。

治则:温润清肺,止咳化痰。

方药:杏苏散加减(紫苏、杏仁、前胡、紫菀、款冬花、百部、甘草)。

加减:恶寒甚、无汗加荆芥、防风。

2.暑湿袭表

主症:多发于夏季,恶寒发热,或热势不扬,无汗或有汗,头昏沉重,鼻塞流涕,胸闷乏力,舌苔薄腻,脉濡数。

治法:祛暑解表除湿。

方药:新加香薷饮加味(金银花 20g、扁豆花 15g、厚朴 15g、香薷 12g、连翘 15g、藿香 10g、佩兰 10g、竹茹 10g、滑石 15g、甘草 6g)。

3.单验方

(1)金银花:30g,泡服。

(2)锦灯笼:10 枚、金沸草 12g,水煎服。

(3)燥咳用梨一个,去皮、心,切开,中心放蜂蜜 1 小勺,蒸 10 分钟,吃梨喝汤,可润肺清肺。

4.中成药

(1)通宣理肺丸:每次 1 丸,每日 3 次。

(2)急支糖浆:每次 20ml,每日 2～3 次。小儿酌减。

(3)棕色合剂:每次 10ml,每日 2～3 次。

5.针灸治疗　可取合谷、风府、肺俞、曲池等穴,用泻法。

【预后】

急性气管支气管炎一般预后良好,多数患者能在短期治愈。在治疗期间,应当选择恰当的抗生素,并嘱患者戒烟酒。注意避免风寒。

【预防调摄】

急性气管支气管炎的主要病因是感染，所以预防感染是预防本病最有效的办法。对于体质虚弱的人来说，要设法增强体质，比如多运动，必要时也可服用玉屏风散，或用胸腺肽等来增加免疫力。

第二节　慢性支气管炎

慢性支气管炎是气管、支气管黏膜及其周围组织的慢性非特异性炎症。临床上以咳嗽、咳痰为主要症状，每年发病持续 3 个月，连续 2 年或 2 年以上。排除具有咳嗽、咳痰、喘息症状的其他疾病（如肺结核、肺尘埃沉着症、肺脓肿、心功能不全、支气管扩张、支气管哮喘、慢性鼻咽炎、食管反流综合征等疾病）。

慢性支气管炎是临床常见病和多发病，以中老年多见。慢性支气管炎反复发作可导致终末细支气管远端气腔过度膨胀，伴有气道壁的破坏，导致慢性阻塞性肺气肿，进而发展成肺心病，严重影响劳动能力和生活质量。

本病属中医学"咳嗽"、"喘证"、"痰饮"等病范畴。

【病因病机】

慢性支气管炎的病因分外感和内伤两大类。外感为六淫外邪犯肺；内伤为饮食、情志，或劳欲、久病所致。

1.外邪袭肺　外邪之中以风寒、风热之邪为主。风寒侵袭肺卫，外闭皮毛，内遏肺气，使肺气失于宣畅，上逆而为咳。风热犯肺，肺气壅实，清肃失司，肺气上逆作咳。

2.内伤

（1）饮食失当：过食生冷、肥甘厚味，或嗜酒伤中，使脾失健运，水谷不归正化，痰浊内生，上干于肺，壅阻肺气，升降不利而作咳。

（2）情志失调：若情志不遂，肝失条达，气郁化火，气火循经上逆犯肺，使肺失肃降，肺气上逆而咳。

（3）劳欲久病：因肺系多种病证迁延日久，肺脏虚弱，阴伤气耗，肺主气的功能失常，以致肃降无权，上逆作咳。劳欲伤肾，精气内夺，伤及真元，根本不固，气失摄纳，上出于肺，出多入少，逆气上奔为咳喘。

外感咳嗽属于邪实，为外邪犯肺，肺气壅遏不畅所致。如风寒咳嗽不能及时宣散，可郁而化热；风热咳嗽可化燥伤津；或因肺热蒸液成痰而致痰热郁肺。内伤咳嗽多属邪实与正虚并见。

外感咳嗽与内伤咳嗽可以互为因果。外感咳嗽如迁延失治,邪伤肺气,更易反复感邪,而致咳嗽屡作,肺气受伤,逐渐转为内伤咳嗽。内伤咳嗽,肺脏有病,卫外不固,易感外邪引发或加重,特别在气候变化时尤为明显。久则从实转虚,肺脏虚弱,气阴耗伤。

【临床表现】

起病缓慢,病程较长,反复急性发作而病情加重。急性加重的主要原因是急性呼吸道感染,病原体可以是病毒、细菌、支原体和衣原体等。主要症状为慢性咳嗽、咳痰,或伴有喘息。咳嗽以晨起为著;痰为白色黏液和浆液泡沫性,急性加重期痰量增多,痰液变为黏稠或为脓性痰;喘息明显者常称为喘息型慢性支气管炎,部分可能合伴支气管哮喘。若伴肺气肿时可表现为劳动或活动后气急。

早期多无异常体征。有时可在肺底闻及干、湿啰音。喘息型慢性支气管炎急性发作期可闻及广泛哮鸣音并伴呼气延长。长期发作者可有肺气肿的体征。

【诊断与鉴别诊断】

(一)临床诊断要点

依据慢性咳嗽、咳痰,或伴有喘息,每年发病持续 3 个月,连续 2 年或以上,并排除其他慢性气道疾病。

慢性支气管炎按病情进展分以下 3 期:

1.急性发作期 指在 1 周内出现脓性或黏液脓性痰,痰量明显增加,或伴有发热等炎症表现,或"咳"、"痰"、"喘"等症状任何一项明显加剧。

2.慢性迁延期 指有不同程度的"咳"、"痰"、"喘"症状迁延 1 个月以上者。

3.临床缓解期 经治疗或临床缓解,症状基本消失或偶有轻微咳嗽少量痰液,保持 2 个月以上者。

(二)鉴别诊断

1.咳嗽变异型哮喘 以刺激性咳嗽为特征。灰尘、油烟、冷空气等容易诱发咳嗽,常有家庭或个人过敏疾病史。经多种抗生素治疗无效,支气管舒张剂及肾上腺皮质激素治疗可使咳嗽症状缓解。支气管激发试验阳性可鉴别。

2.肺结核 常有发热、乏力、盗汗及消瘦等症状。痰液找抗酸杆菌及胸部 X 线检查可以鉴别。

3.支气管扩张 典型者表现为反复大量咯脓痰,或反复咯血。X 线胸部拍片常见肺野纹理粗乱或呈卷发状。高分辨螺旋 CT 检查有助诊断。

4.支气管肺癌 多数有数年吸烟史,顽固性刺激性咳嗽或过去有咳嗽史,近期咳嗽性质发生改变,常有痰中带血。有时表现为反复同一部位的阻塞性肺炎,经抗菌药物治疗未能完全消退。痰脱落细胞学、胸部 CT 及纤维支气管镜等检查,可明确诊断。

5.肺间质纤维化　临床经过缓慢,开始仅有咳嗽、咳痰,偶有气短感。仔细听诊在胸部下后侧可闻爆裂音(Velcro 啰音)。血气分析示动脉血氧分压降低,而二氧化碳分压可不升高。

6.嗜酸细胞性支气管炎　临床症状类似,X 线检查无明显改变或肺纹理增加,支气管激发试验阴性,临床上容易误诊。诱导痰检查嗜酸细胞比例增加(≥3%)可以诊断。

【治疗】

(一)中医辨证分型治疗

1.风寒袭肺

症候特点:咳嗽声重,咳白色稀痰,常伴鼻塞,流清涕,咽痒,头痛,肢体酸痛,恶寒,发热,无汗。舌质淡红,苔薄白,脉浮或浮紧。

治法:疏风散寒,宣肺止咳。

方药:三拗汤合止嗽散加减(麻黄、荆芥、杏仁、白前、紫菀、百部、陈皮、桔梗、甘草)。

加减:咽痒甚者,加牛蒡子、蝉蜕祛风止痒;若夹痰湿,咳而痰粘,胸闷,苔腻者,加半夏、厚朴、茯苓燥湿化痰;表寒未解,里有郁热,热为寒遏,痰黏稠,口渴,心烦,或有身热,加生石膏、桑白皮、黄芩解表清里。

2.风热犯肺

症候特点:咳嗽频剧,气粗或咳声嘶哑,痰黏稠或黄稠,咯痰不爽,口渴,咽痛,鼻流黄涕,头痛,恶风,身热。舌质红,苔薄黄,脉浮数。

治法:疏风清热,化痰止咳。

方药:桑菊饮加减(桑叶、菊花、薄荷、连翘、杏仁、桔梗、甘草、芦根)。

加减:如肺热内盛加黄芩、知母清肺泄热;咽痛加牛蒡子、射干、山豆根清热利咽;热伤肺津,咽燥口干,加南沙参、天花粉清热生津;痰中带血丝者,加白茅根、生地凉血止血。

3.痰湿蕴肺

症候特点:咳嗽反复发作,咳声重浊,痰多,色白黏腻或稠厚,胸闷,脘痞,呕恶,食少,体倦,大便时溏,舌苔白腻,脉濡滑。

治法:燥湿化痰,理气止咳。

方药:二陈汤合三子养亲汤加减(半夏、茯苓、陈皮、甘草、白芥子、苏子、莱菔子）。

加减：若痰湿重，痰多粘腻或稠厚，胸闷，脘痞，加苍术、厚朴以增强燥湿化痰之力；若寒痰较重，痰黏白如泡沫，怕冷，加干姜、细辛以温肺化痰；脾虚症候明显加党参、白术以健脾益气。症情平稳后可服六君子汤加减以资调理。

4.痰热郁肺证

症候特点：咳嗽气息粗促，或喉中有痰声，痰多，质黏稠或黄稠，咯吐不爽或痰中带血，胸胁胀满，咳时引痛，或有身热，渴喜冷饮，舌质红，苔黄腻，脉滑数。

治法：清热化痰，肃肺止咳。

方药：清金化痰汤（黄芩、桑白皮、栀子清、贝母、瓜蒌、桔梗、茯苓、陈皮、甘草、麦冬、知母）。

加减：痰热壅盛者加鱼腥草、金荞麦根、冬瓜仁清化痰热；胸满咳逆，痰涌，便秘者，加葶苈子、大黄泻肺通腑以逐痰；痰热伤津者，加北沙参、天冬、花粉养阴生津。

5.肺阴亏耗证

症候特点：干咳，咳声短促，痰少黏白，或痰中夹血，口干咽燥，颧红，午后潮热，手足心热，盗汗，舌质红，少苔，脉细数。

治法：滋阴润肺，止咳化痰。

方药：沙参麦冬汤（沙参、麦冬、花粉、玉竹、扁豆、甘草、桑叶）。

加减：咳剧加川贝母、杏仁、百部润肺止咳；若肺气不敛，咳而气促，加五味子、诃子以敛肺；潮热，酌加功劳叶、银柴胡、青蒿、鳖甲、地骨皮以清虚热；盗汗，加浮小麦、乌梅以敛汗；咯吐黄痰，加海蛤粉、知母、黄芩清热化痰；痰中带血，加牡丹皮、栀子、藕节清热止血。

6.肺气虚证

症候特点：久咳，咳声低弱，喘促短气，咯痰稀白，神疲，自汗畏风，易感冒，舌质淡红，苔薄白，脉弱。

治法：补肺益气。

方药：补肺汤合玉屏风散（人参、黄芪、白术、甘草、熟地、五味子、桑白皮、紫菀、黄芪、防风益气固表）。

加减：若咯痰清稀量较多，胸闷气逆，去桑白皮，加干姜、半夏、陈皮、厚朴温肺化饮。

7.肾虚证

症候特点：喘促日久，气息短促，呼多吸少，动则喘甚；面青唇紫，汗出肢冷，跗肿或干咳，面红，烦躁，口咽干燥，汗出如油。舌质淡，苔薄或黑润，脉细、沉弱；或舌质红,少津,脉细数。

治法:补肾纳气。

方药:金匮肾气丸或七味都气丸(熟地、山药、山茱萸、茯苓、泽泻、丹皮、附子、肉桂、五味子)。

加减:阳虚明显者用金匮肾气丸加补骨脂、仙灵脾、鹿角片温补肾阳。阴虚明显者七味都气丸加麦冬、龟板滋补肾阴。如兼标实,痰浊壅肺,喘咳痰多,气急胸闷,即"上实下虚",治宜化痰降逆,温肾纳气,用苏子降气汤加减。

(二)中成药治疗

1.川贝枇杷露　清热宣肺,化痰止咳。用于风热犯肺证,每次 10ml,每天 3 次,口服。

2.咳喘宁口服液　清热宣肺,止咳平喘。用于痰热郁肺证,每次 10ml,每天 3 次,口服。

3.祛痰止咳颗粒　健脾燥湿,祛痰止咳。适用于痰浊壅肺证,每次 2 包,每天 2 次,口服。

4.固本咳喘片　益气固表,健脾补肾。用于脾虚痰盛、肾气不固证,每次 4～5 片,每天 3 次,口服。

5.百令胶囊　补肺肾,益精气。用于肺肾两虚证,每次 3～5 粒,每天 3 次,口服。

(三)古今效验方治疗

1.六君子汤

组方:人参 10g,白术 10g,茯苓 15g,炙甘草 6g,半夏 10g,陈皮 10g。

服法:水煎服。

功效主治:益气健脾,燥湿化痰。用于脾虚痰湿证。

2.小青龙汤

组方:麻黄 9g,芍药 9g,细辛 3g,炙甘草 6g,半夏 9g,干姜 3g,桂枝 6g,五味子 6g。

服法:水煎服。

功效主治:解表散寒,温肺化饮。用于外寒里饮证。

3.清肺止咳方

组方:北沙参 9g,炒黄芩 9g,天冬 9g,麦冬 9g,甜杏仁 9g,川贝母 9g,白人参 5g,川百合 9g,冬瓜子 9g,瓜蒌皮 9g。

服法:水煎服。

功效主治:清肺化痰,益气止咳。用于咳嗽痰多,口干自汗。

4.气肿方

组成:五爪龙 30g,太子参 30g,白术 15g,茯苓 15g,甘草 5g,苏子 10g,莱菔子 10g,白芥子 10g,鹅管石 30g。

服法:水煎服。

功效主治:慢性支气管炎,肺气肿,咳喘之缓解期。

(四)外治

1.穴位敷贴

选穴:可取肺俞、脾俞、心俞、肾俞、膈俞、中府、膻中、中脘、气海、关元、足三里、天突、列缺等穴位。常用药物如白芥子、甘遂、细辛、玄胡、苏子等。

操作:将药物研末,加入少许生姜汁调成糊状制成敷贴膏。每次敷贴选 6～8 个穴位。敷贴时间为每年的三伏天:初伏、中伏、末伏各 1 次,每次贴敷时间为 4～6h,3 年为 1 个疗程。

2.穴位注射

选穴:主穴为肺俞、定喘,配穴为肾俞、丰隆、曲池。

操作:每次选 4 穴,每穴注射核酪注射液或胎盘注射液 1ml,共 4ml。每周 3 次,2 周为一个疗程。

3.穴位埋线

选穴:定喘、风门、肺俞、脾俞、肾俞。

操作:常规消毒局部皮肤,用 6 号注射针针头作套管,28 号 5cm(1 寸半)长的毫针剪去针尖作针芯,将 0000 号羊肠线 0.5～1cm 放入针头内埋入穴位。每 10 天埋一次,3 个月为一疗程。

4.针灸疗法

选穴:肺俞、定喘、膻中、天突。痰热郁肺证加丰隆、合谷、尺泽;痰湿蕴肺证加脾俞、足三里、中脘、丰隆;虚喘证加脾俞、肾俞、膏肓俞、足三里、关元、气海。

操作:实喘用泻法或平补平泻法,虚喘用补法。每天 1 次,10 天为 1 个疗程。

第三节　支气管哮喘

支气管哮喘(简称哮喘),是由嗜酸性粒细胞、肥大细胞和 T 淋巴细胞等多种炎性细胞参与的慢性气道炎症。在易感者中此种炎症可引起反复发作的喘息、气促、胸闷和(或)咳嗽等症状,多在夜间或凌晨发作、加剧,常伴有广泛而多变的呼气流速受限,而部分患者可自然缓解或经治疗缓解,另外气道对多种刺激因子的反应性增高。国外支气管哮喘患病率、死亡率逐渐上升,全世界支气管哮喘患者约1亿人,成为严重威胁人类健康的主要慢性疾病。我国哮喘发病率为1％,儿童达3％。

哮喘的狭义定义应为:机体由于外在或内在的过敏原或非过敏原等因素,通过神经体液导致气道可逆性痉挛。临床上表现为屡次反复的阵发性胸闷,伴哮鸣音,并以呼气为主的呼吸困难或兼有咳嗽。

从广义来看,哮喘的临床表现是由许多不同程度的病理生理变化而形成的综合征,例如:支气管平滑肌痉挛、气道黏膜水肿、黏液分泌增多、黏膜纤毛功能障碍、支气管黏膜肥厚、支气管黏液栓塞等,各种病理生理变化程度不同可导致临床上不同程度的哮喘症候群,重者表现为急性严重的哮喘持续状态,轻者仅表现为胸闷,有些则以咳嗽为主。而一般所说的支气管哮喘常指狭义的定义。

【病因病机】

哮喘病为痰浊伏肺,复感外邪,或饮食、劳倦、情志等因素,引动伏痰,痰随气升,气因痰阻,痰气交阻所致。《症因脉治·哮病》说:"哮病之因,痰饮留伏,结成窠臼,潜伏于内,偶有七情之犯,饮食之伤,或外有时令之风寒束其肌表,则哮喘之症作矣。"

1.外邪侵袭　为哮喘发病的首要诱因,以寒冷、感冒最多,其次为闻及异味或吸入烟尘花粉等。外邪袭肺,郁阻肺气,气不布津,聚液成痰,痰浊内蕴,导致哮喘。哮证属于肺系疾患。肺开窍于鼻,外合皮毛,与外界气候有密切关系,故气候突变,由热转寒,尤其是深秋寒冬季节,其发病率较高。

2.饮食不当　饮食偏嗜以甜、咸、酸者居多,贪食生冷则寒饮内停,嗜食酸咸肥甘则积痰生热,食海腥发物则脾失健运、痰浊内生。痰阻于肺,郁遏肺气,发为哮喘。由于个体素质的不同,对各类食物有一定的特异性。

3.情志失和　以盛怒、焦急、过喜等情志改变诱发为主。忧思恼怒,情志内伤,肝失疏泄,气机壅滞,气不化津,聚而成痰;或暴怒伤肝,肝气亢盛,上侮肺金,肝气上逆于肺,肺气不得宣降上逆而发为哮喘。

4.先天不足　如幼儿哮证往往由于禀赋不足所致,故又称"幼稚天哮"。

5.病后体弱　幼年患麻疹、顿咳,或反复感冒、咳嗽日久等导致肺虚,肺气不足,阳虚阴盛,气不化津,痰饮内生;或阴虚阳盛,热蒸液聚,痰热胶固。

【临床表现与诊断】

1.临床表现

(1)症状:与哮喘相关的症状有咳嗽、喘息、呼吸困难、胸闷、咳痰等。典型表现是发作性伴有哮鸣音的呼气性呼吸困难。严重者被迫采取坐位或呈端坐呼吸,干咳或咳大量白色泡沫痰,甚至出现发绀等。哮喘症状可在数分钟内发作,经数小时至数天,用支气管扩张药或自行缓解。早期或轻症患者多数以发作性咳嗽和胸闷为主要表现,这些表现缺乏特征性。哮喘的发病特征是:①发作性。当遇到诱发因素时呈发作性加重。②时间节律性:常在夜间及凌晨发作或加重。③季节性:常在秋冬季节发作或加重。④可逆性:平喘药通常能够缓解症状,可有明显的缓解期。认识这些特征,有利于哮喘的诊断与鉴别。

(2)体检:缓解期可无异常体征。发作期胸廓膨隆,叩诊呈过清音,多数有广泛的呼气相为主的哮鸣音,呼气延长。严重哮喘发作时常有呼吸费力、大汗淋漓、发绀、胸腹反常运动、心率增快、奇脉等体征。

(3)辅助检查

1)血液常规检查:发作时可有嗜酸性粒细胞增高,但多数不明显,如并发感染可有白细胞增高,分类中性粒细胞比例增高。

2)痰液检查:涂片在显微镜下可见较多嗜酸性粒细胞,可见嗜酸性粒细胞退化形成的尖棱结晶(Charcort-Leyden 结晶体)、黏液栓(Curschmann 螺旋)和透明的哮喘珠(Laennec 珠)。如合并呼吸道细菌感染,痰涂片革兰染色、细胞培养及药物敏感试验有助于病原菌的诊断及指导治疗。

3)肺功能检查:缓解期肺通气功能多数在正常范围。哮喘发作时,由于呼气流速受限,表现为第 1 秒用力呼气量(FEV_1)、1 秒率($FEV_1/FVC\%$)、最大呼气中期流速(MMER)、呼出 50% 与 75% 肺活量时的最大呼气流量(MEF 50% 与 MEF 75%)以及呼气峰值流量(PEFR)均减少。可有用力肺活量减少、残气量增加、功能残气量和肺总量增加,残气量占肺总量百分比增高。经过治疗后可逐渐恢复。

4)血气分析:哮喘严重发作时可有缺氧,PaO_2 和 SaO_2 降低,由于过度通气可使 $PaCO_2$ 下降,pH 值上升,表现为呼吸性碱中毒。如重症哮喘,病情进一步发展,气道阻塞严重,可有缺氧及 CO_2 潴留,$PaCO_2$ 上升,表现为呼吸性酸中毒。如缺氧明显,可合并代谢性酸中毒。

5)胸部 X 射线检查:早期在哮喘发作时可见两肺透亮度增加,呈过度充气状态;在缓解期多无明显异常。如并发呼吸道感染,可见肺纹理增加及炎症性浸润阴影。同时要注意肺不张、气胸或纵隔气肿等并发症的存在。

6)特异性过敏原的检测:可用放射性过敏原吸附试验(RAST)测定特异性IgE,过敏性哮喘患者血清 IgE 可较正常人高 2~6 倍。在缓解期可做皮肤过敏试验判断相关的过敏原,但应防止发生过敏反应。

2.诊断要点

（1）反复发作的喘息、呼吸困难、胸闷或咳嗽，多与接触变应原、冷空气、物理和化学性刺激、病毒性上呼吸道感染、运动等有关。

（2）发作时在双肺可闻及弥漫性以呼气相为主的哮鸣音，呼气相延长。

（3）用平喘药能明显缓解症状，或上述症状可自行缓解。

（4）除外其他疾病所引起的喘息、气急、胸闷和咳嗽。

（5）症状不典型者（如无明显喘息和体征），应按具体情况选择下列检查，下列三项中至少应有一项阳性，结合平喘治疗能明显缓解症状和改善肺功能，可以确定诊断。

1）支气管激发试验：指采用特异性或非特异性刺激，观察气道的反应的程度，以判明气道反应高低的方法。通常以组胺或乙酰甲胆碱吸入试验最常用且敏感性最高。吸入组胺累积量≤7.8μmol 或乙酰甲胆碱浓度≤8mg，肺通气功能（FEV_1）下降＞20％者为气道高反应性，是支持支气管哮喘的有力证据，一般适用于通气功能在正常预计值的 60％或 60％以上的患者。

2）支气管舒张剂试验：吸入试验和 2 周强化平喘治疗（包括糖皮质激素的使用前后肺通气功能比较：对已存在气道阻塞、通气功能在正常预计值的 60％以下者，测定吸入砂丁胺醇气雾剂 0.2mg，15min 或强化平喘治疗后，如口服强的松 20～40mg/d，2 周）的肺通气功能（FEV_1）的变化，改善＞15％以上者，且绝对值增加≥200ml 为阳性，结合临床可以确诊。

3）支气管哮喘运动激发试验：正常值试验不出现阳性反应。运动诱发的支气管哮喘，典型病例是在运动 6～10min、停止运动后 2～15min 出现阳性反应，支气管痉挛最为明显。

【鉴别诊断】

由于哮喘的临床表现并非哮喘特有，所以，在建立诊断的同时，需要除外其他疾病引起的喘息、胸闷和咳嗽。

1.心源性哮喘 心源性哮喘常见于左心衰竭，发作时的症状与哮喘相似，但心源性哮喘多有高血压、冠状动脉粥样硬化性心脏病、风心病和二尖瓣狭窄等病史和体征。阵发咳嗽，常咳出粉红色泡沫痰，两肺可闻及广泛的水泡音和哮鸣音，左心界扩大，心率增快，心尖部可闻及奔马律。胸部 X 射线检查时，可见心脏增大、肺淤血征，心脏 B 超和心功能检查有助于鉴别。若一时难以鉴别，可雾化吸入选择性β_2激动剂或注射小剂量氨茶碱，缓解症状后进一步检查，忌用肾上腺素或吗啡，以免造成危险。

2.喘息型慢性支气管炎　实际上为慢性支气管合并哮喘,多见于中老年人,有慢性咳嗽史,喘息长年存在,有加重期;有肺气肿体征,两肺可闻及水泡音。

3.支气管肺癌　中央型肺癌导致支气管狭窄或伴感染及类癌综合征,可出现喘鸣或类似哮喘样呼吸困难,肺部可闻及哮鸣音。但肺癌的呼吸困难及哮鸣症状进行性加重,常无诱因,咳嗽可有血痰,痰中可找到癌细胞,胸部 X 射线摄片、CT、MRI 检查、纤维支气管镜检查常可明确诊断。

4.气管内膜病变　气管的肿瘤、内膜结核和异物等病变,引起气管阻塞时,可以引起类似哮喘的症状和体征。通过提高认识,及时做肺流量-容积曲线,气管断层 X 光摄片或纤维支气管镜检查,通常能明确诊断。

5.变态反应性肺浸润　见于嗜酸性粒细胞增多症、肺嗜酸粒细胞增多性浸润、多源性变态反应性肺泡炎等。致病原因为寄生虫、原虫、花粉、化学药品、职业粉尘等,多有接触史,症状较轻,可有发热等全身性症状。胸部 X 射线检查可见多发性、此起彼伏的淡薄斑片浸润阴影,可自行消失或再发。肺组织活检也有助于鉴别。

【治疗】

1.辨证治疗

(1)哮喘发作期

1)寒哮

主症:呼吸急促,喉中哮鸣如水鸡声,痰白而黏或稀薄多沫,胸膈满闷如窒,面色晦滞带青,口不渴或渴喜热饮,舌苔白滑,脉浮紧。常兼风寒表证。

治法:温肺散寒,豁痰降气。

方药:射干麻黄汤化裁(射干 10g、麻黄 10g、生姜 12g、细辛 6g、五味子 10g、清半夏 10g、款冬花 12g、紫菀 10g、大枣 5g、厚朴 15g、白芥子 10g、旋覆花 12g)。亦可选用小青龙汤加减。

2)热哮

主症:呼吸急促,喉中痰鸣有声,唇绀气粗,痰黄黏难出,咳吐不利,烦闷躁动,不能平卧,多汗,口渴喜饮,舌红苔黄,脉滑数。

治法:清热化痰,宣肺平喘。

方药:定喘汤合小陷胸汤加减(杏仁 12g、黄芩 12g、款冬花 10g、麻黄 10g、紫苏子 12g、白果 10g、桑白皮 15g、清半夏 10g、甘草 6g、全瓜蒌 15g、黄连 6g、磁石 15g)。

(2)缓解期

1)肺气亏虚

主症:正气不足,无力御邪,稍有不正之气来犯,即可发病。平素怯寒自汗,易患感冒,而每因感冒致哮喘发作,发作时呼吸无力,胸闷心慌,面白无华,口舌色暗,脉数而无力。

治法:补肺益气,固卫平喘。

方药:玉屏风散合生脉散加减(黄芪 30g、白术 15g、防风 6g、党参 15g、五味子 12g、麦冬 15g、诃子 12g、百合 15g、甘草 10g)。

2)脾气亏虚

主症:素体不健,常有咳嗽,多痰,气短,纳差脘痞,倦怠乏力,大便不实,舌淡苔白,脉虚。

方药:芪苡四君子汤加减(黄芪 30g、薏苡仁 30g、党参 20g、白术 15g、云茯苓 15g、甘草 12g、陈皮 6g、半夏 12g、厚朴 15g、莱菔子 15g)。

3)肾气亏虚

主症:久病哮喘,平素短气,动辄喘甚,伴见腰膝酸软,怯寒神倦,或盗汗,手足心热,舌红少津,脉细数。

治法:补肾纳气。

方药:金匮肾气丸加味(制附子 10g、肉桂 10g、熟地黄 24g、山药 30g、山茱萸 15g、泽泻 10g、牡丹皮 12g、茯苓 15g、磁石 30g)。

2.单验方

(1)罗汉果,每日 1 枚,煎服。

(2)瓜蒌 30g、绿豆 50g,煎汤口服。

3.中成药

(1)千金定吼丸:每次 1 丸,每日 1 次,用于哮喘急发,痰涎壅盛者。

(2)金水宝胶囊:每次 4 粒,每日 2~3 次,用于哮喘缓解期,肺肾气虚者。

(3)固本喘咳片:每次 4 片,每日 3 次,适用于虚喘。

4.针灸治疗

(1)发作期:取定喘、孔最、肾俞、肺俞、足三里、丰隆,每天取 1 组,10 天 1 个疗程。

(2)缓解期:取大椎、肺俞、肾俞、脾俞、足三里、太溪,诸穴皆用补法。

【预后】

哮喘的转归和预后与疾病的严重程度有关,更重要的是与正确的治疗方案有关。多数患者经过积极系统的治疗后,能够达到长期稳定。尤其是儿童哮喘,通过积极而规范的治疗后,临床控制率可达 95%。青春期后超过 50%的患者完全缓解,无需用药治疗。个别病情重,气道反应性增高明显,或合并有支气管扩张等疾病,治疗相对困难。个别患者长期反复发作,易发展为肺气肿、肺源性心脏病,最终导致呼吸衰竭。从临床角度来看,不规范和不积极的治疗,使哮喘长期反复发作是影响预后的重要因素。

【预防调摄】

支气管哮喘是因支气管痉挛,黏膜水肿,分泌物增多而引起支气管阻塞的过敏性疾病,其诱发因素除粉尘、花粉,或冷空气、油烟、化学性气味等之外,饮食不宜也常常导致哮喘发作。

减少室内其他产生异体蛋白的来源,如室内要避免潮湿、阴暗,减少霉菌的滋生;避免种植一些有花植物,特别是春季等花粉飘扬的高峰季节宜关闭门窗。

室内不要喂养各种宠物,因猫、狗、鸟类等宠物的皮毛、皮屑、分泌物及排泄物均有可能作为过敏原而导致哮喘发作。陈旧的羽毛和羊毛也常引起过敏。

一些昆虫(主要是蟑螂)的排泄物也可引起哮喘发作,有人认为蟑螂是引起华东地区哮喘发作的主要过敏原。

饮食宜清淡,忌食刺激性食物。供给充足的蛋白质和铁,应多吃瘦肉、动物肝脏、豆腐、豆浆等;宜多吃新鲜菜和水果。忌食海腥肥腻及易产气食物,鱼虾、肥肉易助湿生痰,产气食物如韭菜、地瓜等,对肺气宣降不利,故均应少食或不食。

第四节　支气管扩张

支气管扩张属于支气管慢性异常扩张性疾病,常由感染、理化、免疫或遗传等原因引起支气管壁肌肉和弹力支撑组织的破坏而引起中等大小的支气管不正常扩张,多起病于儿童和青年时期。临床主要表现为慢性咳嗽、咳大量脓痰和/或反复咯血。近年来,随着抗生素的大量应用和儿童疫苗预防接种的普及,本病发病已呈逐渐减少趋势。

【病因病机】

1.中医学认识　中医学将本病归属于"劳嗽"、"咯血"、"肺痈""肺痿"等范畴。肺痿之病名,首见于《金匮要略》曰:"其人咳,口中反有浊唾涎沫者何?师曰:为肺痿之病。"明·王肯堂《证治准绳·诸气门》所述"肺痿或咳沫,或咳血",与支气管扩张症颇为相似。明·戴原礼《证治要诀》中介绍:"劳嗽……所嗽之痰,或脓,或时有血腥臭异常。"比较符合本病的表现。

肺主气,主宣发肃降,通调水道,开窍于鼻,外合皮毛。若先天禀赋不足,或感受外邪,或劳倦过度,均易导致肺脏受损,日久可致肺脏气阴两虚,而肺虚又易招致邪侵,从而使疾病反复发作,不易恢复。从临床上看,本病好发于青少年和儿童,青少年正值发育阶段,机体处于易虚易实的状态,而本病患者也多形瘦羸弱,常伴气短不足以息、喘促等症,故肺虚为本病之根本。然而肺主通调水道,若肺气不足,则通调水道的功能减弱,水液停聚于肺系,随肺气上逆而出现咳痰;邪壅于肺,郁久化热,痰热内壅,则痰色黄稠;邪热炽盛,邪正相争,逼津外泄,则发热、汗出;若热伤肺络,络损血溢,可致咯血;血溢脉外,而成瘀血;若痰热阻滞肺络导致气滞血壅,络脉气血不得畅通,则出现胸痛;血腐化脓,则咳吐脓血腥臭痰,总而言之,本病主要病机以肺虚为本,痰热瘀结为标。

(1)先天不足,素体多虚:因先天禀赋不足,正气亏乏,无力抵御外邪,易受外邪侵袭;或幼时患百日咳、麻疹等,久病导致肺气虚弱,以致气阴两伤,累及于肾,使肺肾两虚,水亏火旺,如《景岳全书》所说:"水亏则火盛,火盛则刑金,金病则肺燥,肺燥则络伤而嗽血。"若病久不愈,终可致肺、脾、肾三脏俱虚。如本病好发于儿童及青少年,发病者亦多有长期呼吸道感染史等。

(2)外邪侵袭:肺为娇脏、华盖之府,容易感受风寒、风热、火热燥邪。外邪袭肺,致肺气不得宣降,气不布津,炼液成痰,使痰浊内蕴,郁久化热,顽结于肺;或火热燥邪灼伤肺络,症见干咳、咯血。肺开窍于鼻,外合皮毛,与外界气候变化关系密切,故冬春气候多变之时,本病发病率较高。

(3)饮食不节:若病久迁延不愈,则子病及母,肺脾同病,加之饮食失当,或有偏嗜,致使脾运化水液功能失调,痰浊内生,上注于肺;或肺、脾气虚不能统摄血液,使血溢脉外而发病。

(4)情志不和:肝脉由下而上贯膈注于肺,其气升发,助肺宣发;肺居上焦,其气肃降,可抑制肝阳上升太过,此乃金制木之意。若病久肺虚,失其清肃之性,则肝木易于上乘,反侮于肺;遇之情志不舒,使肝气郁结,化火上逆犯肺,灼伤肺络,发为咳逆、咯血之症。

2.发病机制

(1)感染:在感染导致的支气管扩张中,尤以婴幼儿百日咳、麻疹、支气管肺炎最为常见。由于儿童支气管壁较狭细,管壁薄,易阻塞,反复感染可破坏支气管壁各层组织,尤其是平滑肌和弹性纤维遭到破坏,削弱了管壁的支撑作用。

(2)阻塞:各种原因引起的支气管扭曲变形以致阻塞,致使肺不张,从而失去肺泡弹性组织的缓冲作用,导致胸腔内负压并直接牵拉支气管管壁,引发扩张。同时,呼吸道阻塞亦可引起远端支气管-肺组织感染。

(3)先天性发育缺损和遗传:先天性发育障碍,如软骨发育不全或弹性纤维不足,导致局部管壁薄弱或弹性较差,通常伴有鼻窦炎及右位心,被称为 Kartagener 综合征。与遗传有关的肺囊性纤维化,由于支气管黏液腺大量分泌黏稠黏液,血清内可含有抑制支气管柱状上皮细胞纤毛活动的物质,导致分泌物潴留在支气管内,引起阻塞、肺不张和继发感染,其反复发生可引起支气管扩张。

(4)其他:近年发现,部分支气管扩张患者常伴有体液免疫或细胞免疫功能异常,同时,风湿性关节炎、溃疡性结肠炎、系统性红斑狼疮、支气管哮喘等疾病常伴有支气管扩张,提示支气管扩张与机体免疫功能失调关系密切,但目前尚没有进一步的研究成果。

【临床表现与诊断】

1.临床表现

(1)症状:慢性咳嗽、咳大量脓性痰和反复咯血是支气管扩张症的典型临床症状。其临床症状与支气管病变的轻重、感染程度有关。感染加重或急性发作时可出现发热、胸痛、盗汗、食欲减退,同时伴有痰量增多,每日可达数百毫升;痰液一般呈黄绿色脓I性,若混合有厌氧菌感染,则常带有臭味;收集整日痰液于玻璃瓶中静置,可见分层现I象:上层为泡沫,下层为脓性成分,中间为浑浊黏液,底层为坏死组织沉淀物。部分患者仅表现为反复咯血,平素无大量咳痰,多出现于上叶结核引起的支气管扩张;相对于咳大量脓痰的湿性支气管扩张,仅表现为咯血的称为干性支气管扩张。

(2)体征:典型化脓性支气管扩张病情进展或继发感染时,患侧肺部可闻及固定湿啰音,或伴干啰音。反复咳嗽、咳脓痰的慢性患者常有消瘦、杵状指(趾)等体征。干性支气管扩张或部分患者可以没有阳性体征。

(3)并发症:支气管扩张反复发生感染可导致病程进行性加重,可出现肺纤维化、代偿性及阻塞性肺气肿,也可以并发肺脓肿、气胸、胸膜炎等。伴有气道高反应性或反复发作致肺功能受损者可出现喘息。病程晚期可出现肺源性心脏病和呼吸衰竭。

2.诊断

(1)病史:此类患者一般在幼年有反复呼吸道感染病史,如百日咳、麻疹等,许多人可伴有鼻窦炎和鼻后滴流综合征,成为下呼吸道反复感染的重要原因。早年诱发支气管扩张的呼吸道感染史、反复咳嗽、咳脓痰及咯血对支气管扩张的诊断具有提示性意义,但支气管扩张必须通过影像学检查确诊。

(2)影像学检查:传统的支气管造影,由于耐受性较差,现已基本被高分辨计算机体层摄影(HRCT)取代,用 HRCT 诊断支气管扩张的敏感性在 87%～97%,特

异性在 $93\%\sim100\%$。典型的支气管扩张在影像学上的特征为支气管管腔扩张（支气管的内径大于伴行的肺动脉），支气管壁增厚，正常支气管的鼠尾征消失，扩张的支气管腔内出现气液平面。其中柱状扩张表现为与扫描平面平行的支气管呈分枝状的"双轨征"，与扫描垂直的支气管表现为壁厚的圆形透亮影，如果伴行的肺动脉与之相贴时形成有特征的"印戒征"；静脉曲张型扩张的支气管表现与柱状扩张相似，但其管壁厚薄不均呈"串珠状"；囊状扩张的支气管呈单个或多个簇状含气球囊，伴感染时可见液平面。用普通的 X 射线胸片检查，常无明显异常或仅有肺纹理增多或变浓，在疾病晚期可显示沿支气管分布的卷发状或蜂窝状阴影，感染时可见液平面，偶可见肺叶或肺段不张。鼻窦部的 CT 检查对原发性纤毛不动综合征和弥漫性泛细支气管炎有提示意义，怀疑原发性纤毛不动综合征时必须做支气管黏膜电镜检查，怀疑阻塞时必须行纤维支气管镜检查，以明确病因。现在，随着技术的提高，部分患者虽无咳嗽、咳脓痰、咯血的病史，但在影像学上可发现明显的支气管扩张。

（3）实验室检查：影像学检查尽管能在结构上明确诊断，但不能确诊引起扩张的具体病因。因此，在诊断特发性支气管扩张之前，必须排除先天遗传、免疫因素和系统性疾病等并发的支气管扩张。一般情况下，血清学免疫球蛋白检查是必需检查项目，包括 IgG 的亚型，以排除选择性丙种球蛋白缺乏症，而 IgE 的升高可以提示变态反应性肺曲菌病的诊断。无论是原发性或继发性支气管扩张，出现脓痰时应进行痰涂片检查和痰培养细菌分离，以明确具体菌种，选择合适抗生素。对于抗菌治疗效果不佳的患者，必须做抗酸染色和分枝杆菌的培养，以排除结核和细胞内分枝杆菌感染。

【鉴别诊断】

1.慢性支气管炎　好发于中老年吸烟患者，容易在冬春季节出现咳嗽、咳痰，痰液多为白色黏液痰，很少或仅在急性发作时才出现脓性痰；两侧肺底可闻及散在而细的干、湿啰音。

2.肺脓肿　常起病急，伴有高热、咳嗽和大量脓臭痰；X 射线检查可见局部浓密炎症阴影，中间有空腔液平面。急性肺脓肿经抗生素治疗后，炎症可完全吸收消退；慢性肺脓肿则常有急性肺脓肿病史。

3.肺结核　常有低热、盗汗等结核性全身中毒症状，干、湿啰音多局限于上肺叶局部，X 射线胸片和痰结核菌检查可作出诊断。

4.先天性肺囊肿　X 射线检查可见多个边界纤细的圆形或椭圆形阴影，壁薄，周围组织无炎性浸润，胸部 CT 检查和支气管造影可辅助诊断。

5.弥漫性泛细支气管炎　患者有慢性咳嗽、咳痰、活动时呼吸困难及慢性鼻窦炎,胸片及 CT 检查可见弥漫分布的边界不清楚的小结节影,类风湿因子、抗核抗体、冷凝集试验可呈阳性表现,如需确诊需借助病理学检查。

【治疗】

针对本病对应的中医学范畴,古代医家已积累了一些治疗经验。如某学者将肺痿的治疗要点归结为:"缓而图之,生胃津,润肺燥,下逆气,开积痰,止浊痰,补真气。"而学者在《证治汇补》中强调:"治宜养血润肺,养气清金。"对于本病的治疗具有一定的指导意义。从现代临床来看,本病属于本虚标实之证,发病有轻重缓急之分,治宜分清主次。治疗上可分为急性发作期和慢性缓解期,急性发作期以急则治其标为主,采用"清热、散寒、柔肝"等治疗手段;慢性缓解期根据"培土生金"理论,重在补脾,兼顾调补肾脏。

1.辨证治疗

(1)外寒内饮

主症:恶寒发热,咳逆,痰色白清稀量多,小便清少,舌淡润苔白滑,脉滑。

治法:宣肺解表,化痰祛浊。

方药:小青龙汤加减(麻黄 10g、桂枝 15g、白芍 12g、甘草 10g、半夏 10g、干姜 10g、细辛 3g、五味子 10g)。

加减:若寒邪郁久兼有里热,可加用石膏 30g 以清里热。

(2)痰热蕴肺

主症:长年咳嗽,咳吐大量黄稠痰或带有脓血,尤以晨起和就寝时为甚,时有发热、盗汗,甚则喘逆痰鸣,咳则胸痛,烦渴引饮,口干,大便干结,小便赤涩,舌红苔黄腻,脉滑数等。

治法:清热化痰,宣肺泻火。

方药:苇茎汤或清气化痰汤加减(芦根 30g、桃仁 12g、薏苡仁 30g、陈皮 10g、杏仁 10g、枳实 12g、黄芩 10g、瓜蒌仁 15g、茯苓 15g、胆南星 8g、制半夏 10g)。

加减:若兼有脓血,应辅以泻火凉血,可加生藕节 15g、侧柏叶 15g、花蕊石 30g 等。

(3)肝火犯肺

主症:咳嗽阵作,干咳带血或咯血,或痰中带血,胸胁胀痛,烦躁易怒,目赤涩,口苦,舌质红,苔黄,脉弦数。

治法:清肝泻肺,凉血止血。

方药:泻白散合黛蛤散加减(桑白皮 15g、地骨皮 12g、粳米 30g、甘草 10g、青黛

5g、海蛤壳15g、诃子10g,或合用龙胆泻肝汤加减。痰喘咳逆甚者可用旋覆代赭石汤合黛蛤散加减。

(4)阴虚火旺

主症:咳而少气,咳嗽痰少,痰中带血或反复咳血,血色鲜红,倦怠懒言,声低,面色少华,畏风寒,午后颧红,潮热盗汗,口干咽燥,舌质红,脉细数。

治法:益气养阴,清热凉血。

方药:百合固金汤合生脉饮加减(生地黄25g、熟地黄21g、麦冬15g、甘草15g、白芍15g、百合15g、玄参12g、桔梗15g、当归15g、知母10g、太子参15g、五味子10g)。

(5)肺脾两虚

主症:气短而咳,咳痰量多或有咯血,浑身倦怠乏力,不思饮食,舌淡苔滑润,脉沉滑无力。

治法:燥湿化痰,理气止咳。

方药:二陈汤或六君子汤合三子养亲汤加减(陈皮8g、茯苓15g、半夏10g、甘草6g、乌梅15g、紫苏子10g、莱菔子15g、白芥子10g)。

加减:兼有咯血者,辅以健脾止血,可加党参30g、焦术15g、藕节炭21g、白茅根30g等。

(6)肺肾两虚

主症:胸满,气短,动则气喘,咳声低怯,晨起咳吐白色泡沫状黏痰,面色晦暗或㿠白,舌淡苔白,脉沉细无力。

治法:补肾纳气,降气平喘。

方药:方用金匮肾气丸合参蛤散(附子10g、肉桂10g、熟地黄24g、山茱萸12g、山药30g、牡丹皮10g、茯苓15g、泽泻12g、人参15g)。

加减:若兼有浮肿,已伤及肾阳,需温阳化饮,可合用真武汤或五苓散;若兼有干咳、咯血,为肺肾之阴已伤极,使得水亏火旺,脉络受损血溢于外,当填补真阴、凉血止血、止嗽化痰,可用六味地黄丸合参蛤散,加黄芩、牛膝炭、三七粉等。

2.单验方

(1)鱼旱蛋方加味鲜鱼腥草200g,墨旱莲100g,鲜鸡蛋4个,煎服。

(2)支气管扩张丸北沙参120g,麦冬80g,西洋参100g,玄参80g,百合120g,川贝母100g,海浮石80g,薏苡仁80g,白及140g,花蕊石(醋煅)100g,三七100g,生甘草40g,紫河车4具。以上诸药共为细末,炼蜜为丸,每丸重9g,每次1丸,每日3次。

（3）有学者在急性发作期痰热较盛者常用经验方全瓜蒌 15g、桑白皮 12g、黄芩 10g、黛蛤散 5g、薏苡仁 20g、冬瓜子 15g、赤芍 15g、桃仁 12g、浙贝母 10g、桔梗 10g、芦根 15g。咳甚者加炙百部 10g、杏仁 10g,痰火盛者加金荞麦 12g、鱼腥草 15g。苔腻湿盛者加苍术 10g、白术 15g、连皮茯苓 15g,气虚明显者加黄芪 30g、太子参 20g,胸闷者加郁金 15g、枳壳 12g,痰中带血者加制大黄 10g、白及 10g,伴气喘者加葶苈子 10g、射干 10g、炙麻黄 10g。若以咳血为主要症状,常用咳血方,药用黄芩 12g、生地黄 15g、牛膝 12g、白茅根 15g、三七粉 3g、白及粉 3g。火盛者加水牛角 15g、生石膏 30g,肝火盛者加牡丹皮 10g、炒栀子 5g、青黛 5g,肺热盛者加金荞麦 10g、鱼腥草 20g,津伤者加芦根 15g、天花粉 15g,咳甚者加马兜铃 10g、百部 12g,颧红潮热者加青蒿 15g、知母 12g、地骨皮 12g、白薇 10g,兼外感者加金银花 20g、连翘 15g、桑叶 15g,痰多者加黛蛤散 5g、制大黄 10g。

在慢性迁延期常用经验方,药用南沙参 15g、麦冬 15g、百合 10g、生地黄 15g、桑白皮 10g、地骨皮 12g、浙贝母 10g、枳壳 12g、丹参 15g 等。气虚者加太子参 30g、黄芪 30g,潮热者加银柴胡 10g、青蒿 15g、白薇 10g、知母 12g,咳者加蒸百部 10g、紫菀 10g,咽干不利者加桔梗 12g、玄参 15g,口干者加芦根 15g、天花粉 12g,盗汗者加煅龙骨 30g、煅牡蛎 20g、浮小麦 30g,脾虚者加服参苓白术散,肾阴不足者加服六味地黄丸。

3.中成药

（1）金水宝胶囊:每次 3 粒,每日 3 次,口服。

（2）云南白药:每次 1g,每日 3 次,口服。

（3）双黄连口服液:每次 10ml,每日 3 次,口服。

4.针灸治疗

（1）体针治疗:①以孔最、膈俞、肺俞、三阴交为主穴。若痰湿盛者配膻中、丰隆;阴虚火旺配太溪、复溜;肝火犯肺配太冲、阳陵泉;肺肾气虚配肾俞、足三里。每日针 1 次,平补平泻,可留针 10～20min。②以大椎、天突、尺泽、丰隆为主穴,足三里、列缺、肺俞、肾俞为配穴。咯血期,进针得气后用泻法,留针 30min;缓解期,施平补平泻手法,留针 15～20min。隔日 1 次,10 次为 1 个疗程,疗程间隔 1～2 周。

（2）穴位敷贴:以肉桂 3g、硫黄 18g、冰片 9g、大蒜头 1 个,共捣泥,取适量敷于双侧涌泉穴。

（3）穴位注射:选双侧孔最穴,用装 5 号针头的注射器抽取维生素 B,注射液 2～4ml 快速垂直刺入穴位约 0.5cm,然后缓慢向深部刺入约 1cm,回抽无血,将药液缓慢注入。咯血期间 1 日 3 次,每次每穴注入维生素 B 注射液 2ml,3 天为 1 个疗程;咯血止后改为 1 天 1 次,剂量与咯血期间相同,双侧穴位注射或隔日交替注射巩固治疗 2～3 天。

【预后】

本病一旦发生,常迁延不愈,病程长久,且容易反复发作,晚期患者常伴有多种综合性特征,临床治疗的关键在于改善症状,提高患者的生存质量,控制病程,病程长者预后不佳。

【预防调摄】

防治麻疹、百日咳、支气管肺炎及肺结核等急慢性呼吸道感染,增强机体免疫功能及抗病能力,治疗慢性副鼻窦炎和扁桃体炎,注意防止异物吸入气管,对支气管扩张的预防具有重要意义。此外,合理饮食、情志舒畅及季节交替时注意机体适应力的调适等可有效减少本病的反复发作。

第五章　肺部疾病

第一节　肺炎

肺炎是肺实质的急性炎症，可由细菌、病毒、真菌、支原体、衣原体、寄生虫和放射线、化学物质等因素引起。可按病因学分为感染性肺炎和非感染性肺炎两类。前者包括细菌性肺炎、病毒性肺炎、真菌性肺炎、支原体肺炎、衣原体肺炎以及原虫性肺炎等；后者主要是理化因素引起的肺炎，包括放射性肺炎和化学性肺炎。

【病因病机】

根据本病的临床特点，应属于中医"咳嗽"和"风温"等范畴。《素问病机气宜保命集咳嗽论》云："咳嗽为有痰有声，盖因伤于肺气，动于脾湿，咳而为嗽也。"在传统中医观念中，咳嗽可分为内伤咳嗽和外感咳嗽两大类。根据肺炎的临床特征来看，它不只以咳嗽为临床表现，同时还常常伴有发热、寒战和胸痛，故多归于外感范畴，其中以外感热毒常见。本病相关的病因病机如下。

1.风热犯肺　风热犯肺，肺失清肃而咳嗽气粗，或咳声嘶哑，肺热伤津则见口渴、喉燥咽痛；肺热内郁，蒸液成痰，故吐痰不爽，稠黏色黄；风热犯表，卫表不和而见汗出等表热证。

2.肺热炽盛　热邪聚于肺中，热灼肺津，一者炼津而生黄黏之痰，再者，肺津一伤，肺气全被热郁，造成肺气不能宣降，症见咳嗽气急，喘促不息，鼻翼扇动。又因热聚于内与正气相争，故见身大热，口渴欲饮，舌质红，苔黄而干，脉洪或实大。

3.痰热郁肺　本型在临床上较为多见。主要因痰热壅塞肺中，阻遏肺气，故可见咳嗽、黄痰，气急，伴胸痛胸胀，心烦身热，汗出，口渴喜冷饮，舌红黄腻，脉滑数有力。

4.热闭神窍　此型最为危重。因失治或误治造成邪热致盛，直犯心神，热邪内扰，故见神昏，烦躁，谵语，身热不退，呼吸急促，舌绛苔黄，脉滑数。

5.正虚邪恋　是疾病转愈的时期，此时主要表现为咳嗽无力，气短，乏力，少痰，伴有失眠，口渴，舌红少津，脉细或虚。

【临床表现与诊断】

1.临床表现

（1）症状：常有受寒、淋雨、疲劳等诱因，多有上呼吸道感染史。一般起病急骤，寒战，高热，胸部疼痛，咳嗽气短，甚或咳痰带血。重症可发生休克。

1）各种病毒感染起始症状各异，而临床表现一般较轻，与支原体肺炎症状相似，起病缓慢，有头痛、乏力、发热、咳嗽，并咳少量黏痰或血痰。

2）肺炎支原体肺炎潜伏期 2～3 周，一般起病缓慢，约 1/3 病例无症状。以气管-支气管炎、肺炎、耳鼓膜炎等形式出现而以肺炎最重。发病初有乏力、头痛、咽痛、发冷、发热、肌肉酸痛、食欲减退、恶心、呕吐等，头痛显著。发热高低不一，可高达 39℃。2～3 天后出现明显的呼吸道症状如阵发性刺激性咳嗽，干咳或有少量黏痰或黏液脓性痰，有时痰中带血。发热可持续 2～3 周。热度恢复正常后尚可遗有咳嗽，伴胸骨下疼痛。

3）鹦鹉热，本病潜伏期 1～2 周，长者可达 4 周，发病多隐匿。症状似流感，产生严重肺炎始有发冷、发热，体温逐渐升高，可达 40℃ 以上，伴相对缓脉。患者感乏力、肌痛、关节痛。可有鼻衄或斑疹。1 周左右出现咳嗽、咳少量黏痰或痰中带血。尚可出现恶心、呕吐、腹痛等消化道症状，以及嗜睡、谵妄、木僵、抽搐等精神症状。

4）肺炎衣原体肺炎轻症可有明显症状，青少年常有声音嘶哑、干咳、时有发热、咽痛等咽炎、鼻窦炎和支气管炎症状，且可持续数周之久。发生肺炎通常为轻型，与肺炎支原体感染的临床表现极为相似。

（2）体征：呈急性热病容，有不同程度的呼吸困难，口唇发绀。双肺呼吸音减低，有胸膜摩擦音。实变期叩诊呈浊音，语颤增强，可闻及支气管呼吸音。后期出现湿啰音，部分早期出现口周疱疹。各种病毒感染体征往往不明显。病程一般为 1～2 周。免疫缺损的患者，病毒性肺炎常比较严重，有持续性高热、心悸、气急、发绀、极度衰竭，可伴休克、心力衰竭和氮质血症。由于肺泡间质和肺泡内水肿，严重者会发生呼吸窘迫综合征。体检可闻及湿啰音。肺炎支原体肺炎体检示轻度鼻塞、流涕，咽中度充血，耳鼓膜常有充血，约 15% 有鼓膜炎。颈淋巴结可肿大。少数病例有斑丘疹、红斑和唇疱疹。胸部体征约半数可闻及干性或湿性啰音，10%～15% 病例发生少量胸腔积液。

（3）辅助检查

1）血常规：细菌感染时白细胞总数及中性粒细胞明显升高。

2）X 射线检查：肺部有不同程度的阴影。病毒性肺炎 X 射线检查显示弥漫性结节性浸润,偶见局部实变阴影,病灶多见于双下 2/3 肺野。肺炎支原体肺炎 X 射线上肺部病变表现多样化,早期间质性肺炎,此后发展成斑点、片状或均匀的模糊阴影,近肺门较深,下叶较多。约半数为单叶或单肺段分布,有时可侵犯至多叶,有实变。鹦鹉热 X 射线征象示两肺浸润灶,从肺门向外放射,病灶可融合呈叶性分布,下叶较多。常有弥漫性支气管肺炎或间质性肺炎表现,有时可见粟粒样或明显实变阴影或少量胸腔积液。肺炎衣原体肺炎的肺部 X 射线检查常显示肺亚段少量片状浸润灶,并可发展至双肺病变。广泛实变仅见于病情严重者,少数出现胸腔积液,多发生于病程早期。

3)痰液涂片或痰液培养、血液培养,可发现病原。

2.诊断要点　根据典型的症状、体征和 X 射线检查常可建立临床诊断。

【鉴别诊断】

1.肺结核　多有低热、盗汗、乏力、消瘦等结核中毒症状。一般发病缓慢。X 射线有特殊表现,血沉增快,痰中可检出抗酸杆菌。PPD 试验强阳性。

2.支气管肺癌　年龄在 40 岁以上,有刺激性咳嗽和咯血,可通过影像学发现高密度阴影。痰脱落细胞检查可发现癌细胞。支气管镜也有助于诊断。

3.肺梗塞　以咯血和剧烈胸痛为特征。有心脏瓣膜病、静脉血栓形成、骨折等原发病史。发热和白细胞增多呈一过性。

4.急腹症　发生于肺下叶的肺炎,炎症波及膈肌,可引起上腹部疼痛或恶心呕吐等症状,类似于急腹症,通过仔细检查、询问病史及 X 射线有助诊断。

【治疗】

1.辨证治疗

(1)风热犯肺

主症:咳嗽,咳声嘶哑,咳痰黄稠,量不多,汗出,口干,口渴,身热,头身疼痛,舌苔薄黄,脉浮数或滑。

治法:疏风清热,宣肺止咳。

方药:桑菊饮加减(桑叶 15g、菊花 10g、连翘 20g、薄荷 6g、桔梗 12g、杏仁 15g、芦根 30g、甘草 3g)。

加减:咳甚加前胡 12g、贝母 15g;热甚加石膏 54g、知母 12g、黄芩 10g。

(2)肺热炽盛

主症:咳嗽气急,喘促,鼻翼扇动,身大热,心烦闷,有汗或无汗,口渴喜饮,舌质红,苔干黄,脉浮数或洪。

治法:清肺泄热。

方药:麻杏石甘汤加减(炙麻黄 10g、生石膏 30g、杏仁 10g、栀子 12g、黄芩 15g、黄连 6g、知母 12g、天花粉 15g、甘草 6g)。

加减:大便干者可加大黄 8g;痰多者加陈皮 15g、半夏 12g、瓜蒌 12g。

(3)痰热郁肺

主症:咳嗽,气急,胸部疼痛不适,痰多、色黄、黏稠,或夹杂黑色,心烦身热,有汗,口渴喜冷饮;舌质红,苔黄腻,脉滑数。

治法:清热化痰。

方药:柴胡陷胸汤(柴胡 12g、黄连 6g、黄芩 12g、半夏 12g、枳壳 15g、全瓜蒌 20g、桔梗 12g、生姜 10g、浙贝母 15g、胆南星 8g)。

加减:痰多有腥味时可加入鱼腥草 20g、冬瓜仁 20g;喘促加蝉蜕 10g、紫苏子 10g、炙桑皮 15g、沉香 5g。

(4)热闭神窍

主症:以咳喘为主,且痰多黄稠,身热不退,烦躁,神昏谵语,舌红,苔黄腻,脉滑数。

治法:清热开窍。

方药:清营汤合安宫牛黄丸加减(生地黄 20g、羚羊角 0.5g、麦冬 15g、丹参 15g、甘草 12g、金银花 20g、连翘 20g)。

加减:痰多神昏可加胆南星 10g、郁金 15g、石菖蒲 12g;热盛者可加入玄参 12g、黄连 6g、水牛角 30g。

(5)正虚邪恋

主症:咳嗽无力,短气懒言,身热不扬,心烦失眠,口渴,舌红少津,苔少或薄而黄,脉虚数或浮。

治法:益气养阴,清肺化痰。

方药:竹叶石膏汤加减(竹叶 10g、石膏 30g、西洋参 15g、半夏 12g、生地黄 30g、麦冬 20g、沙参 15g、贝母 10g、知母 10g)。

加减:咳嗽重者加前胡 15g、五味子 12g、桔梗 12g;失眠者加远志 12g、合欢皮 15g;发热重者可加地骨皮 15g、青蒿 15g。

2.单验方

(1)金银花 30g,泡服。

(2)鱼腥草 20g、连翘 15g,泡服。

3.中成药

(1)止咳橘红丸 2 丸,口服,每日 3 次,可用于痰热壅盛型。

（2）蛇胆川贝液 10ml，口服，每日 2～3 次，用于肺热咳嗽，痰多色黄者。

（3）穿琥宁注射液 400～600mg，加入 5% 葡萄糖注射液 250ml，静脉滴注，每日 1 次，可用于病毒性肺炎。

（4）清开灵注射液 2～4ml，肌注，每日 2 次；或 20～40ml 加入 5% 葡萄糖注射液 250ml，静脉滴注，每日 1 次，用于高热、神昏者。

【预后】

一般说来，各型肺炎的预后较好，但如果因为年龄过大，免疫力低下，或有各种慢性心、肺疾病，体质较差的患者；或病变广泛，出现休克或败血症者，多预后不良。

【预防调摄】

本病的预防主要是通过各种途径，尤其是通过体育锻炼来增强身体素质，提高机体免疫力。居所要定时通风，避风寒，适劳作。

第二节　肺脓肿

肺脓肿是由多种病因引起的肺组织化脓性病变。从发病途径分为吸入性肺脓肿（约占 60% 以上）、血源性肺脓肿、继发性肺脓肿。早期为化脓性炎症，继而坏死形成脓肿。脓肿破溃进入支气管后，患者可咳出大量脓性臭痰。临床特征为高热、咳嗽和咳大量脓臭痰。男性多于女性，多发生于青壮年。自抗生素广泛使用以来，肺脓肿的发生率已大为减少。

【病因病机】

中医认为，肺脓肿的发病多为风热上受，自口鼻或皮毛侵犯于肺，或因风寒袭肺，未得及时表散，内蕴不解，郁而化热。也可因素有痰热壅肺，或嗜烟酒太过、恣食肥甘等，以致湿热内蕴，使机体易于感受外邪及化脓成痈。此外，劳累过度，正气虚弱，则外邪容易乘袭，引动内伏之痰，痰阻肺络，瘀血内停，随之痰热与瘀血互结，蕴酿成痈。

【临床表现与诊断】

1.症状　起病急骤，畏寒、高热、咳嗽、咳痰。早期为黏液或黏液脓性痰，量不多，高热，可达 39～40℃ 以上，炎症波及局部胸膜可引起胸痛、气促、出汗、乏力、胃纳差等。病变范围较大，可出现气急。当脓肿形成与支气管通连，则咳出大量脓臭痰，提示为厌氧菌感染，故痰带腥臭味。脓痰咳出后体温有所下降。部分患者可出现咯血。

血源性肺脓肿多见畏寒、发热，咳嗽与咳痰较吸入性肺脓肿轻。多先有原发病灶引起的畏寒、高热等全身脓毒血症症状,经数日至 2 周才出现肺部症状,如咳嗽、咳痰等,通常痰量不多,极少咯血,臭痰少有。可在其他脏器发现脓肿,多为金黄色葡萄球菌所致。

病情迁延不愈,一般病程超过 3 个月以上,有慢性咳嗽、咳脓痰、反复咯血、继发感染和不规则发热等,常呈贫血、消瘦,出现杵状指。

2.体检　病变部位叩诊浊音,呼吸音降低,有湿性啰音,慢性肺脓肿者可见消瘦、贫血、杵状指。

3.辅助检查　依据口腔手术、昏迷呕吐、异物吸入,急性发作的畏寒、高热、咳嗽和咳大量脓臭痰等病史,结合白细胞总数和中性粒细胞显著增高,肺野大片浓密炎性阴影中有脓腔及液平面的 X 射线征象,可作出诊断。血、痰培养,有助于作出病原诊断。有皮肤创伤感染、疖、痈等化脓性病灶,发热不退,并有咳嗽、咳痰等症状,胸部 X 射线检查显示两肺多发性小脓肿,可诊断为血源性肺脓肿。

(1)周围血象血液白细胞计数明显升高,中性粒细胞显著增加,可达$(20\sim30)\times10^9$/L,中性粒细胞在 $80\%\sim90\%$ 以上,核明显左移。慢性肺脓肿患者白细胞稍升高或无明显改变,红细胞和血红蛋白减少。

(2)痰液涂片革兰染色检查、痰液培养包括厌氧菌培养和细菌药物敏感试验。痰做厌氧菌培养,可查出厌氧菌,但也常伴有金黄色葡萄球菌、铜绿假单胞菌、大肠杆菌,常为混合感染,有助于确定病原体和选择有效的抗生素。血源性肺脓肿患者血培养可发现致病菌。

(3)吸入性肺脓肿在早期化脓性炎症阶段,其典型的 X 射线征象为大片浓密模糊炎性浸润阴影,边缘不清,分布在一个或数个肺段,在肺组织坏死、脓肿形成后,大片浓密炎性阴影中出现圆形透亮区及液平面,周围炎症浸润,经治疗炎症逐渐吸收,脓腔缩小而至消失,最后残留纤维条索状阴影。慢性肺脓肿脓腔壁增厚,内壁不规则,有时呈多房性,周围伴纤维组织增生,并有程度不等的肺叶收缩,胸膜增厚。纵隔向患侧移位。侧位 X 射线检查,可明确脓肿在肺脏中的部位及其范围大小,有助于作体位引流或外科治疗。血源性肺脓肿在一肺或两肺边缘部有多发的散在小片状炎症阴影或边缘较整齐的球形病灶,其中可见脓腔及液平面,炎症吸收后可呈现局灶性纤维化或小气囊。并发脓胸者,患侧胸部呈大片浓密阴影,若伴发气胸则可见液平面。胸部 CT 扫描多呈类圆形的厚壁脓腔,脓腔内可有液平面出现,脓腔内壁常表现为不规则状,周围有模糊炎性阴影,利于发现体积较小的脓肿和葡萄球菌肺炎引起的肺气囊腔,有助于体位引流和外科手术治疗。

(4)纤维支气管镜检查有助于明确病因和病原学诊断,并可用于治疗;可以明确出血、扩张或阻塞部位。如见到异物可摘除,使引流恢复通畅。若疑为肿瘤,可作病理标本,亦可借助纤维支气管镜防污染毛刷采样细菌培养以及吸引脓液和病变部注入抗生素,促进支气管引流和脓腔的愈合。

4.诊断要点

(1)根据龋齿、齿槽溢脓、扁桃体炎等口腔化脓性病灶或口腔手术、昏迷、全身麻醉、异物吸入等病史,以及急性发作的畏寒、高热、咳嗽和咳大量脓臭痰,结合白细胞总数和中性粒细胞显著增高、肺野大片浓密炎性阴影中有脓腔及液平面的 X 射线征象,可作出诊断。

(2)有皮肤创伤感染、疖病等化脓性病灶,发热不退,并有咳嗽、咳痰等症状,胸部 X 射线检查显示两肺多发性小脓肿,可诊断为血源性肺脓肿。

(3)病原检查有助于明确病致病菌,指导抗菌药物的选用;纤维支气管镜检查是病因学诊断的有效手段;血液的细菌培养及胸部 X 射线检查对排除血源性肺脓肿十分必要。

【鉴别诊断】

1.细菌性肺炎　细菌性肺炎与早期肺脓肿在临床症状和 X 射线表现上都很相似,但肺炎球菌肺炎多伴有口唇疱疹和铁锈痰,如细菌性肺炎经充分的抗生素治疗后,仍有高热、剧咳并咳出大量脓臭痰时,应考虑肺脓肿的可能。胸部 X 射线片示肺叶或肺段实变或呈片状淡薄炎性病变,边缘模糊不清,但无脓腔形成。痰或血的细菌分离亦可作出鉴别。

2.空洞型肺结核继发感染　理论上空洞型肺结核是慢性病症,有慢性全身性症状和呼吸道症状,而无严重急性毒性症状,亦不会有大量脓痰。痰液中找到结核菌可确诊。但是一旦并发细菌化脓性感染时,急性感染症状和体征就会非常突出,化脓性感染细菌的大量繁殖使结核菌难以检出。因此,过去没有典型慢性结核病病史或临床表现的病例,很容易将结核性空洞继发感染误诊为肺脓肿。但细心的病史询问、鉴别,按急性肺脓肿治疗控制急性感染后,胸片即可显示纤维空洞及周围结核病变。

3.支气管肺癌　支气管肺癌肿瘤阻塞支气管,引起远端肺部阻塞性感染而形成肺脓肿,呈肺叶、段分布。癌灶坏死液化形成癌性空洞。支气管肺癌形成肺脓肿的病程相对较长,有一个逐渐阻塞的过程,脓痰量也较少。阻塞性感染由于支气管引流不畅,抗菌治疗效果不理想,因此,在 40 岁以上出现反复肺部感染而抗生素治疗效果不满意的病例,都应考虑到支气管肺癌所致阻塞性肺炎,常规作纤维支气管镜检查,排除支气管肺癌的可能。支气管鳞癌本身亦可能发生坏死液化,形成空洞,但一般都没有毒血症或急性感染症状,胸部 X 射线片示空洞常偏心、壁较厚、内壁凹凸不平,一般无液平面,空洞周围无炎症反应。由于癌肿经常发生转移,故常见到肺门淋巴结大。通过 X 射线体层摄片、胸部 CT 扫描、痰脱落细胞检查和纤维支气管镜检查可确诊。

4.肺囊肿继发感染肺　囊肿继发感染与肺脓肿的临床表现和 X 射线所见很相似。肺囊肿继发感染时,患者可有高热、脓痰,胸片可见囊肿内气液平面,易误诊为肺脓肿。继发感染时,囊肿周围邻近肺组织亦可能有炎症浸润,囊肿内亦可能有液平面,但患者全身中毒症状较轻,抗生素治疗后,可很快控制病情,炎症反应相对较轻,中毒性症状亦不如肺脓肿强烈,而且随感染的控制,炎症消散,囊肿壁光洁整齐。若过去有囊肿诊断,或 X 射线胸片参考,则鉴别多无困难。

【治疗】

1.辨证治疗　肺痈多由热毒痰瘀蕴肺,成痈酿脓,因此属实属热,且发病急,病程短。祖国医学根据疾病的不同发展阶段,分为表证期(初期)、成脓期、溃脓期和恢复期。

望诊:恶寒发热,或高热,或发热持续不退,咳嗽,咳吐白色黏沫痰或大量脓痰,舌红苔黄腻。

闻诊:咳痰多为臭痰,腥臭异常。

问诊:胸满作痛,自觉喉间有腥味或心烦口渴,神疲乏力。

切诊:身热,或身热渐退,脉浮数或脉细数。

(1)表证期(初期)

主症:恶寒发热,咳嗽,胸痛,咳则痛甚,呼吸不利,咳白色黏痰,痰量日渐增多,口干鼻燥,舌苔薄黄,苔薄白或薄黄,脉浮数或滑。

治法:疏风散热,宣肺化痰。

方药:银翘散加减(连翘 15g、金银花 20g、苦桔梗 10g、薄荷 12g、竹叶 10g、生甘草 12g、荆芥穗 12g、淡豆豉 10g、牛蒡子 12g、鲜苇根 30g)。

加减:热势较甚者,加黄芩 12g、鱼腥草 18g 以清热;头痛者加桑叶 15g、菊花 10g 等以疏风热、清头目;痰热蕴肺,咳甚痰多者,加瓜蒌仁 10g、贝母 10g、杏仁 10g 以化痰止咳;胸痛甚者加郁金 15g、瓜蒌 15g、桃仁 10g 以润肺化痰。

(2)成脓期

主症:壮热不退,咳嗽气急,咳吐黄稠脓痰,气味腥臭,时有振寒,胸胁疼痛,转侧不利,烦躁不安,口干咽燥,舌质红,苔黄腻,脉滑数或洪数。

治法:清热解毒,肃肺化痰。

方药:千金苇茎汤合如金解毒散加减(苇茎 30g、薏苡仁 30g、冬瓜仁 30g、桃仁 10g、黄芩 12g、黄柏 15g、黄连 6g、栀子 12g、桔梗 10g、甘草 10g)。

加减:胸闷喘满,咳吐痰浊且多者,加用葶苈子 15g、瓜蒌仁 15g、桑白皮 15g 以泻肺去壅;热毒盛者,可加金荞麦 12g、金银花 20g、连翘 20g、鱼腥草 20g、红藤 15g、蒲公英 30g 等,以增强清热解毒的作用;烦渴甚者,加石膏 30g、知母 15g、天花粉 15g 以清热保津;胸痛甚者,加乳香 10g、没药 12g、郁金 15g、赤芍 15g 以活血通络定痛。

(3)溃脓期

主症:咳吐大量脓痰,或如米粥,或脓血相兼,腥臭异常,胸中烦满而痛,有时咯血,身热而赤,口渴喜饮,甚则气喘不能卧,舌质红或绛,苔黄腻,脉滑数。

治法:清热解毒,化瘀排脓。

方药:千金苇茎汤合加味桔梗汤(桔梗 15g、金银花 20g、薏苡仁 30g、甘草 10g、贝母 12g、橘红 12g、葶苈子 10g、白及 10g、苇茎 30g、冬瓜仁 30g、桃仁 12g)。

加减:津伤口渴心烦者,可加用沙参 15g、麦冬 15g、百合 15g 等养阴清热之品;咯血或痰中带血者,可加大蓟 15g、小蓟 15g、三七 8g、白茅根 30g 等以凉血止血解毒;热毒壅盛者,加鱼腥草 20g、金荞麦 15g 等解毒之品;热毒瘀结,咳脓浊痰,有腥臭味,可合用犀黄丸;胸部胀满,咳喘甚者,重用葶苈子,加用桑白皮 15g,紫苏子 10g 以降气平喘。

(4)恢复期

主症:身热渐退,咳嗽减轻,脓痰日渐减少;或有胸胁隐痛,短气,自汗盗汗,心烦,口燥咽干,或神疲乏力,面色不华,形体消瘦,精神萎靡,舌质红,苔薄黄,脉细数。

治法:益气养阴,扶正托邪

方药:沙参清肺汤加减(北沙参 15g、生黄芪 30g、太子参 30g、桔梗 10g、薏苡仁 30g、生甘草 10g、合欢皮 12g、白及 12g、冬瓜子 12g)。

加减:若气虚汗出较甚者,重用黄芪、太子参;纳少便溏者,加白术 12g、茯苓 15g、山药 30g;低热、盗汗、烦渴者,可加用麦冬 12g、百合 10g、天花粉 15g 等以养阴清热;咯吐脓血者,加鱼腥草 15g、金荞麦 15g、败酱草 20g 以解毒排脓;咯吐脓血久延不愈者,可加白及 12g、白蔹 10g、藕节 15g 以止血解毒。恢复期亦可采用桔梗、杏仁煎作为治疗的基础方剂。

2.单验方

(1)丝瓜水:丝瓜藤尖(取夏秋间正在生长的丝瓜)折去一小段,以小瓶在断处接汁,一夜得汁饮服。适用于溃脓期。

（2）护肺散:白及 200g,浙贝母、百合各 50g,共研细末,早晚各服 6g,适用于肺痈的恢复期。

3.中成药

（1）清热解毒口服剂:每次 2 支,10ml/支,每日 3 次,口服。

（2）双黄连口服液:每次 2 支,10ml/支,每日 3 次,口服。

4.针灸治疗

（1）在肺痈的表证期选用大椎、合谷、曲池、外关、尺泽、鱼际等穴位,采用泻法;在成痈期和溃脓期,可选用肺俞、大椎、太溪、期门、内关等穴位,采用泻法;在恢复期,可选用肺俞、气海、太溪、天门、复溜等穴位,采用平补平泻法。

（2）耳针疗法:选用肺、神门、气管、耳尖、下耳背等穴位。方法是每次取 2～3 穴,捻转,中、强刺激,留针 20～30min。

【预后】

本病的转归与预后,自广泛应用抗生素以来,肺脓肿病死率已明显下降,为 5%～10%,与热毒的轻重、体质的强弱、诊治是否及时和得当等因素有关。凡老人、儿童、体弱和饮酒成癖者患本病,因正气虚弱或肺有郁热,须防其病情迁延不愈或发生变证,凡能早期确诊,及时治疗,在初期即可截断病势的发展,不致发展成肺痈;若在成痈初期得到有力地清解消散,则病情较轻,疗程较短。一般情况下,溃脓期是病情顺逆的转折期,其关键在于脓液能否通畅排出。早期、及时有效的治疗可以提高治愈率,降低病死率。

下述情况提示预后较差:肺脓肿脓腔较大,特别是脓腔直径大于 6cm 者;以相邻肺段内多发性小脓肿为特征的坏死性肺炎;年龄较大,免疫功能受损和衰弱者;伴有支气管阻塞的肺脓肿;需氧菌（包括金黄色葡萄球菌和革兰阴性杆菌）所致的肺脓肿;耽误治疗,尤其是有症状时间超过 6 周者。

【预防调摄】

预防本病的关键在于积极去除和治疗口腔、鼻、咽腔的慢性感染源,如龋齿、扁桃体炎、鼻旁窦炎、齿槽溢脓等。口腔和胸腹手术前保持口腔清洁。上呼吸道、口腔的感染灶必须加以根治。口腔手术时,应将分泌物尽量吸出。昏迷或全身麻醉患者,应加强护理,预防肺部感染。早期和彻底治疗是根治肺脓肿的关键。对上呼吸道手术及昏迷、全身麻醉者应加强护理,预防肺部感染。治疗时应早期使用强有力的抗生素,痰液引流亦是提高疗效的重要措施。卧床休息,安静养,保持居室空气新鲜。饮食宜高热量、高蛋白、高维生素。胸痛剧烈者取患侧卧位,以减轻疼痛,呼吸困难者取半卧位。经常清除鼻腔分泌物和鼻痂,保证呼吸道通畅。

热痰壅肺者应鼓励患者多食寒凉性蔬菜、水果,如梨、冬瓜、豆芽等。痰壅气滞,见咳喘、憋闷、疼痛者多食萝卜、扁豆等。阴虚燥热见便秘者宜多食滋阴润燥通便的食物,如香蕉、菠菜、绿豆芽、桃仁等,脾气亏虚见苔厚、纳差者多食健脾开胃的食品,如山药、山楂、薏苡仁、莲子、鸡内金等。总之应以营养丰富、清淡可口为原则,少食多餐,尤忌辛辣、厚腻及烟酒等刺激性食品。

第三节　肺结核

结核病是慢性传染病,严重危害人类健康。生活条件落后、营养不良、医学知识贫乏等因素可使肺结核迅速传播。肺结核近几年有卷土重来之势的主要原因在于 HIV 感染、多重耐药(利福平和异烟肼)结核分枝杆菌感染。我国有关结核的最早记载见于《内经》的虚痨之证。

【病因病机】

中医认为肺痨的致病因素主要为两个方面:感染"痨虫"和内伤气血阴精亏损,两个方面可以互为因果,即所谓"正气存内,邪不可干",气血阴精的亏损多为内在易感因素,外因感染是致病的直接原因,《古今医统》认为"著于怯懦之人……日久而成痨证"。肺痨早期病位在肺,与脾、肾相关,脾为肺母,子盗母气则脾气日虚,不能将精微上输于肺而致脾肺两虚之证;肾水上资肺金,金水相生,肺病日久,金水不能相生,则肾亦病矣,久病或者病情较重者可遍传五脏,病理性质多为阴虚,久病阴不生阳,则成阴阳两虚,若成阴阳两虚则属难治。

【临床表现】

1.症状

(1)症状。午后低热、盗汗、乏力、消瘦,食欲不振等。结核血行播散时可有高热。

(2)系统症状。干咳或咳痰,1/3 的病人有不同程度的咯血,或痰中带血,或中等量以上的咯血,大咯血时可发生失血性休克。有时血块阻塞大气道会引发窒息。炎症波及壁层胸膜时有相应部位的胸痛,疼痛可以随呼吸或咳嗽而加重。并发气胸或胸腔积液时,出现呼吸困难和发绀。长期不愈可发展为肺心病。

2.体征　早期病变小或位于肺组织深部多无异常体征。若病变范围较大,可出现患侧胸部呼吸动度减低,叩诊呈浊音,听诊呼吸音减低或支气管呼吸音。常在锁骨上下、肩胛区叩诊浊音,咳嗽后闻及湿啰音。当肺部病变发生广泛纤维化或胸膜增厚粘连时,患侧胸廓下陷,肋间隙变小,气管、心脏移位,对侧可有代偿性肺气肿征。

3.辅助检查

(1)一般检查:血象一般无异常,严重病例有继发性贫血;急性粟粒性结核可有白细胞数减低或类白血病反应。活动性肺结核时血沉增快。粪、尿一般无异常。

(2)痰结核菌检查:进行痰涂片、痰培养、痰聚合酶联免疫反应(PCR-TB-DNA),痰中找到结核菌是确诊肺结核的主要依据,痰菌阳性说明病灶是开放性的。

(3)X射线检查:可早期发现肺结核,且对病灶位置、范围、性质、发展情况和治疗效果作出判断,是临床最常用的检查方法。X射线表现:纤维钙化硬结病灶表现为斑点、条索、结节状密度增高,边缘清晰;浸润病灶表现为云雾状,密度较混,边缘模糊;干酪病灶表现为密度较高,浓密不一;空洞表现为有环形边界的透光区。肺结核病灶一般在肺上部,单侧或双侧,存在时间较长。

(4)结核菌素试验:结核菌素可引起局部、病灶、周身反应,结核菌素试验利用其局部反应。临床试验往往以1TU开始,如无反应继以5TU,一般认为10TU试验仍无反应则可肯定无结核感染。作普查一般用5TU,以72h的局部硬结直径为依据,凡直径≤5mm为阴性(一);直径5~10mm为阳性反应(+);直径达11~20mm,为中等阳性反应(++);肿结直径大于20mm或有水疱和组织坏死,为强阳性反应(+++)。旧结核菌素(OT)抗原不纯,可能引起非特异性反应。结核菌素的纯蛋白衍化物(PPD)为纯结素,不产生非特异性反应,已经取代OT。结核菌素试验阳性,仅表示结核感染,并不一定患病。结核菌素试验阴性不一定能排除结核菌感染,因为结核菌感染需要4~8周变态反应才能充分建立,在变态反应前期,结核菌素试验可为阴性;结核菌素反应也可暂时消失,严重结核病人,结核菌素无反应,或为假阴性,待病情好转又会转为阳性。其他淋巴细胞系统缺陷者(艾滋病、结节病、白血病)结核菌素反应也为阴性。

【鉴别诊断】

1.肺癌　多发于40岁以上男性,无结核中毒性症状。而以刺激性咳嗽、明显胸痛和进行性消瘦为主。X射线检查:结核球周围有卫星病灶、钙化;肺癌肿病灶边缘常有切迹、毛刺。X射线体层摄影、胸部CT、痰脱落细胞检查、纤维支气管镜检查和组织活检常有助于鉴别诊断。

2.肺炎　支原体肺炎以轻度咳嗽、低热为主,病程在2~3周,可自行消散。过敏性肺炎,血中嗜酸性粒细胞增多,且肺内浸润呈游走性。细菌性肺炎有发热、咳嗽、胸痛和肺内大片炎症,口唇可有疱疹,咳铁锈色痰,痰中结核菌阴性,而肺炎球菌阳性。

3.支气管扩张　有长期咳嗽、咯血,但痰结核阴性;X射线平片多无结核征象,仅见局部肺纹理增粗或卷发状阴影,支气管造影可确诊。

【治疗】

1.辨证论治

(1)肺肾阴虚

主症:消瘦,干咳或咳痰,可有痰中带血,血色鲜红,咽干口燥,五心烦热,盗汗,舌红少苔,脉细弱。

治法:滋肺清热,补肾养阴。

方药:月华丸加减、麦味地黄丸加减(川贝母 10g、沙参 15g、麦冬 12g、玉竹 15g、百合 15g、天冬 10g、生地黄 20g、熟地黄 12g、山茱萸肉 10g、山药 15g)。杀虫可加用百部 15g。此外,还可用五味子行滋肺保肾之功,若痰中带血可在滋阴的基础上加用三七粉 5g、白茅根 30、桑白皮 15g 以清热凉血止血。

(2)肺气不降

主症:咳嗽,胸闷气迫,痰多喘急,胸胁胀满,吸气困难,舌淡苔黄,脉弦数。

治法:清肺降气。

方药:清气化痰丸加减(瓜蒌 15g、黄芩 12g、枳实 15g、杏仁 10g、桑叶 15g、茯苓 20g、紫苏子 10g、旋覆花 10g,甚至可用赭石 30g 镇气)。

(3)阴虚火旺

主症:咳嗽气急,甚者吐血量大、色红,心烦易怒,骨蒸潮热,盗汗,口干欲饮,失眠多梦,女性可见月经量大、颜色鲜红,舌红脉弦细。

治法:滋阴降火。

方药:知柏地黄丸加减、合百合固金汤加减(麦冬、沙参、五味子各 15g、玉竹 12g、川贝母 10g、黄柏 15g、黄芩 12g、知母 12g、桑白皮 15g、玄参 12g)。

加减:五心烦热,盗汗者,加银柴胡 10g、秦艽 12g、胡黄连 12g 等以透热外出;养阴重在固护肺肾两脏,养阴又不可过于滋腻,尽量避免阿胶、熟地黄、龟甲胶等滋腻之类。

(4)气阴两亏

主症:自觉发热,乏力气短,咳嗽声低无力,口渴,纳呆,失眠,大便不调,舌红而胖大、可有齿痕、苔少,脉象细弱。

治法:补肺养阴,健脾补气。

方药:保真汤合参苓白术散加减(党参 20g、白术 15g、黄芪 30g、薏苡仁 30g、天冬 10g、当归 10g、五味子 15g、炙甘草 12g)。咳嗽痰燥者可在健脾补肺的基础上酌加百部 12g,款冬花 12g 等止咳润肺之品。

(5)阴损及阳

主症:咳嗽气喘,潮热,盗汗,汗出量大,时时恶寒,肢体水肿而冷,腹泻,舌淡苔少,脉细小而沉。

治法:滋阴补阳,养肺温肾。

方药:补天大造丸加减(黄芪 30g、山药 30g、党参 15g、枸杞子 15g、菟丝子 12g、白芍 10g、肉蔻 10g)。

2.单验方

(1)白萝卜 100g,鸭血若干,将两药炖熟,食用。

(2)鸭子 1 只,掏空内脏,将麦冬、沙参、枸杞子纳满鸭腹,炖熟后食肉喝汤。

第四节 肺水肿

肺水肿为内科危急重症,涉及心、肺及肺外多种病因,临床症状凶险、变化快、死亡率极高。肺水肿包括由功能不全收缩和(或)舒张功能不全引起的肺静脉高压致心源性肺水肿和由于多种心外病因所致肺毛细血管通透性改变、肺血容量过高、血浆渗透压过低、淋巴回流障碍等原因所致的非心源性肺水肿。

【病因病机】

肺水肿属中医痰饮(支饮)、喘证、血证(咯血)等范畴。《金匮要略·痰饮咳嗽病》称:"夫饮有四……有痰饮、有悬饮、有溢饮、有支饮","咳逆倚息,短气不得卧,其形如肿,谓之支饮"。其中支撑胸肺者为支饮,与肺水肿较吻合。本病多由禀赋不足,宿疾治疗不当,或宿疾恶化,病邪犯肺,或突感湿邪,以致肺气不宣,饮停胸肺。本病诱因多与外邪、劳累、用药不当等密切相关,其发病机制离不开肺气亏虚,病邪壅遏,肺气壅滞而闭塞。其治疗以宣肺、降气、平喘、祛邪、温阳、补肺为大法。本病病位在肺,可涉及心、肾。

肺朝百脉,主治节,为五脏之华盖,不论外感风、寒、暑、热、疫毒之邪或内生湿浊痰饮之邪,皆能内犯或上逆于肺而使肺气壅滞;各种原因导致气血损伤,败血瘀阻,又能搏结于肺而使肺气闭塞。本病的发生除有内外邪气相搏,肺气壅滞外,还有邪盛正衰,肺气败竭的原因。肺主气而有赖于脾肾充养和阴血寄舍,故久病、过劳等各种原因造成的脾肾亏损都可致肺气充养乏源。而大量的失血、灼津则可使肺气寄舍无依,而宿喘之反复发作、邪气之壅迫阻滞等又皆可通过耗气灼津而败竭肺气,使肺不主气,肺失肃降而发病。

【临床表现与诊断】

1.临床表现　　肺水肿临床表现,除原发病症状、体征外,早期可见胸闷、气短、焦虑、心悸、端坐呼吸。开始肺部啰音不多,伴轻度低氧血症,此期为"间质性肺水肿"阶段;诊治不及时,则发展为严重呼吸困难,可见强迫端坐呼吸、发绀、苍白、冷汗、剧咳、大量泡沫或粉色泡沫痰,密集肺底水泡音,且随体位而变化,变化快、分布广泛,严重低氧血症,后期合并休克、呼吸衰竭,甚至多脏器功能衰竭,以至死亡,此期为"肺泡性肺水肿"阶段。由此可见,间质性肺水肿和肺泡性肺水肿只是疾病发展的两个连贯的阶段,心源性肺水肿及非心源性肺水肿均可出现,或混合存在于同一病人的不同部位。

(1)症状:肺水肿患者开始常有胸闷紧束感,咳嗽,闻及哮鸣音,咳粉红色泡沫痰,呼吸困难,端坐呼吸,夜间阵发性呼吸困难,发绀。二尖瓣狭窄患者,左肺动脉扩张压迫喉返神经时可见声音嘶哑,焦躁不安。当水肿液进入肺泡及远端气道时,出现忧虑不安、面色苍白、发绀、出汗、呼吸迫促、咳粉红色泡沫痰,两肺底可闻及湿啰音。

(2)体检可见强迫体位、端坐呼吸、精神紧张、不安、大汗、面色苍白、呼吸深快。肺部听诊:早期可于两肺底听到细小湿啰音并可随体位的改变而变化。如进一步发展,两肺满布大、中水泡音,有时可伴有哮鸣音。晚期可出现休克。由于小气管受水肿液压迫,或因黏膜水肿可闻及哮鸣音或干啰音。心源性肺水肿除上述体征外,还可出现左心室增大、心动过速、舒张期奔马律、心尖区收缩期或舒张期杂音,以及肺动脉瓣区第二心音亢进。

(3)辅助检查:

1)X射线检查:间质性肺水肿X射线胸片示肺血管纹理模糊,肺门阴影不清,肺小叶间隔加宽,两侧下肺野肋膈角区可见横行走向与胸膜垂直的Kerley B线。有时可见在肺上野的Kerley A线,呈弧形斜向肺门,较Kerley B线为长。可伴胸膜反应、少量胸腔积液。

肺泡性肺水肿主要表现为腺泡状增密阴影,并相互融合成不规则模糊阴影,弥漫分布成局限于一裂或一叶,或两肺内侧近肺门处出现密度均匀的融合阴影,有时呈蝴蝶状。

2)胸部X射线检查:是临床最常用的方法,可以观察肺水肿的分布区域,可用于床旁检测,灵敏度不高,当肺水量增加30%以上时X射线才出现异常阴影。胸部 CT 检查可用于定量诊断。

3)胸部 CT 和 MRI:胸部 CT 可用于定量诊断,可根据信号强弱确定肺的含水量,而且血管中流动的液体几乎不显影,从而可区分肺充血和肺间质性水肿。但两者费用昂贵,不适于常规应用。

4)血气分析,动脉血气分析早期为低氧、低混合性酸中毒。

5)肺功能检查:间质性肺水肿和肺泡性肺水肿均致肺容量减少,故有潮气量及肺活量减少、功能残气量减低,但呼气时间稍延长、弥散障碍等改变。

6)放射性核素检查:血流灌注肺扫描和雾化吸入肺扫描,观察二清蛋白的廓清率,较无肺水肿者降低。亦有用 TC-人血球蛋白微囊或 In-运铁蛋白进行灌注肺扫描,由于肺血管通透性增高,使标记蛋白向血管外扩散,从血管中丢失而在肺间质中聚集,故在胸壁外测定 r 射线强度,就可有效测定血管蛋白通过量,此法尤其适用于渗透性肺水肿。

7)心导管检查:应用漂浮心导管测定肺动脉压力,正常肺动脉平均压力为 1.33~2.4kPa,肺动脉平均收缩压为 2.1~4.0kPa,肺动脉平均舒张压为 0.67~2kPa,肺动脉平均楔压为 0.67~1.6kPa,乃一当肺动脉楔压高于 2.67kPa 表示有肺水肿存在。本病由于肺间质积液致肺血流阻力增加和肺水肿引起的低氧血症,故肺动脉压也常增高。心导管检查有助于心源性肺水肿和非心源性肺水肿的鉴别。心源性肺水肿者肺楔压大于 1.6kPa,肺动脉舒张压与肺楔压差小于 0.67kPa;非心源肺水肿者肺楔压常低于 1.6kPa,肺动脉舒张压与肺楔压差大于 0.67kPa。

2.诊断要点　根据病史、症状、体征或 X 射线所见可进行诊断。

(1)临床表现:是临床诊断的主要依据,但其灵敏度很低。有人认为肺血管外液必须增加 600% 时临床才出现异常表现及体征。

(2)胸部 X 射线检查:当肺水量增加 30% 以上时 X 射线才出现异常阴影。胸部 CT 检查可用于定量诊断。

(3)核磁共振成像术:可根据核磁共振成像术信号强弱确定肺的含水量,而且血管中流动的液体几乎不显影,从而可区分出肺充血和肺间质水肿。

【鉴别诊断】

1.心源性肺水肿　见于多种原因引起的急性左心功能不全,如瓣膜病、高血压病、冠状动脉粥样硬化性心脏病和心肌病。其基础疾病是心源性疾病,则呼吸功能障碍较轻,发病急剧,不能平卧,咳粉红色泡沫痰,右肺大量湿啰音、哮鸣音,X 射线胸片见双蝶翼样阴影,血气分析多为轻度低氧血症,吸氧明显改善,强心、利尿、扩血管剂反应好,肺毛细血管楔压升高,预后好。急性呼吸窘迫综合征的基础疾病是严重创伤、感染,呼吸功能障碍很重,极度呼吸困难,窘迫,发病多急骤,能平卧,早期无痰,晚期可有血水样痰,湿啰音少、不固定,X 射线胸片发病 24h 后见双肺斑片状阴影,可融合成磨玻璃样,"白肺"和支气管充气相。进行性低氧血症,高 FIO₂ 亦难纠正,强心、利尿、扩血管剂反应差,肺毛细血管楔压不正常,预后差。

2.非心源性肺水肿　有明确的大量输液、抽胸液或吸入气体过多、过快病史。肺水肿症状、体征及胸部 X 射线征象出现较快,X 射线胸片表现为肺血管纹理增多、变粗。蝶状阴影见于尿毒症所致肺水肿,密度较深,边缘清楚,治疗后消失也快,低氧血症一般不重,吸氧后较易改善。

【治疗】

1.辨证论治

(1)脾湿痰阻

主症:气喘胸闷,甚则胸盈仰息,咳吐痰涎,痰多黏腻,咳吐不利,兼见呕恶纳呆,口黏,便溏腹胀,苔白腻,脉滑。

治法:化痰祛湿。

方药:降气化痰汤加减(赭石 15g、桑白皮 12g、旋覆花 12g、竹茹 10g、太子参 20g、丁香 3g、天冬 12g、麦冬 15g、柿蒂 12g、枇杷叶 10g、甘草 12g)。亦可选用二陈汤合三子养亲汤加减。

加减:痰涎壅盛,呼吸困难甚者,可加皂荚 10g、草果 10g。

(2)肺气亏虚

主症:喘促短气,气怯声低,劳动则甚,咳声低弱,痰吐清稀,倦怠懒言,怯寒怕冷,四肢欠温或有自汗,舌淡苔薄白,脉虚大或细弱。

治法:补益肺气。

方药:补肺汤加减(人参 15g、紫菀 10g、黄芪 30g、桑白皮 12g、法半夏 12g、款冬花 12g、白果 12g、紫苏子 12g、五味子 10g、麻黄 10g、杏仁 10g、甘草 10g)。

加减:若兼烦热口干、面色潮红、舌质红、脉细数者,为气阴两虚,可选用生脉饮加沙参 15g、玉竹 15g、百合 15g 以养阴益气。咳痰黏稠难出者,可加贝母 10g。

(3)心阳虚衰

主症:喘促气逆,倚息不能平卧,少痰,心悸,心痛,自汗,形寒,面唇青紫,甚则手足唇鼻青紫晦暗,严重者可伴有面目、肢体水肿、小便量少等症,苔白滑,舌胖而暗,脉细弱或虚大无力。

治法:温阳养心。

方药:回阳救急汤加减(附子 10g、党参 15g、白术 15g、红花 10g、干姜 10g、桃仁

12g、炙甘草 10g)。

加减:若出现鼻翼煽动、端坐不能平卧、面青唇紫等危象时,可急用参附汤合黑锡丹以扶阳固脱,亦可用生脉散加味。

2.针灸治疗

(1)以列缺、合谷、肺俞、定喘、太渊、丰隆为主穴。痰多配中脘,胸痛配中府,食少配中脘、脾俞。每次选主穴 2～3 个,配穴 1～2 个,用提插补泻法先泻后补,直刺或斜刺,留针 20～30min,隔 10min 捻针 1 次,每日针治 1～2 次,2 周为 1 个疗程。

(2)耳穴疗法取肺、气管、交感、肾上腺、皮质下等穴。喘甚加刺神门;气虚加刺脾、胃;阴虚加刺肾;痰多加刺大肠、耳尖。用毫针刺入,快速捻转,留针 15～30min。必要时可埋针 24h,每日 1 次。

(3)灸法取大椎、肺俞、脾俞、肾俞,每日灸 1 次,每穴灸 3～6 壮,1 周为 1 个疗程。

(4)穴位贴敷法药取白芥子 21g,元胡 21g,细辛 15g,甘遂 12g。共研细末,用姜汁调糊。取穴肺俞、心俞、膈俞、华盖,每次每穴敷 6～8g 药糊,敷后用胶布固定。3 天换药 1 次,3 次为 1 个疗程。

3.中成药

(1)复方鲜竹沥口服液每次 30ml,每日早、晚各 1 次,口服。

(2)复方丹参注射液 复方丹参注射液 10～20ml,加入 5%葡萄糖注射液 500ml 中,静脉滴注。每日 1 次,10 天为 1 个疗程。

(3)清开灵注射液清开灵注射液 40～60ml,加入 5%葡萄糖注射液 500ml 中,静脉滴注。每日 1 次,10 天为 1 个疗程。

4.单验方

(1)生姜汁、黑砂糖。水煎至沸,每日 3 次,服时渐渐含咽。

(2)僵蚕、细茶,研为细末,装入胶囊。每服 2～4 粒。临睡前服,可用于预防本病。

【预后】

肺水肿是临床常见综合征,往往以急性呼吸衰竭的形式出现,转归和预后与疾病的严重程度有关,更重要的是与正确的治疗方案有关。如能早期发现、及时治疗,预后尚好。但由于肺间质水肿和肺泡水肿表现出的对血流动力学的影响,如间质静水压力升高压迫附近微血管,增加肺循环阻力,升高肺动脉压力等;以及低氧血症、酸中毒使肺血管收缩,加重右心负荷,引起心功能不全。这些若未能及时纠正,可因心衰、心律失常而死亡。如能及时祛除病因及诱因,采取积极有效的治疗,多数患者预后较好。原有慢性基础疾病、年老体弱者预后较差。

　　总的来说,本病的预后与其基础病变、肺水肿的程度和有无并发症及治疗是否得当关系密切,个体差异很大。

【预防调摄】

1.预防

　　(1)治疗基础病变,防患于未然大部分肺水肿患者有高血压、冠心病及主动脉瓣疾病,且在出现急性肺水肿之前有肺充血、阵发性呼吸困难或心源性哮喘史等。少数患者,肺水肿为左心衰竭的首发症状,故积极治疗基础病变,有效去除发病诱因,对预防肺水肿的发生至关重要。对于非心源性肺水肿,应当针对肺水肿发病原因进行针对性预防,如积极控制感染、纠正低蛋白血症、避免过快过量输血输液及不要过量抽液、抽气等。同时,要积极治疗原发病。

　　(2)注意气候变化,防寒保暖,避免烟尘刺激,以防外邪入内。因感染也是肺水肿的重要诱因,故应嘱患者注意天气变化并适当增减衣服,预防感冒。应坚持适当的体育锻炼,如太极拳、气功等,以提高呼吸功能及机体抗御外邪的能力。

　　(3)保持心情舒畅,防止七情内伤家庭成员要了解有关肺水肿的常识,要与医务人员密切配合,协助医护人员做好病人的思想工作,不给病人增加精神负担,争取尽早使病人康复。肺水肿是多种疾病都可引起的临床综合征,患者多有既往病史,情绪紧张易波动,而这些都有可能成为肺水肿发作的诱因,故应了解患者思想,使其树立正确对待疾病、战胜疾病的信心,保持乐观向上的情绪,消除紧张、焦虑心理。这不仅能起到预防疾病的作用,而且对疾病的康复也大有帮助。

　　2.调护　急性肺水肿患者应注意休息,并应密切观察其呼吸,咳痰及色、质、量,面色,舌、脉象等的变化,以便于及早发现、及时治疗。并应注意口腔护理,早晚用温盐水或漱洗剂漱口。

　　(1)休息急性肺水肿发作时,患者应采取坐位或半坐位,双足下垂,以减少静脉回流。症状明显减轻后,仍应半卧位休息。病情稳定的患者可鼓励其每日轻微活动,但不能太过,以能耐受为度。随着治疗的深入、病情的好转,患者才能逐渐增加活动量。

　　(2)饮食饮食宜清淡,多食蔬菜、水果、豆类,忌肥甘厚味、过于油腻之品,食勿过饱。病重者,给予流食,或暂不进食。可选用下列食疗方交替服之。

　　1)茯苓粥:将白茯苓磨成细粉,每次约取 15g,用粳米 100g 煮粥,早晚服食。

　　2)苡仁赤豆大枣汤:用生薏苡仁、赤小豆、大枣、花生(连衣)各适量,以煮烂为宜,早晚服食。

第五节 慢性阻塞性肺病

慢性阻塞性肺疾病(COPD)是一种具有气流受限特征的可以预防和治疗的疾病,气流受限不完全可逆,呈进行性发展,与肺部对香烟烟雾等有害气体或有害颗粒的异常炎症反应有关。COPD 主要累及肺脏,但也可引起全身(或称肺外)的不良效应。

COPD 是呼吸系统疾病中的常见病和多发病,患病率和病死率呈上升趋势。全世界约有 2.7 亿 COPD 患者,发达国家患病率为 5%～15%。我国 40 岁以上人群中,COPD 患病率约为 8.2%。因肺功能进行性减退,严重影响患者的劳动力和生活质量。COPD 造成巨大的社会和经济负担,根据世界银行/世界卫生组织发表的研究,至 2020 年 COPD 将成为世界疾病经济负担的第五位。COPD 是我国城市居民的第四大死亡原因,而在农村则为首要死亡原因。

本病属中医学"咳嗽"、"喘证"、"肺胀"等病范畴。

【病因病机】

中医认为本病的病因,一是外感六淫之邪,二是其他脏腑病传至肺脏,均可引起肺气不清,失于宣肃,迫气上逆而作咳喘。

1.外邪袭肺　主要是由于风、寒、暑、湿、燥、火六淫之邪犯肺,使肺气被束,肺失肃降所致。由于四时主气不同,因而人体所感受的致病外邪亦有区别。风为六淫之首,其他外邪多随风邪侵袭人体,所以外感咳嗽常以风为先导,或挟寒,或挟热,或挟燥等邪,其中尤以风邪挟寒者居多。

2.内伤

(1)脾虚生痰:饮食不当,过食肥甘厚味,致使脾气虚弱,脾失健运,痰浊内生,上干于肺,阻塞气道,使肺气上逆而作咳。此外,嗜食烟酒、辛辣助火之品,可熏灼肺胃,灼津生痰。

(2)肝火犯肺:若情志刺激,肝失条达,气郁化火,气火循经上逆犯肺,使肺失肃降,肺气上逆而咳。

(3)肺脏虚弱:因肺系多种疾病迁延不愈,肺脏虚弱,阴伤气耗,肺主气的功能失常,以致肃降无权,上逆作咳。

外感咳嗽与内伤咳嗽还可相互影响为病,病久则邪实转为正虚。外感咳嗽如迁延失治,邪伤肺气,更易反复感邪,而致咳嗽屡作,转为内伤咳嗽;肺脏有病,卫外不固,易受外邪引发或加重,特别在气候变化时尤为明显。久则从实转虚,肺脏虚弱,阴伤气耗。

【临床表现】

(一)症状

1.慢性咳嗽、咳痰 通常为首发症状,随病程发展咳嗽可终身不愈。常清晨咳嗽、排痰较多。痰为白色黏液或浆液性泡沫性痰,急性发作期痰量增多,可有脓性痰。也有少数病例虽有明显气流受限,但无咳嗽、咳痰症状。

2.气短或呼吸困难 早期在劳力时出现,后逐渐加重,以致在日常活动甚至休息时也感到气短,是COPD的标志性症状。

3.喘息和胸闷 部分患者特别是重度患者出现喘息、胸闷,通常于劳力后发生。

4.其他 晚期患者有体重下降、食欲减退、精神抑郁等。

(二)体征

早期体征可不明显,随疾病进展表现为肺气肿体征。桶状胸;双侧语颤减弱;肺部叩诊过清音,心浊音界缩小,肺下界和肝浊音界下降;听诊两肺呼吸音减弱,呼气延长,可闻及干啰音或湿啰音。

(三)并发症

1.慢性呼吸衰竭 常在COPD急性加重时发生,其症状明显加重,发生低氧血症和(或)高碳酸血症,可具有缺氧和二氧化碳潴留的临床表现。

2.自发性气胸 肺气肿患者易并发自发性气胸。如有突然加重的呼吸困难,并伴有明显的发绀,患侧肺部叩诊为鼓音,听诊呼吸音减弱或消失,应考虑并发自发性气胸,通过X线检查可以确诊。

3.慢性肺源性心脏病 由于COPD的肺病变引起肺血管床减少及缺氧,致肺动脉痉挛、血管重塑,导致肺动脉高压、右心室肥厚扩大,最终发生右心功能不全。

【诊断与鉴别诊断】

(一)诊断与严重程度分级

主要根据慢性咳嗽、咳痰、进行性加重的呼吸困难等症状,以及有吸烟等高危因素史,结合肺功能检查综合分析确定。不完全可逆的气流受限是COPD诊断的必备条件。吸入支气管舒张药后 $FEV_1/FVC<70\%$ 及 $FEV_1<80\%$ 预计值可确定为不完全可逆性气流受限。

有少数患者并无咳嗽、咳痰症状,仅在肺功能检查时 $FEV_1/FVC<70\%$,而 $FEV_1\geqslant80\%$ 预计值,在除外其他疾病后,亦可诊断为COPD。

COPD病程分期:分急性加重期和稳定期。急性加重期指在疾病过程中,短期内咳嗽、咳痰、气短和(或)喘息加重,痰量增多,呈脓性或黏液脓性,可伴发热等症状;稳定期指患者咳嗽、咳痰、气短等症状稳定或症状较轻。

（二）鉴别诊断

1.支气管哮喘　多在儿童或青少年期起病,以发作性喘息为特征,发作时两肺布满哮鸣音。常有家庭或个人过敏史,症状经治疗后可缓解或自行缓解。哮喘的气流受限多为可逆性,其支气管舒张试验阳性。某些患者可能存在慢性支气管炎合并支气管哮喘,在这种情况下,表现为气流受限不完全可逆,从而使两种疾病难以区分。

2.支气管扩张症　有反复发作咳嗽、咳痰特点,常反复咯血。合并感染时咯大量脓性痰。查体常有肺都固定性湿性啰音。部分胸部 X 片显示肺纹理粗乱或呈卷发状,高分辨 CT 可见支气管扩张改变。

3.肺结核　可有午后低热、乏力、盗汗等结核中毒症状,痰检可发现抗酸杆菌,胸部 X 线片检查可发现肺部有浸润或结节损害。

4.弥漫性泛细支气管炎　大多数为男性非吸烟者,几乎所有患者均有慢性鼻窦炎;X 胸片和高分辨率 CT 显示弥漫性小叶中央结节影和过度充气征,红霉素治疗有效。

5.支气管肺癌　刺激性咳嗽、咳痰,可有痰中带血,或原有慢性咳嗽,咳嗽性质发生改变,胸部 X 线片及 CT 可发现占位病变、阻塞性肺不张或阻塞性肺炎。痰细胞学检查、纤维支气管镜检查以至肺活检,可有助于明确诊断。

【治疗】

（一）中医辨证分型治疗

1.外寒内饮

症候特点:咳逆喘满不得卧,气短气急,咯痰白稀量多,呈泡沫状,胸部膨满,恶寒,周身酸楚,面色青黯,舌体胖大,舌质暗淡,苔白滑,脉浮紧。

治法:温肺散寒,涤痰降逆。

方药:小青龙汤(麻黄、桂枝、干姜、细辛、半夏、甘草、白芍药、五味子)。

加减:若咳而上气,喉中如有水鸡声,表寒不著者,可用射干麻黄汤。若饮郁化热,烦躁而喘,脉浮,用小青龙加石膏汤兼清郁热。

2.痰湿蕴肺

症候特点:咳嗽痰多,色白而稀,咳声重浊,胸满,短气喘息,常伴体倦,食少,腹胀,大便时溏,舌苔白腻,脉细滑。

治法:化痰降逆。

方药:二陈汤合三子养亲汤(半夏、茯苓、陈皮、甘草、白芥子、苏子、莱菔子)。

加减:若痰浊壅盛,胸满,气喘难平者,加葶苈子、杏仁;若寒痰较重,痰黏白如泡沫,怕冷,加干姜、细辛;脾虚症候明显加党参、白术。病情平稳后可服六君子汤加减。

3.痰热郁肺

症候特点:咳逆喘息气粗,痰黄或白,黏稠难咯,胸满烦躁,或发热汗出,或微恶寒,溲黄便干,口渴欲饮,舌质红,苔黄或黄腻,脉滑数。

治法:清肺化痰,降逆平喘。

方药:越婢加半夏汤(麻黄、石膏、半夏、生姜、大枣、甘草)。

加减:若痰热内盛,痰胶黏不易咯出,加鱼腥草、黄芩、瓜蒌皮、贝母、海蛤粉以清化痰热,痰热内盛亦可用桑白皮汤。痰热壅结,便秘腹满者,加大黄、风化硝通腑泄热。痰鸣喘息,不能平卧者,加射干、葶苈子。若痰热伤津,口干舌燥,加花粉、知母、麦门冬。

4.痰蒙神窍

症候特点:咳逆喘促日重,咯痰不爽,表情淡漠,嗜睡,甚或意识朦胧,谵妄,烦躁不安,昏迷,撮空理线,或抽搐,舌质暗红或淡紫,或紫绛,苔白腻或黄腻,脉细滑数。

治法:涤痰开窍。

方药:涤痰汤合安宫牛黄丸或至宝丹。涤痰汤:半夏、橘红、茯苓、甘草、竹茹、枳实、胆南星、石菖蒲、人参、生姜。如安宫牛黄丸或至宝丹清心开窍。

加减:若舌苔白腻而有寒象者,以制南星易胆南星,开窍可用苏合香丸。若痰热内盛,身热,烦躁,谵语,神昏,舌红苔黄者,加黄芩、桑白皮、葶苈子、天竺黄、竹沥。热结大肠,腑气不通者,加大黄、芒硝。若痰热引动肝风而有抽搐者,加钩藤、全蝎、羚羊角粉。唇甲发绀,瘀血明显者,加红花、桃仁、水蛭活血祛瘀。如热伤血络,见皮肤与黏膜出血、咯血、便血色鲜者,加水牛角、生地、丹皮、紫珠草、生大黄等。

5.肺肾气虚

症候特点:呼吸浅短难续,咳声低怯,胸满短气,甚则张口抬肩,倚息不能平卧,咳嗽,痰如白沫,咯吐不利,心慌,形寒汗出,面色晦暗,舌淡或黯紫,苔白润,脉沉细无力。

治法:补肺纳肾,降气平喘。

方药:补虚汤合参蛤散(黄芪、茯苓、甘草、五味子、干姜、半夏、厚朴、陈皮、人参、蛤蚧)。

加减:若肺虚有寒,怕冷,舌质淡,加桂枝、细辛温阳散寒。兼阴伤,低热,舌红苔少,加麦冬、玉竹、知母养阴清热。面唇青紫,舌紫黯者加桃仁、川芎、水蛭活血化瘀。如见面色苍白,冷汗淋漓,四肢厥冷,血压下降,脉微欲绝等喘脱危象者,急加参附汤送服蛤蚧粉或黑锡丹补气纳肾,回阳固脱。

6.阳虚水泛

症候特点:喘咳不能平卧,咯痰清稀、面浮、下肢肿,甚或一身悉肿,脘痞腹胀,尿少,心悸,怕冷,面唇青紫,舌胖质黯,苔白滑,脉细滑或结代。

治法:温肾健脾,化饮利水。

方药:真武汤合五苓散(附子、茯苓、白术、白芍药、生姜、桂枝、猪苓、泽泻)。

加减:血瘀明显者加红花、赤芍药、泽兰、益母草、北五加皮行瘀利水。水肿势剧,上渍心肺,心悸喘满,倚息不得卧,咳吐白色泡沫痰涎者,加沉香、黑白丑、椒目、葶苈子。

(二)中成药治疗

1.咳喘宁口服液　清热宣肺,止咳平喘。用于痰热郁肺证,每次10ml,每天3次,口服。

2.祛痰止咳颗粒　健脾燥湿,祛痰止咳。适用于痰浊壅肺证,每次2包,每天2次,口服。

3.固本咳喘片　益气固表,健脾补肾。用于脾虚痰盛、肾气不固证,每次4~5片,每天3次,口服。

4.固肾定喘丸　温肾纳气,健脾利水。用于脾肾虚证及肺肾两虚证,每次3g,每天3次,口服。

5.参附注射液　40~60ml加入5%葡萄糖注射液250ml静脉滴注,每日1次,治疗元阳欲绝。

6.清开灵注射液　40ml加入5%葡萄糖生理盐水500ml,静脉滴注,或用醒脑静20ml加入5%葡萄糖注射液250ml,静脉滴注,每日1次,治疗痰蒙神窍证。

(三)古今效验方治疗

1.截喘汤

组成:佛耳草、碧桃干、老鹳草各1.5g,旋复花、全瓜蒌、姜半夏、防风各10g,五味子6g。

服法:水煎服。

功效主治:除痰镇咳,降气平喘。用于咳嗽痰多,气逆喘促。

2.清肺化痰止咳膏

组成:麻黄、杏仁、甘草、川贝、桔梗各9g,矮地茶15g,鱼腥草20g(后下)。

服法:水煎服。

功效主治:清热化痰平喘。用于痰热郁肺证,

(四)外治

穴位敷贴、穴位注射、穴位埋线、针灸疗法。

第六节　原发性支气管肺癌

原发性支气管肺癌简称肺癌,指肿瘤细胞源于支气管黏膜或腺体,常伴有区域性淋巴结和血行转移,早期常伴有刺激性咳嗽、痰中带血等临床症状。近五十多年来,世界各国特别是工业发达国家,肺癌的发病率和病死率均迅速上升,死于癌症的男性病人中肺癌已居首位。近三十多年来,肺切除术的病例中肺癌逐渐增加,已居首位。据上海市恶性肿瘤统计资料,在男性癌肿病例中,肺癌发病率急剧增加,居恶性肿瘤死因第1位。

【病因病机】

中医认为肺癌的发病原因主要是由于体内脏腑功能失调,正气内虚,外界邪毒乘虚而入,导致气血津液代谢失常,气滞、血瘀、痰湿停聚,邪毒内结于肺所致。

1.邪毒侵肺　肺为脏腑之华盖,司呼吸,与外界连通。外界各种致病邪毒从口鼻而入,内侵入肺,可使肺气宣降失司,肺络受阻,气血郁滞,痰饮与邪毒相互搏结,形成积块。

2.痰湿内聚　由于饮食不节,嗜食肥甘厚味,或暴饮暴食,或过于劳累,或思虑过度,损伤脾胃,脾之运化失调,水湿不运,气机受阻,湿聚生痰,痰贮肺络,邪毒相结,逐渐形成肺内肿块。

3.正气内虚　久病体虚或年老体弱,正气内虚,气血运行逆乱,抗病能力低下,加之外邪的侵袭,客邪留着不去,气机不畅,血行滞涩,久而成为积块停留于肺。

【临床表现与诊断】

1.临床表现

(1)肺癌原发灶所致症状

1)咳嗽:多为刺激性咳嗽。

2)咯血:痰中带血,多为血丝痰。

3)胸闷胸痛:一般症状轻,定位模糊。当癌瘤侵及胸膜、胸壁时,疼痛加剧,定

位较前明确、恒定。

4)气促:癌瘤阻塞所致的肺炎、肺不张、恶性胸腔积液、弥漫性肺泡病变等均可引起气促。

5)发热:阻塞性肺炎或癌性毒素所致。

6)晚期:患者可出现较明显的恶病质。

(2)肿瘤压迫局部组织所致的症状如下

1)声音嘶哑:肿瘤直接压迫或转移的淋巴结压迫喉返神经所致。

2)吞咽困难:由于肿瘤细胞侵犯或压迫食管所致。

3)上腔静脉压迫综合征:由于肿瘤细胞压迫上腔静脉导致头部和上肢静脉回流受阻,临床上表现为头面部和颈部水肿。

4)Horner综合征。由于压迫颈交感神经所致,表现为同侧上眼睑下垂、眼球内陷、瞳孔缩小、额部汗少等。

(3)肿瘤远处转移所致的症状

1)头痛。

2)上腹痛、黄疸和腹水。

3)下肢痛、腰痛。

(4)肺外表现

1)对称性的杵状指(趾)和骨关节肥大。

2)向心性肥胖、周围性水肿、高血压、低血钾等。

3)高血钙、低血磷,表现为食欲不振、呕吐、心律失常等。

4)近端肌群无力、小脑性运动失调、精神改变等。

2.辅助检查

(1)血常规:早期无明显异常,晚期伴有全血细胞减少。

(2)胸部 X 射线检查:包括正位、侧位胸部摄片。

(3)CT 检查:可了解纵隔、肺门淋巴结有无肿大,为分期提供重要证据,对小细胞肺癌更为重要。

(4)痰脱落细胞检查:这种方法是简单、无创伤且有效的早期诊断方法之一。

(5)胸腔积液检查:癌性胸水早期往往为浆液性渗出液,透明,淡黄色,逐渐变为血性。如果胸水中红细胞数大于 10 万/mm^3,而又无损伤存在,则癌性胸水的可能性较大,进行多次病理检查,阳性率会明显提高。

(6)支气管纤维镜检查:对中央型肺癌诊断很有帮助。也可以摘除可疑的组织做病理检查,也可吸取痰液做脱落细胞学检查。

(7)活体组织检查:以经皮肺活检常用,特别是紧靠胸壁的肺部肿瘤,以判断肿瘤的性质。

(8)放射性核素检查:放射性核素及其标记化合物对疾病诊断有一定帮助。

3.诊断要点

(1)具有三大高危因素(男性、年龄大于 45 岁和吸烟＞400 支/年)者,长期或反复呛咳、干咳或咳而痰中带血、反复发生的同一部位的肺炎(特别是段性肺炎),X 射线出现局限性肺气肿、叶性肺不张,经抗感染治疗无明显好转者,应考虑肺癌的可能。

(2)原因不明的肺脓肿,抗炎治疗效果不显著者,应考虑肺癌的可能。

(3)原因不明的胸腔积液,反复抽穿不净,胸水或呈血性者,抗结核治疗无效,应考虑肺癌的可能。

(4)通过胸部 X 射线检查发现肺癌的直接和间接征象。

(5)通过痰脱落细胞、胸水、纤维支气管镜检查及活检等发现病理学证据是肺癌诊断的"金指标"。

【鉴别诊断】

临床上肺癌还需与一些症状相似的病症相区别。

1.肺结核　有咳嗽、痰血、胸痛、潮热等症状,经痰结核菌检查阳性,抗结核治疗有效。

2.肺炎　一般发病较快,全身症状比较明显,经抗菌治疗后,症状消失和病变吸收也较快。

此外,还应与肺脓肿、肺炎性假瘤、纵隔肿瘤、支气管囊肿和肺动静脉瘤等加以鉴别。

【治疗】

1.辨证治疗

(1)痰湿蕴肺

主症:咳嗽频繁,咳声重浊,痰色白呈清涎状,伴腹胀纳差,胸闷,肢体困重,舌质胖淡,或边有齿痕,苔白厚而腻,脉弦滑。

治法:健脾化痰祛湿。

方药:二陈汤加减(陈皮 12g,茯苓 15g,半夏 10g,甘草 10g,土茯苓 15g,蜂房 10g)。

(2)肺热阴虚

主症:干咳,无痰或痰少而黏稠,或痰中带血,血色鲜红,伴胸痛气短,心烦少痹,低热盗汗,口干口渴,咽干声哑,舌质红,苔薄黄,脉细数。

治法:养阴润肺。

方药:沙参麦冬汤加减(沙参 15g,麦冬 20g,半夏 10g,猪苓 15g,半枝莲 15g)。

(3)饮停胸胁

主症:胸胁胀闷不适,呼吸短促,甚者咳逆气喘不能平卧,胸廓隆起,喉中有瘙痒感,痰多,舌淡红,苔薄白或白腻,脉沉弦或弦滑。

治法:攻逐水饮。

方药:十枣汤加减(甘遂 0.5g,芫花 0.2g,大枣 10 个、泽泻 12g)。

(4)脾肺气虚

主症:咳喘无力,胸闷气短,咳痰清稀,色白量多,食欲不振,腹胀便溏,声低懒言,倦怠困乏,面色㿠白,舌淡红,苔白,脉虚弱。

治法:健脾补气。

方药:参苓白术散加减(人参 15g,茯苓 15g,白术 15g,山药 30g,甘草 10g,砂仁 10g,桔梗 10g,莲子 15g,薏苡仁 30g,扁豆 15g,大枣 5 枚)。

(5)肺肾两虚

主症:咳喘乏力,动则喘促,呼多吸少,咳痰无力,语声低微,腰膝酸软无力,形寒肢冷,夜尿频数,性功能减退,脉沉无力。

治法:补肾纳气,益肺平喘。

方药:平喘固本汤加减(党参 15g,五味子 10g,冬虫夏草 2g,核桃肉 15g,沉香 6g,灵磁石 30g,紫苏子 10g,款冬花 10g,法半夏 10g,橘红 10g)。

2.单验方

(1)蜂房 30g,水煎服,每日 1 次。

(2)大枣 5 枚、薏苡仁 50g,共煮稀饭,可以补益脾肺、增强正气,改善患者的生活质量。

3.中成药

(1)鹤蟾片:每次 4 片,每日 3 次,连服 30 天。

(2)猪苓多糖注射液:每次 2 支(4ml),肌内注射,每日或隔日 1 次,15 次为 1 个疗程。

(3)鸦胆子乳注射液:每次 1 瓶,每日 1 次,静滴,15 天为 1 个疗程。

4.针灸治疗

(1)灸法:艾灸神阙、足三里、三阴交、肾俞等穴。

(2)针刺:取穴关元、气海、孔最、曲池、合谷、复溜,每日针刺,15 天为 1 个疗程。

（3）敷贴：以半夏、南星、白附子、血竭、郁金、制马钱子等研细末，用酒调，贴敷肺俞穴。

5.中医其他疗法　用桔梗、紫苏叶、鱼腥草、细辛、陈皮、甘草等中药加水煎，雾化吸入药气。

【预后】

肺癌的预后取决于早发现、早诊断、早治疗。隐性肺癌早期治疗可获痊愈。一般认为鳞癌预后较好，腺癌次之，小细胞未分化癌最差。近年来采用综合治疗后，小细胞未分化癌的预后有很大改善。

【预防调摄】

肺癌的预防应用一方面积极宣传和采取有效措施，另一方面对高发人群进行重点普查，早期发现、及时治疗。

1.常吃碱性食物以防止酸性废物的累积，因为酸化的体液环境是正常细胞癌变的肥沃土壤，调整体液酸碱平衡，是预防癌症的有效途径。

2.养成良好的生活习惯，戒烟限酒，烟和酒是极酸的酸性物质，长期吸烟喝酒的人，极易导致酸性体质。

3.年老体弱或有某种疾病遗传基因者酌情吃一些防癌食品和含碱量高的碱性食品，保持良好的精神状态。

4.以良好的心态应对压力，劳逸结合，不要过度疲劳。

5.加强体育锻炼，增强体质，多在阳光下运动，多出汗，可将体内酸性物质随汗液排出体外，避免形成酸性体质。

6.生活要规律，生活习惯不规律的人，容易加重体质酸化，易患癌症。

7.不要食用被污染的食物，要吃一些绿色有机食品，防止病从口入。

第七节　间质性肺疾病

间质性肺疾病（ILD）是一组主要累及肺间质、肺泡和（或）细支气管的肺部弥漫性疾病，通常亦称作弥漫性实质性肺疾病（DPLD）。目前国际上将 ILD/DPLD 分为 4 类：①已知病因的 DPLD，如药物诱发性、职业或环境有害物质诱发性（铍、石棉）DPLD 或胶原血管病的肺表现等；②特发性间质性肺炎（IIP）；③肉芽肿性DPLD；④其他少见的 DPLD。

特发性肺纤维化（IPF）是一种原因不明的、进行性的、局限于肺部的以纤维化伴蜂窝状改变为特征的疾病。它是特发性间质性肺炎（IIP）中的常见类型（占60%～70%），病理上呈现寻常型间质性肺炎，病变局限于肺部，引起弥漫性肺纤维化，导致肺功能损害和呼吸困难。IPF无准确的流行病学资料。美国新墨西哥州报道的患病率为男性20.2/10万人口，女性7.4/10万人口。欧洲和日本报道的患病率为（3～8）/10万人口。患病率随着年龄增加而增加，男性多于女性。近年来临床诊断的病例有增加的趋势。

本病属中医学"咳嗽"、"喘证"、"肺痿"、"肺痹"、"肺胀"等范畴，历代医学家多以"肺痿"、"肺痹"论之。"肺痿"病名是汉代张仲景在《金匮要略》中首先提出。"肺痹"病名最早见于《内经》。

【病因病机】

中医认为本病病机为感受外邪，肺燥阴伤，痰瘀阻滞肺络，肺失濡养。病位在肺，与脾、肾关系密切，早期邪毒阻滞肺络，气血不通，络脉痹阻，属肺痹范畴，以邪实为主；后期络虚，气血不充，肺叶挛缩，功能丧失，属肺痿范畴，以本虚为主。

常见病因有感受外邪和环境毒邪、肺燥阴伤、痰瘀阻肺、肺气虚冷、肺肾阴虚。

1.感受外邪和环境毒邪　《素问·痿论》："肺热叶焦，则皮毛虚弱急薄，著则生痿躄也。"《金匮要略》："热在上焦者，因咳而肺痿。"热毒袭肺，伤阴耗液，或素体阴虚燥热，致虚热肺痿。反复感受外邪或感受风寒之邪蕴而化热，或感受温热邪气，导致肺之津气骤然损伤。"环境毒"伤人的正气，导致肺气机不畅，血运失调，引起瘀邪痰浊内阻于肺络，肺络不通，肺失宣降。

2.肺气虚冷　《金匮要略心典·肺痿肺痈咳嗽上气病脉证并治》："肺为娇脏……冷则气沮，故亦不用而痿也"。素体阳气不足，或内伤久咳、久喘耗伤阳气，或虚热日久，阴伤及阳，肺中虚冷，阳虚不能化气，致虚冷肺痿。

3.肺肾阴虚　肺阴亏虚，耗伤肾阴，津液枯涩，可致肺肾两虚。

4.痰瘀阻肺　肺气不足，津液失布，脾气虚损，肺脾气虚，肺脉失养，肺叶萎弱。肾气不能化气行水，水湿上泛。肺、脾、肾三脏失调致痰浊、水饮内生，痰阻气滞，血行不畅，痰瘀互结，痹阻于肺而成肺痹。

【临床表现】

症状与体征

通常隐匿起病，逐渐出现干咳和呼吸困难。随着肺纤维化的发展，发作性干咳和气促逐渐加重。进展的速度有明显的个体差异，经过数月至数年发展为呼吸衰竭和肺心病。起病后平均存活时间为2.8～3.6年。通常没有肺外表现，但可有一些伴随症状，如食欲减退、体重减轻、消瘦、无力等。

查体可发现呼吸浅快,超过80%的患者闻及吸气末期Velcro啰音,大多数存在肺基底部。20%~50%有杵状指(趾)。发绀等呼吸衰竭和肺心病的表现可出现在晚期。【诊断】

诊断主要根据临床特征、胸部影像学表现、肺通气及弥散功能、病理活检及排除其他已知原因导致的ILD。根据是否有外科肺活检的结果,有2种确诊标准。

1.确诊标准一

(1)外科肺活检显示组织学符合寻常型间质性肺炎的改变。

(2)同时具备下列条件:①排除其他已知的可引起ILD的疾病,如药物中毒、职业环境性接触和结缔组织病等;②肺功能检查有限制性通气功能障碍伴弥散功能下降;③常规X线胸片或HRCT显示双下肺和胸膜下分布为主的网状改变或伴蜂窝肺,可伴有少量磨玻璃样阴影。

2.确诊标准二 无外科肺活检时,需要符合下列所有4条主要指标和3条以上的次要指标。

(1)主要指标:①除外已知原因的ILD,如某些药物毒性作用、职业环境接触史和结缔组织病等;②肺功能表现异常,包括限制性通气功能障碍[肺活量(VC)减少,而FEV_1/FVC正常或增加和(或)气体交换障碍[静态/运动时$P(A-a)O_2$增加或$DLco$降低];③胸部HRCT表现为双下肺和胸膜下分布为主的网状改变或伴蜂窝肺,可伴有极少量磨玻璃样阴影;④经纤维支气管镜肺活检(TBLB)或支气管肺泡灌洗液(BALF)检查不支持其他疾病的诊断。

(2)次要指标:①年龄>50岁;②隐匿起病或无明确原因的进行性呼吸困难;③病程≥3个月;④双肺听诊可闻及吸气性Velcro啰音。

【治疗】

(一)中医辨证分型治疗

1.热毒蕴肺

症候特点:病起发热,或热退后咳嗽、少痰,气短乏力,伴皮肤干燥,心烦口渴,小便黄少,大便干,舌红、苔黄,脉细数。

治则:清热解毒,润肺止咳。

方药:五味消毒饮合沙参麦冬汤(金银花、野菊花、蒲公英、紫花地丁、紫背天葵子、北沙参、麦冬、桑叶、甘草、玉竹、天花粉、生扁豆)。

加减:痰多黄者加桑白皮、瓜蒌壳(仁)、浙贝;咽干口渴者加沙参、花粉、玉竹、百合养阴生津。

2.燥热伤肺,肺阴亏损

症候特点:胸闷气短,呼吸急促,动则加重,干咳少痰,甚则痰中带血,口干渴,咽干鼻燥,皮毛干枯,形体消瘦,大便秘结,舌红苔少,脉细虚数。

治则:养阴清热,润肺生津。

方药:清燥救肺汤加减(石膏、桑叶、麦冬、火麻仁、阿胶、枇杷叶、杏仁、人参、甘草)。

加减:燥热盛,酌加知母、天花粉、鱼腥草,以清热润燥;阴液伤,加天冬、石斛、玉竹、玄参,以润肺养阴,或选用百合固金汤加减。

3.痰浊阻肺证

症候特点:胸闷气短,动则加重,咳嗽,咯痰不爽,头晕,不思饮食,舌质暗红,苔白腻或黄腻,脉濡数或滑数。

治则:健脾燥湿,化痰止咳。

方药:二陈汤加减(陈皮、半夏、茯苓、甘草)。

加减:不发热而胸闷重,加郁金以理气解郁。痰浊壅盛者,加葶苈子、皂荚;脾虚者,加四君子汤;痰黄者,加桑白皮、黄芩。气喘加三子养亲汤。

4.瘀血阻络

症候特点:咳嗽、咳痰、胸闷、胸痛,伴见有痰中带血,口唇紫暗,舌质暗或有瘀斑,苔薄,脉细涩。

治则:活血化瘀,化痰行气。

方药:血府逐瘀汤(生地黄、桃仁、红花、当归、甘草、赤芍药、桔梗、枳壳、柴胡、川芎、牛膝)。

加减:咯血者加藕节、三七;郁滞化热伤阴者,加沙参、花粉、生地、知母;食少、乏力、气短者,加党参、黄芪、白术。肝气郁结明显者加柴胡疏肝散。

5.肺气虚证

症候特点:咳嗽,咳痰,气喘,动则喘甚,伴乏力,少气懒言,纳呆,消瘦,自汗,怕风,易感冒,舌淡,苔白,脉细弱。

治则:补益肺气。

方药:玉屏风加味(黄芪、防风、白术)。

加减:阳虚肺中虚冷者,加附子、干姜;气阴两虚者,用生脉散、沙参、玉竹;自汗怕风明显者,加桂枝、白芍药、生姜、大枣。

6.肺肾阴虚

症候特点:咳嗽,干咳为主,或痰黏、痰中带血丝,气短,伴见形体消瘦,体倦乏力,手足心热,自汗或盗汗,舌质红少苔,剥苔或光苔,脉细数或细弱。

治则:益气养阴,润肺止咳。

方药:生脉饮加六味地黄丸(人参、麦冬、五味子;熟地黄、山药、山茱萸、丹皮、泽泻、茯苓)。

加减:咯鲜血者,加紫草、藕节、三七、田七;盗汗自汗重者,加煅龙骨、煅牡蛎、浮小麦;大便溏烂者,加薏苡仁、扁豆、木香、砂仁;气阴两伤重者,用黄芪鳖甲散。

7.肺肾气虚

症候特点:咳嗽、胸闷气喘,动则喘甚,伴乏力,易出汗,易感冒,腰膝酸软,耳鸣,面色晦暗,舌淡白或有齿痕,或有瘀斑,苔薄白,脉沉细。

治则:补益肺肾,活血通络。

方药:补肺汤合七味都气丸(人参、黄芪、熟地、五味子、紫菀、桑白皮、山茱萸、茯苓、丹皮、泽泻)。

加减:肾气虚及阳者,加巴戟天、淫羊藿;夹瘀者,加莪术、三棱、红景天。

8.肺肾两虚,阴阳俱损证

症候特点:喘促不得接续,动则加重,口干咽干,心悸乏力,肢肿,唇甲紫暗,头晕目眩,舌质干红,脉沉细,或浮大无根。

治则:补肺益肾,纳气定喘。

方药:生脉饮合六味地黄丸加减,或金匮肾气丸(人参、麦冬、五味子、熟地黄、山药、山茱萸、丹皮、泽泻、茯苓、附子、桂枝)。

加减:偏阳虚,配用参蛤散以温补肾阳;偏阴虚,配用七味都气丸以滋阴纳气。

(二)中成药治疗

1.生脉片　益气,养阴生津,适用于气阴两虚证。每次 8 片,每天 3 次,口服。

2.血府逐瘀口服液　活血祛瘀,用于血瘀肺痿证。每次 6 片,每天 2 次,口服。

3.复方血栓通软胶囊　活血祛瘀,益气养阴,适用于血瘀并气阴两虚证。每次 1 粒,每天 3 次,口服。

4.百合固金颗粒　养阴润肺,化痰止咳,适用于肺肾阴虚证。每次 9g,每天 3 次,口服。

(三)古今效验方治疗

1.治肺痿方

组方:水蛭、当归、桃仁、陈皮、半夏、白果、党参各 10g,丹参 30g,炙甘草 6g。

服法:水煎服。

功效:瘀血肺痿者。

2.肺间质纤维化验方

组方:熟地黄 24g,山萸肉、麦门冬、白果、苏子、三棱各 12g,北沙参 20g。

服法:水煎服,1 个月为 1 个疗程,依据病情轻重程度可服 2～3 个疗程。

功效:肺肾阴虚型。

3.花斛玉合汤

组方:黄芪、白术、天门冬、石斛、枸杞子、苏子、瓜蒌、巴戟天各 15g,女贞子、山萸肉各 20g,玉竹、山药、百合各 25g,太子参、沙参、麦门冬各 30g,五味子 10g。

服法:水煎服。

功效:气阴两虚型。

(四)外治

1.针灸疗法

选穴:肺俞、太渊、尺泽。

操作:肺阴虚者,加膏肓(用平补平泻法);肝火灼肺者,加行间(用泻法);肾虚者,加太溪(用补法);脾虚者,加阴陵泉(用补法);瘀血者,加膈俞、血海(用平补平泻法)。每天 1 次,10 天为 1 个疗程。

2.穴位埋线

选穴:定喘、风门、肺俞、脾俞、肾俞。

操作:常规消毒局部皮肤,可用 6 号注射针针头作套管,28 号 5cm(1 寸半)长的毫针剪去针尖作针芯,将 0000 号羊肠线 0.5～1cm 放入针头内埋入穴位。每 10 天埋 1 次,3 个月为 1 个疗程。

3.穴位注射

选穴:大椎、足三里、肺俞。

操作:穴位定位后,用一次性 5ml 注射器套 5 号针头,抽取核酪注射液 5ml,在穴位局部行常规消毒后,右手持注射器对准穴位,快速刺入皮下,然后将针缓慢推进(肺俞穴斜刺,足三里和大椎穴直刺),达到一定深度后产生得气感应,回抽针筒无回血,便可将药液注入,每穴注入 1ml。每周 2 次,连用 3 个月。

4.穴位敷贴

选穴:与穴位埋线相同。

操作:白芥子、延胡索各 20g,甘遂、细辛、半夏各 10g,共为末,加麝香 0.5g,和匀,在夏季三伏天和冬季三九寒,分 3 次,用姜汁调,选穴后用酒精擦去皮肤油脂,将药物置于穴位上,用胶布固定,4～6 小时弃之,每 10 日敷 1 次,若患者不能耐受,则提前去药。敷贴后有水疱,可用烫伤油外涂,若水疱过大,则到医院处理,勿自行将水疱刺破。

5.推拿疗法

按压:用指端按压尺泽、列缺、合谷、膻中、丰隆等穴位各20～30次,每日1次。

第八节　慢性肺源性心脏病

肺源性心脏病简称肺心病,是指由支气管-肺组织、胸廓或肺血管病变致肺血管阻力增加,产生肺动脉高压,继而右心室结构或(和)功能改变的疾病。根据起病缓急和病程长短,可分为急性和慢性肺心病两类。临床上以后者多见。急性肺心病常见于急性大面积肺栓塞。

慢性肺源性心脏病简称慢性肺心病,是由肺组织、肺血管或胸廓的慢性病变引起肺组织结构和(或)功能异常,产生肺血管阻力增加,肺动脉压力增高,使右心室扩张或(和)肥厚,伴或不伴右心功能衰竭的心脏病,并排除先天性心脏病和左心病变引起者。

慢性肺心病是呼吸系统的一种常见病、多发病。临床调查研究,发现某农村调查 102230 例居民的慢性肺心病患病率为 4.4‰,其中≥15 岁人群的患病率为 6.7‰。其患病率存在地区差异,东北、西北、华北患病率高于南方地区,农村患病率高于城市,吸烟者比不吸烟者患病率明显增多。患病年龄多在 40 岁以上,并随年龄增长而增加。急性发作以冬、春季节多见。

本病属中医学"肺胀"、"喘证"、"痰饮""心悸"、"水肿"等范畴。早在东汉时期就对其有了初步的认识,如《金匮要略·痰饮咳嗽病》中提到的"咳逆倚息,短气不得卧,其形如肿",与现在肺心病的临床症状一致。

【病因病机】

本病的发生,多因久病肺虚,痰浊潴留,每因再感外邪,诱使病情反复发作加重。病变首先在肺,进而侵及脾、肾、心等脏。先以肺气虚为主,后出现气阴两虚,再逐渐发展为阳虚,使病情复杂,经久不愈。

1.痰浊内蕴　肺病经久不愈,反复发作,正气必虚。肺虚及脾,脾运失健,痰浊内生,痰随气上逆,阻遏气道,气机不利,肃降失常而咳喘。肺虚及肾,肾虚水不化气,水液泛滥肌肤则水肿,上凌于心则短气、心悸;痰浊壅盛,阻塞气道,则咳逆上气,蒙闭神窍则烦躁、嗜睡、昏迷。若痰浊内蕴化热,热动于风,则可并见肌肉震颤,甚则抽搐,或动血而并见出血。

2.痰瘀互结　心主血脉,肺朝百脉而助心行血。肺病日久,痰浊滞留,肺气壅塞,不能治理调节心血的运行,血行不畅,滞而成瘀。痰阻血脉则心动悸,脉结代,唇暗舌紫。

3.感受外邪　肺虚卫外不顾,六淫外邪易反复乘袭,诱使病情发作。

综上所述,本病病因与外感六淫、痰浊、水饮、瘀血息息相关。肺虚为发病的基础,痰与瘀是发病的关键。反复感受外邪是本病反复发作,病情日益加重之条件。本病病位首先在肺,继而影响脾肾,后期累及于心。病变性质属本虚标实。急性发作期以邪实为主,虚实错杂;缓解期以脏腑虚损为主。

【临床表现】

(一)症状与体征

本病病程进展缓慢,临床上除出现原有肺、胸疾病的各种症状和体征外,主要是逐渐出现肺、心功能衰竭和其他器官损害的征象。按其功能分代偿期与失代偿期两个阶段。

1.肺、心功能代偿期

(1)症状:慢性咳嗽、咳痰和喘息,活动后可有心悸、乏力、呼吸困难。

(2)体征:肺气肿体征,包括桶状胸、肺部叩诊呈过清音、呼吸音降低。常可闻及干、湿性啰音。心音遥远,肺动脉瓣区第二心音亢进,右房室瓣(三尖瓣)区可出现收缩期杂音或剑突下心脏搏动增强,提示有右心室肥厚。部分患者有颈静脉充盈。

2.肺、心功能失代偿期　肺组织损害严重可导致呼吸和(或)心力衰竭。急性呼吸道感染为其最常见诱因。

(1)呼吸衰竭

1)症状:呼吸困难加重,心悸,胸闷。常有头痛、失眠、白天嗜睡,甚至出现表情淡漠、神志恍惚、谵妄,甚至昏迷等肺性脑病的表现。

2)体征:发绀,球结膜充血水肿,严重时可有视神经乳头水肿等颅内压升高的表现。腱反射减弱或消失,出现病理反射。

(2)右心衰竭

1)症状:气促更明显,心悸、食欲不振、腹胀、尿少、下肢水肿等。

2)体征:发绀,颈静脉怒张,心率增快,可出现心律失常,剑突下可闻及收缩期杂音,甚至出现舒张期杂音。肝大且有压痛,肝颈静脉回流征阳性,下肢水肿,重者可有腹腔积液。少数患者可出现急性肺水肿或全心衰竭的体征。

(二)并发症

1.肺性脑病　是由于呼吸功能衰竭所致缺氧、二氧化碳储留而引起精神障碍、神经系统症状的一种综合征。肺性脑病是慢性肺心病死亡的首要原因,应积极防治。

2.酸碱失衡及电解质紊乱   慢性肺心病出现呼吸衰竭时,由于缺氧和二氧化碳潴留,当机体发挥最大限度代偿能力仍不能保持体内平衡时,可发生各种不同类型的酸碱失衡及电解质紊乱,使呼吸衰竭、心力衰竭、心律失常的病情更为恶化,对患者的预后有重要影响。应进行严密监测,并认真判断酸碱失衡及电解质紊乱的具体类别及时采取处理措施。

3.心律失常   多表现为房性期前收缩及阵发性室上性心动过速,其中以紊乱性房性心动过速最具特征性。也可有心房扑动及心房颤动。少数病例由于急性严重心肌缺氧,可出现心室颤动以至心脏骤停。

4.休克   慢性肺心病并发休克并不多见,一旦发生,预后不良。其发病率决定于患者病情的严重程度,控制感染及其他治疗措施是否恰当。

5.上消化道出血   慢性肺心病出现严重呼吸衰竭时,胃肠道黏膜屏障功能损伤,导致胃肠道黏膜充血水肿、糜烂渗血或应激性溃疡,引起上消化道出血。

6.弥散性血管内凝血(DIC)。

【诊断与鉴别诊断】

(一)临床诊断要点

根据患者有慢性支气管炎、肺气肿、其他胸肺疾病或肺血管病变,有肺动脉高压、右心室增大或右心功能不全,如肺动脉瓣区第二心音亢进、颈静脉怒张、肝肿大、肝颈静脉反流征阳性、下肢水肿及体静脉压升高等表现,心电图、X线胸片、超声心动图有右心增大肥厚的征象,可以作出诊断。

(二)鉴别诊断

1.冠状动脉粥样硬化性心脏病(冠心病)   慢性肺心病与冠心病均多见于中年以上患者,均可有心脏扩大、心律失常及心力衰竭,而且常有两病共存。冠心病多有心绞痛史、X线及心电图检查呈左心室肥厚的表现,口服扩冠药物后可改善症状。慢性肺心病合并冠心病时鉴别有较多困难,应详细询问病史,并结合体格检查和有关心、肺功能检查加以鉴别。

2.风湿性心脏病   风湿性心脏病的右房室瓣疾患,应与慢性肺心病的相对右房室瓣关闭不全相鉴别。前者多发生于青少年,往往有风湿性关节炎和心肌炎病史,其他瓣膜如左房室瓣、主动脉瓣常有病变,X线、心电图、超声心动图有特殊表现。

3.原发性心肌病   本病多为全心增大,无肺动脉高压的X线表现,结合心电图、超声心动图检查等进行鉴别。

【治疗】

(一)中医辨证分型治疗

1.急性加重期

(1)肺肾气虚,外感风寒

症候特点:咳嗽喘促,痰多稀薄色白,或伴恶寒、全身不适,舌质淡红,苔白滑,脉浮紧。

治法:温化寒痰,宣肺平喘。

方药:小青龙汤加减(麻黄、桂枝、干姜、细辛、半夏、甘草、白芍药、五味子)。

加减:若寒痰郁而化热,可用小青龙汤加石膏或厚朴麻黄汤寒热兼治;痰气不利,痰多质黏不易咯出,加白芥子、苏子、莱菔子。

(2)肺肾气虚,外感风热

症候特点:咳嗽喘促,痰黄黏稠,或伴发热,烦闷。舌质淡红,苔黄,脉浮数或滑数。

治法:宣肺化痰,清热平喘。

方药:麻杏石甘汤合苇茎汤加减[炙麻黄、生石膏(先煎)、杏仁、生甘草、苇茎、薏苡仁、冬瓜仁、桃仁、鱼腥草、瓜蒌皮]。

加减:痰黏稠不易咯出,加海蛤粉;口渴咽干,加天花粉、芦根;痰涌便秘,加葶苈子、生大黄;痰鸣喘息,不得平卧,加射干、葶苈子。

(3)痰浊壅肺证

症候特点:咳嗽,咳声重浊,痰多色白黏腻如泡沫状,喘促,胸闷,脘痞纳少,倦怠乏力,大便时溏。舌质淡,苔白腻,脉濡滑。

治法:燥湿化痰,降气平喘。

方药:二陈汤合三子养亲汤加减(半夏、茯苓、陈皮、甘草、白芥子、苏子、莱菔子)。

加减:若痰浊壅盛,胸满,气喘难平者,加葶苈子、杏仁;若痰湿重,痰多黏腻或稠厚,胸闷,脘痞,加苍术、厚朴;若寒痰较重,痰黏白如泡沫,怕冷,加干姜、细辛;脾虚症候明显加党参、白术。

(4)痰热郁肺证

症候特点:喘咳气逆,痰黄黏稠,难咯,或咯吐血痰,胸胁胀满,咳时引痛,或有身热,口干欲饮,舌质红,苔黄腻,脉滑数。

治法:清热化痰,降逆止咳。

方药:桑白皮汤(桑白皮、黄芩、黄连、栀子、贝母、杏仁、苏子、半夏)。

加减:痰热壅盛者加鱼腥草、金荞麦根、冬瓜仁清化痰热;胸满咳逆,痰涌,便秘者,加葶苈子、大黄、芒硝泻肺涤痰通腑;痰热伤津者,加北沙参、天冬、花粉养阴生津。

(5)痰蒙神窍证

症候特点:神志恍惚,谵语,烦躁不安,嗜睡,甚至昏迷,咳嗽,喘促,或伴痰鸣,舌质紫暗,苔厚腻,脉滑数。

治法:涤痰开窍。

方药:涤痰汤(半夏、橘红、茯苓、甘草、竹茹、枳实、胆南星、石菖蒲、人参、生姜)。

加减:痰热内盛可加黄芩、竹沥、人工牛黄粉;唇甲紫暗者加丹参、红花、桃仁。另可以用安宫牛黄丸、至宝丹等,增强清心开窍化痰之力。

(6)阳虚水泛证

症候特点:喘咳气逆,不能平卧,咳痰清稀,心悸,尿少,肢体水肿,面唇青紫。舌体胖,质淡或紫暗,苔白滑,脉沉细。

治法:温阳利水。

方药:真武汤加味(附子、茯苓、白术、白芍药、生姜)。

加减:可加桂枝、黄芪、泽泻、葶苈子温肾益气行水;丹参、桃仁、川芎活血化瘀。

(7)元阳欲绝证

症候特点:神志不清,气促,面色晦暗,汗出不止,四肢厥冷,脉沉细数,甚至脉微欲绝。

治法:益气固脱、回阳救逆。

方药:参附龙牡汤合参麦散(人参、麦冬、五味子、附子、龙骨、牡蛎)。

加减:加黄芪益气固表而敛汗;若伴有燥烦内热,口干颧红,汗出黏手,为气阴俱竭,可去附子,用西洋参、山萸肉。

2.缓解期　本期以肺肾气(阳)虚为主,症见咳嗽,气短,活动后加重,或有少量泡沫痰,腰酸腿软,或畏寒肢冷,舌质淡,苔薄白,脉沉细。

治法:补益肺肾。

方药:玉屏风散合金匮肾气丸或七味都气丸(黄芪、白术、防风、熟地、山药、山茱萸、茯苓、泽泻、丹皮、附子、肉桂、五味子)。

加减:阳虚明显者用玉屏风散合金匮肾气丸加补骨脂、仙灵脾、鹿角片;阴虚明显者用玉屏风散合七味都气丸加麦冬、当归、龟板;脾虚湿痰者,加二陈汤;心悸甚者可予炙甘草汤加减;血瘀者加丹参、赤芍药、川芎、红花。

(二)中成药治疗

1.参附注射液　40~60ml,加入 5% 葡萄糖注射液 250ml 中静脉滴注,每日 1次,治疗元阳欲绝证。

2.清开灵注射液　40ml 加入 5% 葡萄糖注射液 250ml 中静脉滴注,或醒脑静脉注射液 20ml 加入 5% 葡萄糖注射液 250ml 中静脉滴注,每日 1 次,治疗痰蒙神窍证。

3.参麦注射液　20~40ml 加入 5% 葡萄糖注射液 250ml 中静脉滴注,每日 1次,治疗气阴两虚型。

4.川芎嗪注射液　160mg 加入 5% 葡萄糖注射液 250ml 中静脉滴注,每日 1次,7~14 天一疗程,治疗血瘀,热象不显者。

5.复方丹参注射液　30ml 加入 5% 葡萄糖注射液 250ml 中静脉滴注,每日 1次,7~14 天一疗程,治疗血虚血瘀型。

(三)古今效验方治疗

1.二参苏橘饮

组方:红参 6g,五味子 6g,山药 30g,茯神 15g,丹参 15g,代赭石 15g,苏子 9g,红花 4.5g,橘络 4.5g。

服法:水煎服。

功效主治:补肺益肾,化痰活血。用于慢性肺心病,证属气虚欲脱,痰瘀壅塞者。

2.六君子汤合玉屏风散加味

组成:党参 15g,炒白术 10g,茯苓 10g,甘草 6g,陈皮 10g,法半夏 10g,麦门冬10g,诃子 10g,生黄芪 18g,防风 3g,补骨脂 10g。

服法:水煎服。

功效主治:补肺益肾,燥湿化痰。用于肺心病之脾肾气虚,痰湿阻肺证。

3.参远汤

组成:西洋参、远志、甘草各 6g,麦门冬、天门冬、知母、杏仁、茯苓各 9g,蒲公英20g,黄精、瓜蒌皮各 12g。

服法:水煎服。

功效主治:益气养阴,清热化痰。用于肺心病右心衰合并感染,属气阴两虚,痰热壅肺者。

4.杏苏二陈汤合桃红四物汤加减方

组方:法半夏10g,杏仁10g,陈皮6g,炙甘草3g,炒苏子10g,葶苈子10g,旋覆花5g(包煎),降香3g,当归10g,丹参10g,桃仁10g,红花6g。

服法:水煎服。

功效主治:化痰祛瘀,降气平喘。用于肺胀病及心,痰瘀阻碍肺气。

5.泻肺逐水饮

组方:葶苈子30g,大黄8g(后下),枳实10g,汉防己12g,桔梗12g,大枣10g。

服法:水煎服。

功效主治:清热泻肺逐水。用于肺心病心力衰竭者。

6.越婢真武汤加减

组成:白术12g,白芍药12g,熟附子6g,生姜9g,大枣5枚,车前子15g,白茅根30g,杏仁12g,生石膏20g,麻黄6g,茯苓皮20g。

服法:水煎服。

功效主治:温阳泻肺行水。用于肺心病之心肾阳虚,水饮内停,痰湿阻遏,肺气壅实证。

(四)外治

1.针灸疗法

偏于风寒者,取穴:大椎、肺俞、合谷、风池、风门等,毫针浅刺,用泻法。

偏于风热者,取穴:大椎、肺俞、合谷、曲池、外关等,毫针浅刺,用泻法。

偏于痰湿者,取穴:天突、肺俞、大椎、丰隆等,毫针浅刺,用泻法。

偏于水饮者,取穴:肺俞、肾俞、丰隆、阴陵泉、足三里、三阴交等,毫针浅刺,用平补平泻法。

肺脾肾虚者,取穴:肺俞、定喘、脾俞、肾俞、足三里、三阴交、关元、气海,毫针浅刺,用补法。

2.穴位敷贴、穴位注射、穴位埋线

第九节　硅沉着病

硅沉着病是由于人体长期吸入含有二氧化硅粉末的空气,使肺泡壁产生纤维结节性变化,逐渐引起呼吸功能减退的一种慢性病。如因失治或治疗不妥,肺部的结节状阴影逐步增多增大,则可并发支气管炎、肺结核、肺气肿、肺心病等。

【病因病机】

中医古代文献没有硅沉着病的病名,从中医理论来看,煤矿硅沉着病是由于粉尘从口鼻而入,煤尘、矽尘属金石之类,性甘、辛、温、有毒,其性燥烈,耗伤肺津,肺气受损,肃降失常,呼吸不利,故见咳嗽、气短、胸闷;久咳伤气,气阴亏损,可致虚咳、喘;粉尘沉积肺内,气血运行不畅,可致气滞血瘀,故见胸膺疼痛。属于中医"肺痿"、"石瘕"、"阴虚肺燥"范畴。肺主气,为五脏六腑之华盖,上通喉咙,开窍于鼻,司呼吸,外合皮毛。遭石英粉尘侵袭,邪从口鼻而入,肺气壅遏,清肃之令失权,肺失宣肃,其气上逆,冲击声门而致咳嗽。日久酿液为痰,可导致喘息,或肺气日益耗散,表现短气、疲乏等虚弱症状。久病不已,穷必及肾,肾虚气喘。累及于心,发为心痹、胸痛。体质日虚,若痨虫乘虚而袭,可发为痨瘵。肺气虚损而致肺泡薄弱、肺膜空虚,可因剧咳或剧烈运动或其他诱因使肺膜破裂,形成肺胀或自发性气胸。

【临床表现与诊断】

(一)临床表现

1.症状　咳嗽、咳痰,少数患者可有血痰。如有反复大量咯血,则应考虑合并肺结核或支气管扩张。胸痛,时有刺痛,多发于前胸中上部的一侧或两侧,与呼吸体位及劳动无关,常在阴雨天和气候多变时出现。胸闷、气急,头昏,乏力,心悸,胃纳减退。痰瘀阻滞气道、肺泡破裂、胸膜增厚和粘连,均可导致气弱(通气和换气功能损害)而气急。

2.体征　早期硅沉着病患者体检常无异常发现。重度硅沉着病患者由于结节融合,肺组织收缩,可有气管移位和叩诊浊音。

3.辅助检查

(1)血液常规检查:发作时可有嗜酸性粒细胞增高,但多数不明显,如并发感染可有白细胞数增高,中性粒细胞比例增高。

(2)X射线检查:X射线检查是硅沉着病患者的主要诊断依据。我国于1986年12月公布了《尘肺诊断标准及处理原则》,其中X射线诊断标准,适用于国家法令规定的各种硅沉着病,其具体标准如下。

1)无硅沉着病(代号零)。

2)一期硅沉着病(代号Ⅰ)。有密集度1级的类圆形小阴影,分布范围至少在2个肺区内各有1处,每处直径不少于2cm;或有密集度1级的不规则形小阴影,其分布范围不少于2个肺区。

小阴影明显增多,但密集度与分布范围中有一项尚不够定为"Ⅱ"者。

3)二期尘肺(代号Ⅱ)

a.Ⅱ:有密集度2级的类圆形或不规则形小阴影,分布范围超过4个肺区;或有密集度 3 级的小阴影,分布范围达到 4 个肺区。

b.Ⅱ⁺:有密集度为 3 级的小阴影,其分布范围超过 4 个肺区;或有大阴影尚不够为"Ⅲ"者。

4)三期硅沉着病(代号Ⅲ)

a.Ⅲ:有大阴影出现,其长径不少于 2cm,宽径不少于 1cm。

b.Ⅲ⁺:单个大阴影的面积或多个大阴影面积的总和超过右上肺区面积者。

(3)肺功能检查有限制性通气功能障碍改变。

4.并发症

(1)肺结核:是硅沉着病最重要的并发症,其发病率高,对患者的伤害也比较大。一般认为并发结核与以下几个因素有关:一是硅沉着病患者免疫力低下,易受结核菌感染;二是肺间质广泛纤维化,造成血液和淋巴循环障碍,降低了防御能力;三是硅沉着病对巨噬细胞的损害。

(2)慢性阻塞性肺病和肺源性心脏病硅沉着病:病人由于肺和支气管的正常生理结构遭到破坏,易于形成慢性阻塞性肺病。一旦慢性阻塞性肺病形成,其对肺的损害则不可逆,日久则形成肺动脉高压,肺动脉高压可导致肺源性心脏病。

(3)自发性气胸:用力咳嗽后,或者憋气过度,肺大泡破裂,造成张力性自发性气胸。因胸膜粘连,气胸多是局限性的,并常被呼吸困难症状所掩盖,多是经 X 射线检查后才发现的。气胸可反复发作或两侧交替出现。因为肺组织和胸膜纤维化,破口常难以愈合,因肺组织不健,气体的吸收也比较缓慢。

(二)诊断要点

本病根据粉尘接触史以及临床症状、体征和 X 射线检查一般不难诊断。

【鉴别诊断】

1.细菌性肺炎　细菌性肺炎与早期肺脓肿在临床症状和 X 射线表现上很相似,但肺炎球菌肺炎多伴有口唇疱疹和铁锈痰,如细菌性肺炎经充分的抗生素治疗后,仍有高热、剧咳并咳出大量脓臭痰时,应考虑肺脓肿的可能。胸部 X 射线片示肺叶、段实变或呈片状淡薄炎性病变,边缘模糊不清,但无脓腔形成。其他有化脓性倾向的葡萄球菌肺炎、肺炎杆菌肺炎等。痰或血的细菌分离可作出鉴别。

2.细支气管肺癌　一般经过肺活检即可鉴别。

【治疗】

1.辨证治疗

(1)肺气不宣

主症:咳嗽,痰少,胸闷甚则胸痛,舌淡红,苔白,脉浮或滑。

治法:宣肺止咳,调理肺气。

方药:参苏理肺丸加减(太子参 25g、前胡 10g、紫苏子 10g、半夏 10g、葛根 15g、云茯苓 15g、枳壳 12g、桔梗 10g、杏仁 10g、炙甘草 10g)。

加减:干咳少痰者加入天花粉 15g、沙参 15g;胸痛者加旋覆花 10g、降香 10g;气短者加沉香 6g、麻黄 10g。

(2)痰瘀阻肺

主症:胸闷,胸痛,痛处固定不移,天阴加重,咳痰黏稠,或有黄痰甚至痰中有血丝,舌暗少苔,脉滑。

治法:化痰消瘀,宣痹散结。

方药:瓜蒌薤白半夏汤加味(瓜蒌 20g、半夏 12g、薤白 10g、紫苏子 12g、海浮石 15g、丝瓜络 10g、路路通 10g)。

加减:胸痛重者加鸡血藤 15g、元胡 12g、川楝子 10g;胸闷者加枳壳 12g、厚朴 12g。

(3)阴虚肺热

主症:干咳不已,或咳少量黏痰,痰中带有血丝,咳甚气促,面红目赤,口干咽燥,或潮热盗汗,舌红少津,苔干而少,脉细数。

治法:养阴清肺。

方药:百合固金汤加减(生地黄 20g、熟地黄 15g、麦冬 12g、甘草 6g、白芍 12g、百部 10g、玄参 15g、桔梗 12g、当归 15g、知母 12g、贝母 10g)。

加减:咳嗽甚者加五味子 10g、罂粟壳 6g;盗汗者加五味子 15g、黄柏 6g、浮小麦 30g;五心烦热者加银柴胡 10g、竹叶 12g、灯心草 6g;咯血者加白及 12g、槐花 15g、侧柏叶 12g。

(4)肺肾两虚

主症:咳嗽气短,动则气喘,形寒肢冷,精神萎靡,四体无力,腰膝酸软,舌淡少苔,脉弱无力。

治法:温补肺肾。

方药:金匮肾气丸合生脉饮加减(熟地黄 20g、炒山药 30g、山茱萸 10g、泽泻 15g、茯苓 15g、牡丹皮 6g、桂枝 15g、附子 10g、红参 15g、洋参 15g、麦冬 10g、五味子 10g)。

加减:阳虚重者加鹿角霜 10g、菟丝子 12g;阴虚重者加枸杞子 15g、阿胶 10g、龟甲胶 6g。

2.单方验方

(1)红色南瓜1个,川贝母20g。将南瓜剖开取出瓜瓤,放川贝母,共蒸至熟,食瓜即可。

(2)陈皮50g、桔梗50g,共为细粉,每次6g,口服,日服3次。

(3)青丝瓜1个、猪肺1具,共煮,待猪肺熟后食肺,适量。

3.中成药

(1)橘红化痰丸每:次1丸,每天3次,口服。

(2)鲜竹沥口服液:每次10～20ml,每日3次,口服。

(3)石椒草咳喘颗粒:每次1包,每日3次,口服

(4)金水宝胶囊:每次3粒,每日3次,口服。

【预防】

本病属于职业疾病,其预防主要是加强相关行业的管理,改善工作环境。同时加强对相关从业人员的健康教育。

第十节 肝肺综合征

肝肺综合征(HPS)是在慢性肝病门脉高压的基础上出现肺内血管异常扩张、气体交换障碍、动脉血氧合作用异常导致的低氧血症及一系列病理生理变化和临床表现。临床特征:在排除原发心肺疾病后的三联征——基础肝脏病、肺内血管扩张和动脉血氧合功能障碍。肺通气功能正常,而处于血流减少使通气血流比例发生异常,即肺泡气-动脉血氧分压差上升,低氧血症,是HPS的重要生理病理基础。HPS是终末期肝脏病的严重肺部并发症,临床上主要表现为呼吸困难和发绀。

【病因及病机】

祖国医学中无此病名记载,但根据其临床特点可以归入"喘证"、"肺胀"等范畴,认为此病多因肺气郁闭、不能通降而引起,肺主气,肝主气机疏泄,肺气郁闭则血行不畅,血液瘀滞,故有口唇发绀等症。

【临床表现与诊断】

1.临床表现 本病主要表现为由原发性肝病、肺内血管扩张和动脉氧合功能障碍所构成的三联征,临床以原发肝病及肺部病变为特点,HPS具有的特征性表现是直立位型呼吸困难、低氧血症、发绀。

(1)原发肝病的临床表现:各种肝病均可发生肝肺综合征,以慢性肝病常见,多数病人以各种肝病的表现就诊,尚缺乏呼吸系统症状。其肝病表现由于肝细胞功

能损害程度及并发症不同有很大差别,最常见的有肝掌、蜘蛛痣、黄疸、肝脾大、腹水、消化道出血、肝功能异常等。HPS与肝病病因及程度无关,部分肝病稳定的患者也可出现肺功能进行性减退表现,有资料显示,HPS与食管静脉曲张、蜘蛛痣相关联。肺血管扩张(肺蜘蛛痣)常在有皮下蜘蛛痣的肝病患者中发现,易发生低氧血症,皮下蜘蛛痣被认为是肝外侵犯的标志。

(2)肺功能障碍的临床表现:由于患者无原发性心肺疾病,多数在肝病基础上逐渐出现呼吸系统表现,如发绀、呼吸困难、杵状指(趾)、直立性缺氧、仰卧呼吸等。进行性呼吸困难是肝肺综合征最常见的肺部症状,发绀是唯一可靠的临床体征,仰卧呼吸、直立性缺氧是本症最具特征性的表现。肺部检查一般无明显阳性体征。如肝病患者同时合并其他肺部疾病(如慢性支气管炎、肺气肿及肺炎、胸腔积液等)可与肝肺综合征并存,则会出现明显的呼吸道症状,应注意鉴别。

(3)辅助检查:

1)肺功能测定。可测定肺活量、最大通气量、功能残气量、肺总量、呼吸储备容积、R/T、1秒钟用力呼气容积量、肺-氧化碳弥散量等。在无明显胸、腹水的肝肺综合征患者虽然肺容量及呼气量可基本正常,但仍有较明显的弥散量改变,即使校正血红蛋白后仍明显异常。

2)动脉血气分析。HPS时肺泡氧分压下降,小于70mmHg;SaO_2下降,小于90%。直立位和仰卧位时PaO_2下降大于10mmHg;$A\text{-}aDO_2$梯度上升15～20mmHg。呼吸室内空气和100%氧气时PaO_2测定也有重要价值。$A\text{-}aDO_2$较PaO_2更灵敏,可作为HPS的主要诊断依据。

3)对比增强超声波心动扫描。经胸壁超声心动图和经食管超声心动图可以鉴别病变部位,经食管超声心动图比经胸壁超声心动图敏感性更高,且与气体交换障碍有相关性。

4)HPS肺血管造影。有两型。

Ⅰ型——弥漫性前毛细血管扩张:弥漫分布的蜘蛛样影像,弥漫分布的海绵状或污渍样影像,吸100%氧气可以使PaO_2升高。

Ⅱ型——断续的局部动脉畸形或交通支:孤立的蚯蚓状或团状影像,吸100%氧气对PaO_2无影响。

5)CT表现。HPS患者胸部CT可显示肺远端血管扩张,有大量异常的末梢分支,可提示HPS的存在,但无特异性。胸部CT可排除低氧血症的其他原因,如肺气肿、肺纤维化等。薄层CT扫描显示HPS的肺段动脉直径与邻近支气管直径的比率明显大于无低氧血症的肝硬化患者。

6)胸部 X 射线 HPS 时表现无特异性。立位时 X 射线胸片可见到两肺基底部间质性浸润,为血管扩张阴影,平卧时消失,尚需与肺间质纤维化相鉴别。

2.诊断

(1)诊断条件:符合下列条件的可以诊断为 HPS。

1)急、慢性肝脏疾病,肝功能障碍不一定很明显。

2)没有原发性心肺疾病,X 射线胸片正常或有间质结节状阴影。

3)肺气体交换异常,有或无低氧血症,A-aDO$_2$ 梯度大于 15mmHg(2.0kPa)。

4)对比增强超声波心动扫描或(和)肺灌注扫描、肺血管造影存在肺血管扩张和(或)肺内血管短路。

5)直立位缺氧、气短、发绀,肺骨关节病。

(2)诊断标准:肝硬化基础上加微发泡试验阳性+直立位低氧血症(PaO$_2$<70mmHg),即可诊断为 HPS。如肝硬化基础上微发泡试验阳性,但无直立位低氧血症,说明有肺毛细血管扩张,尚未达到 HPS。

【治疗】

1.辨证治疗

(1)肺寒痰郁

主症:喉中哮鸣有声,胸膈满闷,咳痰稀白,形寒怕冷,面色青晦,口不渴,或渴喜热饮,或有恶寒、发热、身痛,舌淡,苔白滑,脉浮紧。

治法:温肺散寒,化痰平喘。

方药:射干麻黄汤(射干 9g、麻黄 9g、细辛 3g、制半夏 9g、紫菀 9g、款冬花 9g、五味子 3g、大枣 3 枚、生姜 9g)。

加减:畏寒者加干姜 10g、肉桂 10g;咳嗽者加陈皮 12g、百部 10g;气短者加降香 15g、沉香 6g。

(2)肺热气闭

主症:喉中哮鸣如吼,气粗息涌,胸膈烦闷,呛咳阵作,痰黄黏稠,面红,伴有发热,心烦口渴,舌红,苔黄腻,脉滑数或弦滑。

治法:清热宣肺,化痰定喘。

方药:定喘汤(白果 9g、麻黄 6g、杏仁 9g、制半夏 9g、款冬花 9g、紫苏子 9g、桑白皮 15g、黄芩 9g、生甘草 3g)。

加减:痰多者加川贝母 10g、天竺黄 10g;发热者加柴胡 10g、葛根 16g;胸闷者加枳壳 12g、佛手 10g。

2.单方验方

(1)五味子 100g,碾成细粉,冲服,每次 6g,每天 3 次。

(2)虫草粉,每次 0.5g,冲服,每天 2 次。

3.中成药

(1)千金定吼片:每次 2 片,每日 3 次,口服。

(2)金水宝胶囊:每次 3 粒,每日 2 次,口服。

(3)甘草合剂口服液:每次 10ml,每日 3 次。

4.针灸治疗

(1)体针可选用定喘、肾俞、肺俞、膈俞、合谷穴针刺,每日 1 次。

(2)艾灸可隔姜灸神阙穴。

【预后】

肝硬化患者出现 HPS 预后较差,因为 HPS 常使肝脏功能进行性恶化。从出现呼吸困难到确诊 HPS 的时间为(4.8±2.5)年,一旦出现呼吸困难,2.5 年的病死率为 41%。现今尚缺乏有效的药物来控制 HPS 的发展,但随着人类对其发病机制认识的深入,尤其是肺内血管扩张机制的阐明可以指导临床药物治疗方向和新型药物的开发(如特异性的 NOS 抑制剂),为 HPS 的治疗提供新途径。

第六章　胸部疾病

第一节　气胸

胸膜腔为脏层胸膜与壁层胸膜之间的密闭腔隙。当胸膜因病变或外伤破裂时,胸膜腔与大气相通,气体便进入胸腔,形成胸膜腔积气状态,称为气胸。气胸亦可为自发性,假如在无外伤或人为因素的情况下,因肺部疾病使肺组织及脏层胸膜突然自发破裂,或因靠近肺表面的肺大泡、细小气肿泡自发破裂,肺及支气管内气体进入胸膜腔所致的气胸,称为自发性气胸。

【病因病机】

由于机体正气虚弱,在外来因素,如用力、进气、举重等的作用下,易导致阴阳失调,使肺泡破裂而形成气胸。"痰饮""喘证""肺胀""肺痈"等病证,反复发作常致肺、脾、肾俱虚,表现为机体元气虚衰,脏腑功能失调,一旦外邪侵袭,肺失宣肃,气道不利,即造成肺泡破裂而并发气胸。

【临床表现与诊断】

1.临床表现

(1)症状

1)胸痛。常为急性起病时的首发症状,由于胸膜受牵引而产生尖锐刺痛或刀割样痛,多位于患侧腋下、锁骨下及肩胛下等处。可向肩、颈及上腹部放射,类似心绞痛或急腹症。

2)呼吸困难。常与胸痛同时出现,由于肺脏收缩萎陷,呼吸功能减弱所致。轻者仅感深吸气受限,严重者可出现明显的呼吸困难及发绀。其严重程度与肺受压萎陷的程度及肺部有无慢性疾病有关。

3)咳嗽。因肺受压及支气管扭曲而产生刺激性干咳。

4)休克。多见于张力型气胸及心肺功能不全者,表现为呼吸困难、发绀、多汗、脉细弱、四肢厥冷、血压下降及昏迷,不及时进行有效的抢救,可很快死亡。

(2)体征:气胸的典型体征为患侧胸廓饱满,呼吸运动减弱或消失,叩诊呈鼓音,语音震颤减弱,听诊呼吸音减弱或消失。大量胸腔积气时,气管、纵隔及心脏可向健侧移位,右侧气胸时肝浊音界下降,左侧气胸则有心浊音界消失及心音遥远。少量或局部气胸,可无明显体征。

（3）辅助检查

1）血常规。细菌感染时白细胞总数及中性粒细胞明显升高。

2）X射线检查。气胸的典型X射线表现为肺向肺门萎陷呈圆球形阴影,气体常聚集于胸腔外侧或肺尖,局部透亮度增加,无肺纹。气胸延及下部则肋膈角锐利,压缩的肺外缘可见发线状的脏层胸膜阴影随呼吸内外移动。

3）肺功能测定。急性气胸,肺萎缩＞20％时,肺活量、肺容量下降,呈限制性通气障碍。

4）血气分析。有不同程度的低氧血症。

（4）并发症:自发性气胸的主要并发症为脓气胸、血气胸、慢性气胸。近年来,胸腔手术的无菌操作及抗生素的及时使用,气胸并发脓胸者已少见。

1）血气胸。是因自发性气胸引起胸膜粘连带内的血管被撕裂所致。发病急骤,除胸闷、气促外,胸痛呈持续加重,同时伴有头昏、面色苍白、脉细速、低血压等。短时间内出现大量胸水体征,X射线表现液气平面。胸腔穿刺为全血。

2）慢性气胸。指气胸延缓3个月以上不吸收者。

2.诊断要点

（1）突发的剧烈胸痛和呼吸困难。

（2）体检有胸部积气征。

（3）有气胸的X射线表现。

【鉴别诊断】

1.急性心肌梗死　突然胸痛、气急,甚至休克,与气胸相似。但患者可有高血压、动脉硬化或冠心病史,心电图有其特征性改变,而无气胸体征及X射线征。

2.肺气肿　起病缓慢,有慢性咳嗽史,咳嗽、咳痰较重,白细胞增多,X射线检查无胸膜腔积气。

3.肺大泡及肺部空洞　起病较慢,临床症状不明显,有相应疾病的临床表现,X射线检查有其特异性改变。

【治疗】

1.辨证治疗

（1）肺虚不固、膜破气胸

主症:患者平素易伤风感冒,劳作中突发胸痛,气急不得卧,干咳,神疲,舌淡苔白薄,脉细弱。检查有气胸典型体征和 X 射线表现。

治法:益肺固表,理气降逆。

方药:紫苏汤(紫苏 10g、枳壳 12g、桔梗 15g、党参 30g、白术 15g、紫菀 10g、款冬花 10g),继而用玉屏风丸益气固卫以善后。

(2)肺肾俱虚、膜破气胸

主症:患者患肺胀日久,喘促动则甚,尿少,足跗水肿,突然胸痛、气急,面暗舌紫,脉细滑而涩。

治法:补益肺肾,温阳化饮。

方药:苓桂术甘汤合补肺汤(人参 15g、五味子 12g、桂枝 15g、杏仁 10g、白术 15g、甘草 10g、茯苓 15g、熟地黄 24g、款冬花 12g、紫菀 10g、紫石英 15g、羯羊肺 10g)。

2.单验方　葶苈大黄汤治疗自发性气胸:葶苈子 15～30g,大黄、桑白皮、厚朴、枳实、桔梗各 10g,大枣 5 枚。煎服,每日 1 剂,早晚服。

3.中成药　金匮肾气丸:每次 8 粒,每日 3 次,口服,可以预防本病发作。

4.西医治疗

(1)一般治疗和对症处理:休息,吸氧,去除诱因;对症处理,如酌情给予镇静、镇痛药物;支气管痉挛者使用氨茶碱等支气管扩张剂;剧烈刺激性干咳者可给予可待因。

(2)排气措施:是否需要排气治疗及采用何种排气方法,取决于气胸的类型和积气多少。闭合性气胸积气量少于该侧胸腔容积的 20％时,不需要排气,气体可在 2～4 周内自行吸收,但需要动态观察积气量的变化情况。气量较多,肺萎缩＞20％,症状明显者,或张力性气胸时,需要用人工气胸抽气。

【预后】

一般说来,气胸的预后主要与气胸类别和患者体质有关,年龄较大的患者,或经常发生自发性气胸的患者预后一般不良;合并严重并发症者,大多病势危重或凶险。青年患者,无并发症者一般预后良好。

【预防调摄】

易发此病者应该避免过度或猛烈用力,可以参加适当的体育运动,如打太极拳等。同时也要注意保暖,避免咳嗽造成肺内压力过大而引发气胸。

第二节　脓胸

脓胸是指胸膜腔受致病菌感染,形成脓性渗出液并积聚于胸膜腔内。分为急性脓胸和慢性脓胸两大类。根据原致病菌的不同,分化脓性脓胸、结核性脓胸及其他特异病原性脓胸。根据胸膜腔受累范围可分为局限性(包囊性)脓胸和全脓胸。

【病因病机】

中医认为本病的发生与风寒、湿热、痰浊及邪毒等因素侵袭胸部有关。如《张氏医通》说:"由复感风寒,未经发越,停留胸中,蕴发为热。"本病病位在胸,然与肺相邻,肺气亏虚,御病力弱,极易为风寒、湿热、痰浊、邪毒等病邪所犯,宣降失常,通调不畅,致湿浊内蕴而化热,气血阻滞而成瘀,热瘀相结,则血败肉腐而成痈脓。若脓积日久,重伤正气,则成气阴两亏、脓血内留之正虚邪实、虚实夹杂之证。故本病初起以热象、实象为主,若日久不愈则可兼见气阴亏虚之证。其病理变化过程与肺痈疡相似。

【临床表现与诊断】

1.临床表现

(1)症状:急性期有明显中毒症状,如恶寒、高热、干咳、胸痛、多汗等。胸腔积脓多时,可有胸闷、气促。伴有支气管胸膜瘘时,则咳出大量脓"痰"(即脓胸液),有时呈血性。慢性期多不发热,但贫血及消瘦较明显。

(2)体征:结核性脓胸的体征大致与渗出性胸膜炎相似。胸部可有压痛,甚至轻度水肿。慢性脓胸胸廓萎陷,肋间隙变窄,呼吸运动减弱,叩诊实音,听诊呼吸音减低,气管移向患侧,常伴有杵状指(趾)。

(3)辅助检查

1)血液常规检查。发作时可有嗜酸性粒细胞增高,但多数不明显,如并发感染可有白细胞数增高,分类中性粒细胞比例增高。

2)X射线检查。少量胸腔积液,可见肋膈角消失的模糊阴影;积液量多时,可见肺组织受压萎陷,积液成外高内低的弧形阴影;大量积液可使患侧胸部呈一片均匀模糊的阴影,纵隔向健侧移位。

3)CT检查。可见分房积液。

4)B超检查。在胸穿部位见胸腔积液。

5)肺功能检查。有限制性通气功能障碍改变。

6)血常规有炎症性改变。胸水检查可见病原菌并呈炎性胸水改变。

2.诊断要点　脓胸一般在胸腔穿刺抽得脓液并结合病史和体征来确诊。可做胸水脓液涂片镜检、细菌培养及抗生素敏感试验。

【鉴别诊断】

1.细菌性肺炎　细菌性肺炎与早期肺脓肿在临床症状和 X 射线表现上都很相似,但肺炎球菌肺炎多伴有口唇疱疹和铁锈痰,如细菌性肺炎经充分的抗生素治疗后,仍有高热、剧咳并咳出大量脓臭痰时,应考虑肺脓肿的可能。胸部 X 射线片示肺叶、段实变、呈片状淡薄炎性病变,边缘模糊不清,但无脓腔形成。亦需与有化脓倾向的葡萄球菌、肺炎杆菌肺炎等鉴别。

2.支气管肺癌　支气管肺癌肿瘤阻塞支气管引起远端肺部阻塞性感染而形成肺脓肿,呈肺叶、段分布。癌灶坏死液化形成癌性空洞。支气管肺癌形成肺脓肿的病程相对较长,有一个逐渐阻塞的过程,脓痰量也较少。阻塞性感染由于支气管引流不畅,抗菌治疗疗效不理想,因此,在 40 岁以上出现反复肺部感染而抗生素治疗效果不满意的病例,都应考虑到支气管癌所致阻塞性肺炎,常规作纤维支气管镜检查,排除支气管癌的可能。支气管鳞癌本身亦可能发生坏死液化,形成空洞,但一般都没有毒血症或急性感染症状,胸部 X 射线片示空洞偏心、壁较厚、内壁凹凸不平,一般无液平面,空洞周围无炎症反应。由于癌肿经常发生转移,故常见到肺门淋巴结大。通过 X 射线体层摄片、胸部 CT 扫描、痰脱落细胞检查和纤维支气管镜检查可确诊。

3.肺囊肿继发感染　肺囊肿继发感染与肺脓肿的临床表现和 X 射线所见相似。肺囊肿继发感染时,患者可有高热、脓痰,胸片可见囊内有气液平面,易误诊为肺脓肿。继发感染时,囊肿周围邻近肺组织亦可能有炎症浸润,囊肿内亦可能有液平面,但患者全身中毒症状较轻,抗生素治疗后,可很快控制病情,炎症反应相对较轻,中毒性症状亦不如脓胸强烈,而且随感染的控制,炎症消散,囊肿壁光洁整齐。若过去有囊肿诊断,或 X 射线胸片参考,则鉴别多无困难。

【治疗】

1.辨证治疗

(1)饮留胸胁

主症:胸胁疼痛,胸闷,气急,胁间胀满,胸廓隆起,咳嗽,呼吸气粗,或咳痰黄稠,身热,口干频饮,舌红,苔黄腻,脉滑数。

治法:行气化饮,清热祛痰。

方药:五苓散合桑白皮汤加减(桑白皮、川贝母、紫苏子、茯苓、泽泻各 15g,黄芩、黄连、栀子、杏仁、制半夏、白术各 10g,桂枝 5g),每日 1 剂,水煎服。

加减:热甚者加石膏(先煎)30g、知母10g;水饮甚者加车前子15g、大腹皮15g;咳黄痰者加鱼腥草、败酱草各30g。

(2)脓毒壅盛

主症:热毒炽盛,寒战,高热,胸胁胀痛,气促,咳嗽少痰或咳脓性痰液,烦渴喜饮,舌红苔干,脉数。

治法:清热解毒,化痰排脓。

方药:陈皮、白及、黄芩各10g,甘草5～10g,薏苡仁、葶苈子、川贝母、金荞麦根、牡丹皮各15g。

加减:热甚加黄连、知母各10g,石膏(先煎)20g;痰稠、咳吐不畅者加桑白皮、瓜蒌仁各15g;津伤口渴者加麦冬12g、沙参15g。

(3)气虚津伤

主症:身热下降,低热为主,咳嗽,咳痰减少,全身乏力,气短自汗,口干咽燥,舌红苔少或微黄,脉细数。

治法:益气生津,排脓祛痰。

方药:沙参清肺汤加减(北沙参、桔梗各15g,生黄芪20g,太子参、合欢皮、白及、薏苡仁、冬瓜子、牡丹皮、白薇、赤芍各10g,地骨皮15g,生甘草5g),水煎服,每日1剂。

加减:津伤明显者加麦冬、石斛各15g;有脓痰者加鱼腥草30g,瓜蒌、苦参各15g。

(4)脾肺气虚

主症:咳嗽,咳痰,痰色白、量少,胸痛,气短而喘,声低气怯,纳少,腹胀,形体消瘦,面色㿠白或萎黄,胸廓下陷,面唇暗紫,舌紫,脉沉细或涩。

治法:健脾益肺,祛瘀散结。

方药:参苓白术散、补肺汤合血府瘀汤加减(党参20g,茯苓、炙黄芪各30g,全瓜蒌15g,白术、薏苡仁、淮山药、扁豆、陈皮、紫苏子、川芎、红花各10g)。

加减:胸痛甚者加延胡索5～10g、广郁金10g;有脓痰者加黄芩、桑白皮各15g;形寒肢冷者加肉桂、干姜各10g。

(5)心肾阳衰

主症:喘促气短,张口抬肩,端坐呼吸不能平卧,心悸怔忡,精神萎靡,嗜睡,小便不利,四肢浮肿,唇甲面色青紫,肢冷,舌淡紫暗,苔白滑,脉沉数。

治法:温肾纳气,振奋心阳。

方药:金匮肾气丸合苓桂术甘汤加减(制附子、肉桂、山茱萸肉、淮山药、灵磁石、甘草各 10g,桂枝、茯苓、白术、杜仲各 15g,炙黄芪 30g,沉香末 1g),水煎服,每日 1 剂。

加减:烦躁内热、口干颧红、汗出黏手者可用西洋参 2g,五味子、麦冬各 10g,以益气养阴固脱。

2.单验方

(1)鱼腥草 30g、金银花 20g,开水泡服。

(2)瓜蒌 30g、天花粉 20g,煎汤口服。

3.中成药

(1)银黄胶囊:每服 2 粒,每日 3 次。

(2)双黄连口服液:每次 1 支,每日 3 次。

(3)大解毒:每次 1 包,每天 3 次。

4.针灸治疗　可取合谷、孔最、少商、肺俞、大椎、丰隆,用泻法。每天取一组穴位,10 天 1 个疗程。发热重者可十宣放血。

【预后】

本症一般预后良好,有严重肺心病者多预后不良。本病的预后和年龄也有一定关系,老年患者预后不良。

【预防调摄】

应当积极治疗各种感染性疾病,尤其是年老患者更应注意。可以通过适当体育运动来增强体质,提高机体免疫力。

第三节　胸腔积液

胸膜腔内液潴留过多,称为胸腔积液。正常人胸膜腔壁层胸膜与脏层胸膜的间隙中有微量液体,3～15ml,对呼吸运动起润滑作用,以避免脏层胸膜和壁层胸膜在呼吸时相互摩擦受损。胸膜腔中的液体不断地由壁层胸膜生成,又不断地以相等速度被脏层胸膜吸收,当液体产生与吸收动态平衡失常,如吸收减缓或产生增快皆可发生胸腔积液。

【病因病机】

中医古代文献没有胸腔积液的病名,但对本病的症状描述早有认识。早在《内经》已有积饮之说,如《素问·六元正纪大论》:"太阴所至,为积饮",《素问·至真要大论》有:"岁太阴在泉……民病饮积心痛。"指出水饮体内输布运化失常,停饮积于胸胁的病证与本病有类似之处。东汉张仲景在《伤寒论》一书中提及"但结胸,无大热者,此为水结在胸胁也",又《金匮要略》一书中有"痰饮咳嗽病"专篇,其中"悬饮"为四饮之一,如"饮后水流在胁下,咳唾引痛,谓之悬饮"、"脉沉而弦者,悬饮内痛"。《诸病源候论·痰饮诸病候》曰:"悬饮,谓饮水过多留注胁下,令胁下间悬,咳唾引痛,故云悬而未决也。"《千金方·痰饮第六》有五饮之说:"二曰癖饮,水在两胁下。"以上所说"悬饮"、"结胸"、"癖饮"、"水澼"与胸膜腔积液的症状、体征相类似。

胸腔积液在中医属悬饮范畴,是饮证中"四饮"之一,其发病可与下列因素有关。

1.六淫侵袭　风、寒、暑、湿、燥、火六淫之邪皆可侵犯致病。本病以寒湿之邪侵犯尤为常见。寒邪袭肺则肺气不得宣发,饮邪流胁;或湿邪浸渍,困遏脾胃,水湿聚而成饮,饮邪流胁;亦有因感染痨虫所致,此"痨虫"即现代医学所指的结核杆菌,该菌传染力强,往往在初次感染的后期,机体对该菌敏感性高,易产生胸膜腔积液。古人认为"痨虫"内侵,从口、鼻、皮毛而入,首犯肺卫,由表入里致病。

2.饮食不节　平素喜嗜烟酒辛辣或膏粱厚味,则脾胃受损,水湿不化而聚于内,蓄而化热,湿热互结,聚而为饮,流于胸胁。

3.七情所伤　七情之气伤及五脏,使脏腑功能失调易招外邪入侵;七情所伤,气机不畅,脉络受阻,气滞血瘀成癥致病,久则气机失宣,津液偏渗胸胁,聚结成饮。

4.正气不足　素体禀赋不足或劳倦内伤、久病失调,耗伤气血津液,外邪乘虚而入,或肺、脾、肾三脏亏虚,水液失于布化,停而成饮,聚于胸胁。

综上所述,本病之因仍不离外因和内因两个方面。病机有虚有实,本虚是发病基础,标实是发病条件。寒湿热毒为实的一面,属标。肺、脾、肾三脏亏虚,通调、转输、蒸化水液功能失职是其致饮的内在条件。寒湿热毒诸邪内结,气道闭塞,津液停聚不能输布,流于胸中,悬结不散,故出现咳痰、胸痛、气促。本病病位在肺,病因有内外之分,病机为三焦受阻,痰湿、热毒、水饮蕴结,闭阻胸胁。本病为虚实夹杂证,初期多邪实饮盛,中期、后期多邪衰正虚。癌瘤所致的恶性胸液,乃气血痰毒搏结,正虚邪实,不易治愈,甚则出现气促、心悸、发绀之危重症候。

【临床表现与诊断】

1.临床表现

(1)症状:由于原发病不同,积液的性质、积液量的多少和积液形成的速度不同,其表现有所不同。其主要症状多有发热、恶寒、胸痛。一般起病较急,亦可缓慢。若积液形成缓慢或量少者多无症状,或仅有气紧胸闷。若起病急,或有中量和大量积液时,引起纵隔移位,压迫肺脏和心脏,患者感到呼吸困难,甚则出现端坐呼吸,并可有心悸、发绀。由于炎症渗出的胸腔积液,早期积液较少时,患者可出现胸痛,随呼吸或咳嗽而加重,当积液增多时,将壁层与脏层分开,胸痛反而消失。或胸腔积液经治疗后,体液完全吸收,胸膜发生粘连,随呼吸运动而互相牵拉,胸痛可再次出现,但性质较轻,为钝痛或隐痛。胸痛患者喜取患者卧位,而大量胸腔积液患者亦喜患侧卧位,使健侧肺呼吸更自由,以减轻呼吸困难。结核性胸腔积液患者可有午后低热、干咳、乏力、盗汗、虚弱及全身不适等表现。

(2)体征:主要与积液的多少、有无肺脏受压及病者体位有关。积液少量时体征可不明显,早期可听到胸膜摩擦音,或仅有患侧下部(坐位)叩诊浊音,肺下界活动度减弱,呼吸音减弱。积液较多时患侧胸廓饱满,肋间隙消失,呼吸运动减弱,语颤减弱或消失,叩诊积液区为实音,呼吸音减弱或消失。

(3)辅助检查

1)胸腔积液检查。胸腔穿刺抽液检查有助于确定胸腔积液的性质和病原,对诊断和治疗有重要意义。胸腔积液检查可大致确定是漏出液还是渗出液。

①外观:漏出液呈淡黄色,透明清亮,静置不凝固,相对密度<1.016~1.018。渗出液:结核性胸腔积液则色较深,呈草黄色,稍浑浊,相对密度>1.018;血性胸腔积液呈程度不等的洗肉水样或静脉血样,多见于肿瘤。

②细胞:正常胸腔积液中有少量上皮细胞或淋巴细胞。漏出液细胞数常<100×10^6/L,以淋巴细胞与上皮细胞为主。渗出液的白细胞常>500×10^6/L。中性粒细胞增多时,提示为急性炎症;以淋巴细胞为主时,多为结核性或恶性胸腔积液,结核性胸腔积液还可见血沉快,结核菌素试验阳性。胸腔积液中红细胞>5×10^9/L时,可呈淡红色,多由恶性肿瘤或结核病所致。应注意与胸腔穿刺损伤血管引起的血性胸液相鉴别。

③pH:结核性胸腔积液 pH<7.30,漏出液 pH>7.30,若 pH>7.40,应考虑恶性胸腔积液。

④蛋白质:渗出液的蛋白含量高于 30g/L,胸液/血清比值>0.5,黏蛋白试验(Rivalta 试验)阳性。漏出液蛋白含量较低(<30g/L),以白蛋白为主,Rivalta 试验阴性。若胸液癌胚抗原(CEA)值>$10\sim15\mu g$/L,或胸腔积液/血清 CEA>1,铁蛋白含量增高,常提示为恶性胸腔积液。

⑤酶:胸液乳酸脱氢酶(LDH)含量增高,>200U/L,且胸腔积液 LDH/血清 LDH 比值>0.6,提示为渗出液。胸腔积液 LDH 活性可反映胸膜炎症的程度,其值越高,炎症越明显。LDH>500U/L 常提示为恶性肿瘤或胸腔积液已并发细菌感染。胸腔积液淀粉酶升高可见于急性胰腺炎、恶性肿瘤等。结核性胸膜炎时,胸腔积液中腺苷脱氨酶(ADA)可升高到 100U/L。

⑥葡萄糖:漏出液与大多数渗出液的葡萄糖含量正常;结核性、恶性、类风湿关节炎及化脓性胸腔积液中葡萄糖含量可<3.35mmol/L,若胸膜病变范围较广,肿瘤广泛浸润时,可使葡萄糖含量较低。

⑦病原体:胸液涂片查找细菌及培养,有助于确诊致病原。

2)胸腔积液的多种生化指标检查。如癌胚抗原(CEA)、铁蛋白、黏蛋白、乳酸脱氢酶及其同工酶等对区别癌性与非癌性胸腔积液有一定参考价值,其中 CEA 对恶性胸腔积液的诊断率为 38%～83.2%。

3)X 射线检查。少量胸腔积液站位时肋膈角变钝,患侧膈运动减弱。中等量积液时患侧下部可见均匀致密影,上缘略向上呈弧形,外端升高。大量积液时患侧肺野全为致密阴影,仅肺尖尚透亮,纵隔被推向健侧。

4)超声波检查。少量或包裹性积液可经超声波检查,明确有无积液存在,了解积液部位、积液量等,可提示穿刺部位、积液范围和进针深度。近年来,有人认为超声下的胸膜活检是定位和确诊最理想的方法,尤其适用于少量胸液及局限性病灶者,并能减少并发症。

5)CT 检查。对胸片无法识别的极少量或局限性胸腔积液,可通过 CT 做出诊断。对大量恶性胸腔积液胸片不易诊断时,CT 亦可根据不同密度值对其做出诊断。CT 对胸膜间皮瘤和转移瘤的诊断价值更大。

6)胸膜活检。适用于胸腔积液原因不明者,考虑作经皮胸膜活检,必要时可行胸腔镜活检。恶性肿瘤侵犯胸膜引起的胸腔积液,称为恶性胸腔积液。胸膜活检、胸腔镜检查对恶性胸腔积液的诊断率较高。

7)免疫学检查。适用于结核性与恶性胸腔积液,T 淋巴细胞增高;系统性红斑狼疮及类风湿关节炎引起的胸腔积液,补体 C3、C4 成分降低,免疫复合物含量可增高。

2.诊断要点 根据病史及临床表现,一般可做出诊断。对胸腔积液的病因诊断尚需结合胸水检验结果、常规检查、化学分析和细菌培养,必要时尚需作胸膜活检、CT、纤维支气管镜等检查,可获得造成胸腔积液病因的诊断依据。

【鉴别诊断】

1.心源性胸腔积液与结核性胸腔积液的鉴别 两者均有咳嗽、胸闷、呼吸困难的表现。心源性胸腔积液多有肺瘀血的早期心衰症状,一些患者早期心衰症状不明显,但多有劳力性气促、阵发性夜间呼吸困难的左心衰早期症状,且有心衰体征,胸腔积液常为双侧出现,为漏出液。结核性胸腔积液呼吸困难较轻,也无夜间阵发性呼吸困难,积液呈双侧者甚少,且常为渗出液。前者用强心利尿药后可改善,后者在抽液及抗痨治疗后改善。

2.良性胸腔积液与恶性胸腔积液的鉴别　中老年人的渗出性胸腔积液,良性或癌性区分常有困难,往往因误诊而延误治疗。中老年恶性胸腔积液多有咳嗽、气促、持续性胸痛和咯血表现。大量血性胸腔积液,尤其是积液增长迅速、结核菌素试验阴性,以及 X 射线胸片提示肺不张、肺内或胸膜有肿物、近期内体重显著下降及恶病质等有助于鉴别,但主要根据病理细胞学检查找到癌细胞,方可确诊为恶性胸腔积液;中老年良性胸腔积液则以结核性者为多。

3.其他性质的胸腔积液的鉴别　如脓性胸水(脓胸)、乳糜性胸水等亦需结合病史及积液外观、实验室检查等加以鉴别。前者多为邻近脏器(肺、食管或腹腔脏器)感染蔓延的结果,多能查到致病菌,胸液为脓性等。后者常为胸导管破裂引起(如先天性胸导管异常、转移癌、淋巴瘤、丝虫病),胸液呈浑浊乳状,乳糜试验呈阳性等。

【治疗】

1.辨证治疗

(1)饮停胸胁型

主症:胸水量多,胸胁胀痛,转侧及呼吸时疼痛加剧,肋间拘迫,气短息促,舌苔薄白,脉沉弦滑。

治法:攻逐饮邪。

方药:十枣汤(甘遂 0.5g、芫花 0.3g、大戟 0.5g,三味药研末,以 10 枚大枣煎汤吞服。服法由小剂量开始,逐渐增加,利下即减量或停服)。若体质偏弱,不任峻下者可改服葶苈大枣泻肺汤。

(2)气滞血瘀型

主症:多为癌瘤引起的恶性胸腔积液,积液量多且迅速增长,不易消减,症见胸胁刺痛,痛有定处,胸闷干咳,舌暗或有瘀斑,脉弦细。

治法:清热化饮,活血通络。

方药:葶苈大枣泻肺汤合血府逐瘀汤(赤芍 15g、川芎 12g、桃红 10g、红花 10g、当归 15g、生地黄 25g、柴胡 10g、枳壳 15g、桔梗 12g、甘草 10g、牛膝 15g)。

加减:癌毒盛者可加半枝莲 12g、石上柏 15g、山慈菇 15g;胸痛剧者可加乳香10g、没药 10g、三七 10g。

(3)饮邪留滞型

主症:多见于结核性胸腔积液或其他细菌感染的胸腔积液,经治疗后积液渐退。症见身热午后为甚,日久不退,咳嗽气短,颧红盗汗,神疲乏力,咽干纳差,舌边尖红,无苔或少苔,脉细数。

治法:滋阴清热化痰。

方药:清骨散(银柴胡 12g、胡黄连 12g、秦艽 12g、鳖甲 10g、地骨皮 10g、青蒿 15g、知母 12g、甘草 6g)。

加减:偏气虚加太子参 30g、黄芪 30g;偏阴虚加麦冬 10g、五味子 10g、百合 15g;胸痛剧加元胡 15g、丹参 12g;痰多黏稠加桑白皮 15g、知母 12g、瓜蒌 15g、海蛤壳 15g;盗汗加煅牡蛎 30g、糯稻根 20g;咯血痰可加白茅根 30、三七 12g。

(4)气阴两虚型

主症:见于感染性渗出性胸腔积液后期。症见形体消瘦,气短乏力,胸胁隐痛不舒,干咳痰少,纳呆神疲,舌淡红苔薄白或舌红无苔或少苔,脉细数或细弱。

治法:清热益气养阴。

方药:生脉散加味(太子参 30g、麦冬 15g、怀山药 30g、五味子 15g、黄精 15g)。

加减:潮热加鳖甲 10g、地骨皮 10g;咳嗽加百部 12g、贝母 10g;胸痛加瓜蒌皮 15g、郁金 15g;气虚明显者加党参 30g、黄芪 30g。

2.单验方

(1)白及散(白及、百部、牡蛎、炮穿山甲),每次 1~3g,每日 3 次。

(2)瓜蒌 30g、天花粉 20g,煎汤口服。

3.中成药

(1)鹤蟾片(仙鹤草、干蟾皮、猫爪草、生半夏、鱼腥草、天冬、人参、葶苈子、浙贝母),每次 6 片,每日 3 次。

(2)西黄片(水牛角、牛黄、麝香、乳香、没药),每次 1 丸,每日 1~2 次。

(3)大解毒,每次 1 包,每天 3 次。

4.针灸治疗 可取合谷、孔最、少商、肺俞、大椎、丰隆,用泻法。每天取 1 组,10 天 1 个疗程。发热重者可用十宣放血。

【预后】

本病预后一般与引起胸腔积液的基础病有关,如果是结核性胸腔积液,当结核性胸膜炎治愈后,胸腔积液也自然消失。如果是恶性胸腔积液则多预后不良。

【预防调摄】

应当积极治疗各种感染性疾病,尤其是年高患者更应该注意。可以通过适当体育运动来增强身体素质,提高机体免疫力。

第七章　其他呼吸系统疾病

第一节　严重急性呼吸综合征

传染性非典型肺炎是由 SARS 冠状病毒（SARS-CoV）引起的一种具有明显传染性、可累及多个脏器系统的特殊肺炎，世界卫生组织（WHO）将其命名为严重急性呼吸综合征（SARS）。临床上以发热、乏力、头痛、肌肉关节酸痛等全身症状，以及干咳、胸闷、呼吸困难等呼吸道症状为主要表现，部分病例可有腹泻等消化道症状；胸部 X 射线检查可见肺部炎性浸润影、实验室检查外周血白细胞计数正常或降低、抗菌药物治疗无效是其重要特征。重症病例表现为明显的呼吸困难，并可迅速发展成为急性呼吸窘迫综合征。

【病因病机】

中医认为本病病因为"疫疠之气"。本病符合《素问·刺法论》"五疫之至，皆相染易，无问大小，病状相似"的论述，属于中医学"瘟疫"、"热病"范畴。其病因为疫毒之邪，由口鼻而入，主要病位在肺，也可累及其他脏腑；基本病机为邪毒壅肺、湿痰瘀阻、肺气郁闭、气阴亏虚。

【临床特征】

SARS 的潜伏期通常限于 2 周之内，一般 2～15 天。

1. 轻症

（1）症状：起病急，自发病之日起，2～3 周内病情都可处于进展期。

1）常以发热为首发和主要症状，体温一般高于 38℃，常呈持续性高热，可伴有畏寒、肌肉酸痛、关节酸痛、头痛、胸背疼痛、乏力。在早期，使用退热药可退热；在进展期后，重症患者通常难以用退热药控制高热。

2）呼吸系统症状。少有上呼吸道卡他症状，部分患者发热 3～6 天后出现咳嗽，多为干咳、少痰，少部分患者出现咽痛。可有胸闷、喘憋，严重者渐出现气促，甚至呼吸窘迫。呼吸困难和低氧血症多见于发病 6～12 天以后。

3）其他症状。部分患者出现腹泻、恶心、呕吐等消化道症状。

（2）体征：SARS 患者的肺部体征常不明显，部分患者可闻及少许湿啰音，或有肺实变体征。偶有局部叩诊浊音、呼吸音减低等少量胸腔积液的体征。

2.重症

（1）呼吸困难，成人休息状态下呼吸频率≥30 次/min 且伴有下列情况之一：

1）胸片显示多叶病变或病灶总面积在正位胸片上占双肺总面积的 1/3 以上；

2）病情进展，48h 内病灶面积增大超过 50% 且在正位胸片上占双肺总面积的 1/4 以上。

（2）出现低氧血症，氧合指数低于 300mmHg。

（3）休克或出现多器官功能障碍综合征（MODS）。

【诊断要点】

从流行病学史、临床症状和体征、一般实验室检查、胸部 X 射线影像学变化，配合 SARS-CoV PCR 检测阳性，并排除其他表现类似的疾病以做出 SARS 诊断。

1.流行病学史　与发病者有密切接触者，或属受传染的群体之一，或有明确传染他人的证据；发病前 2 周内曾到过或居住于报道有 SARS 病人并出现继发感染病人的城市。

2.症状与体征　起病急，以发热、乏力、头痛、肌肉关节酸痛等全身症状，以及干咳、胸闷、呼吸困难等呼吸道症状为主要表现，部分病例可有腹泻等消化道症状，肺部体征不明显，部分患者可闻及少许湿啰音，或有肺实变体征。

3.一般实验室检查　外周血白细胞计数一般不升高，部分患者可降低；常有淋巴细胞计数减少。

4.胸部影像学检查　病变初期肺部出现不同程度的片状、斑片状磨玻璃阴影。少数为肺实变影。阴影常为多发或/和双侧改变，并于发病中呈进展趋势。部分患者进展迅速，短期内融合成大片状阴影。

5.特异性病原学检测　通过 SARS-CoV 血清特异性抗体检测或 SARS-CoV 核酸（RNA）检测。

【鉴别诊断】

普通感冒、流行性感冒、一般细菌性肺炎、军团菌性肺炎、支原体肺炎、衣原体肺炎、真菌性肺炎、艾滋病和其他免疫抑制患者（器官移植术后等）合并肺部感染、一般病毒性肺炎，是需要与 SARS 进行鉴别的重点疾病。

其他需要鉴别的疾病还包括肺结核、流行性出血热、肺部肿瘤、非感染性间质性肺疾病、肺水肿、肺不张、肺栓塞、肺血管炎、肺嗜酸性粒细胞浸润症等。

【治疗】

辨证治疗　辨证要点:病程、热势、呼吸困难程度、胸片变化、气阴损伤情况等为辨证要点。根据其病因病机可分为四型治疗。

(1)疫毒犯肺证

主症:多见于早期,初起发热,或有恶寒,头痛,身痛,肢困,干咳,少痰,舌苔白或黄或腻,脉滑数。

治法:清热解毒,化湿透邪。

方药:金银花15g、连翘15g、黄芩10g、柴胡10g、青蒿15g、白蔻6g(打)、杏仁9g(炒)、生薏苡仁15g、沙参15g、芦根15g。

(2)疫毒壅肺证

主症:多见于进展期及重症,高热,汗出热不解,咳嗽,少痰,胸闷,气促,腹泻,恶心呕吐,或脘腹胀满,或便秘,或便溏不爽,口干不欲饮,气短,乏力,甚则烦躁不安,舌红或绛,苔黄腻,脉滑数。

治法:清热解毒,宣肺化湿。

方药:生石膏45g(先煎)、知母10g、炙麻黄6g、金银花20g、炒杏仁10g、生薏苡仁15g、浙贝母10g、太子参10g、生甘草10g。

(3)肺闭喘憋证

主症:多见于进展期及重症,高热不退或开始减退,呼吸困难,憋气胸闷,喘息气促,或有干咳、少痰、痰中带血,气短,疲乏无力,口唇紫暗,舌红或暗红,苔黄腻,脉滑。

治法:清热泻肺,祛瘀化浊,佐以扶正。

方药:葶苈子15g、桑白皮15g、黄芩10g、郁金10g、全瓜蒌30g、蚕沙10g(包)、草薢12g、丹参15g、败酱草30。

(4)内闭外脱证

主症:呼吸窘迫,憋气喘促,呼多吸少,语声低微,躁扰不安,甚则神昏,汗出肢冷,口唇紫暗,舌暗红,苔黄腻,脉沉细欲绝。

治法:益气敛阴,回阳固脱,化浊开闭。

方药:红参10~30g(另煎兑服)、炮附子10g、山茱萸30g、麦冬15g、郁金10g、三七6g。

(5)气阴亏虚、痰瘀阻络证

主症:多见于恢复期,胸闷,气短,神疲乏力,动则气喘,或见咳嗽,自觉发热或低热,自汗,焦虑不安,失眠、纳呆,口干咽燥,舌红少津,舌苔黄腻,脉象多沉细无力。

治法:益气养阴,化痰通络。

方药:洋参 25g、沙参 15g、麦冬 15g、生地黄 15g、赤芍 12g、紫菀 15g、浙贝母 10g、麦芽 15g。

【预防】

1.在 SARS 流行期间或有 SARS 病例发生的区域,要避免过多外出,避免去公共场所,在乘坐电梯或公交车等交通工具时要戴口罩。

2.家庭居室注意开窗通风,保持清洁,定期消毒。

3.在家庭或医院有已知 SARS 病例发生后,与 SARS 病人接触的人员要进行隔离观察,不能进入公共场所。

4.药物预防:目前尚无成熟的疫苗,积极服用中药有较好的预防作用。中药预防用药如下。

处方一:太子参 15g、败酱草 15g、生薏苡仁 15g、桔梗 6g。功能益气化湿,清热解毒。适用于素体气虚兼有湿热者。

处方二:鱼腥草 15g、野菊花 6g、金莲花 12g、茵陈 15g、草果 3g。功能清热解毒,利湿化浊。适用于素体内热偏盛或水湿内盛者。

处方三:生黄芪 10g、北沙参 10g、金银花 10g、连翘 10g、白术 6g、防风 6g、藿香 10g、紫苏叶 6g。功能健脾养阴,化湿解毒。适用于气阴两虚、素体有湿易于感冒者。

5.消毒隔离

(1)做好个人防护。个人防护用品包括防护口罩、手套、防护服、护目镜或面罩、鞋套等。医护人员养成良好的个人卫生习惯,规范操作。

(2)疫源地消毒与处理。疫点或疫区的处理应遵循"早、准、严、实"的原则,措施要早,针对性要准,措施要严格、落到实处。对疫点应进行严格消毒。

6.健康教育

(1)要早发现、早报告、早隔离、早治疗。

(2)要搞好环境卫生与个人卫生,不要随地吐痰。

(3)要坚持体育锻炼和耐寒锻炼;适当增加户外活动,生活有规律、保证睡眠,不吸烟,少饮酒。

(4)经常开窗通风,保持室内空气新鲜。

(5)除药物治疗外,还要加强心理护理,避免过度紧张。

第二节　呼吸衰竭

呼吸衰竭是各种原因引起的肺通气和（或）换气功能严重障碍，以致不能进行有效的气体交换，导致缺氧伴（或不伴）二氧化碳潴留，从而引起一系列生理功能和代谢紊乱的临床综合征。在海平大气压下，于静息条件下呼吸室内空气，并排除心内解剖分流和原发于心输血量降低等情况后，动脉血氧分压（PaO_2）低于 8kPa（60mmHg），或伴有二氧化碳分压（$PaCO_2$）高于 6.65kPa（50mmHg），即为呼吸衰竭（简称呼衰）。它是一种功能障碍状态，而不是一种疾病，可因肺部疾病引起，也可能是各种疾病的并发症。

本病属于中医学的"喘证"、"喘脱"等危急重症的范畴。

【病因病机】

肺主气，可呼吸，吸入大气中清气，呼出浊气，与大气相通，为气机出入升降之枢纽。肺为娇脏，外合皮毛。外邪侵袭人体首先犯肺，肺失宣降而发咳喘。肺系病变久延不愈，肺气虚损可累及脾肾。脾失健运，气血化生无源，肾虚摄纳失常，气不归元，气逆于肺则喘促。肺主通调，脾主转输，肾司开合，肺、脾、肾俱虚，则三焦决渎失职，水湿泛溢，致全身水肿，水气凌心则心悸气喘。肺虚不能治理调节心血运行，血脉瘀阻，必累及于心。心气亏虚，不能帅血运行，血行瘀滞则心悸，喘促加重，面唇发绀并见颈脉怒张。水湿聚为痰，痰浊蒙蔽心神可出现神志模糊、嗜睡，甚则昏迷。痰浊郁于肝，引动肝风上蒙清窍，则可出现狂躁、抽搐、言语错乱等症状。最终则出现气阴衰败、亡阴亡阳之垂危症候。气候变化，饮食、情志及劳累等因素，则可诱发为本病。

【分类】

在临床实践中，呼吸衰竭有以下几种分类方法。

（一）按照动脉血气分析分类

1.Ⅰ型呼吸衰竭　即缺氧性呼吸衰竭，血气分析特点是 $PaO_2 < 60mmHg$，$PaCO_2$ 正常或降低。主要见于肺换气功能障碍疾病。

2.Ⅱ型呼吸衰竭　即高碳酸性呼吸衰竭，血气分析特点是 $PaO_2 < 60mmHg$，同时伴有 $PaCO_2 > 50mmHg$，是肺泡通气不足所致；但在临床上Ⅱ型呼吸衰竭还常见于另一种情况，即吸氧治疗后，$PaO_2 > 60mmHg$，但 $PaCO_2$ 仍升高。

（二）按照病变部位分类

1.中枢性呼吸衰竭　由于呼吸中枢功能异常、呼吸肌功能异常引起的海平面静息状态下平静呼吸 $PaO_2 < 60mmHg$，见于脑干大面积梗死、乙型脑炎、格林巴利综合征等。

2.周围性呼吸衰竭　由于呼吸肌麻痹引起的。

（三）按照病程分类

1.急性呼吸衰竭　呼吸功能原来正常，由于某些突发的病因，引起肺通气和（或）换气功能严重损害，突然发生的呼吸衰竭。因机体不能很快代偿，如不及时抢救，会危及患者生命。

2.慢性呼吸衰竭　是在有慢性呼吸系统疾病基础上，造成的呼吸功能损害逐渐加重，经过较长时间发展为呼吸衰竭。慢性呼吸衰竭因机体有一定的代偿能力，虽有低氧血症和（或）二氧化碳潴留，仍能维持一定程度的日常生活活动，无严重症状，称为慢性呼吸衰竭代偿期。因种种诱因导致呼吸功能障碍进一步加重，出现危重症状，称为慢性呼吸衰竭急性加重期或失代偿期。

（四）按照病因分类

可分为通气性呼吸衰竭和换气性呼吸衰竭，也可分为泵衰竭和肺衰竭。

1.泵衰竭　驱动或制约呼吸运动的中枢神经系统、外周神经系统、神经肌肉组织以及胸廓，这些部位的功能障碍引起的呼吸衰竭称为泵衰竭。

2.肺衰竭　肺组织、气道阻塞和肺血管病变所致的呼吸衰竭，称为肺衰竭。

【临床表现】

（一）病史

有呼吸衰竭的病因，如气道阻塞性疾病、肺实质浸润、肺水肿、肺血管病、胸廓及胸膜疾病、麻醉药过量、神经肌肉疾病或睡眠性呼吸暂停综合征等。

（二）症状与体征

1.症状

（1）呼吸困难，发绀。

（2）神经精神症状：急性呼衰的症状较慢性为明显，急性严重缺氧可立即出现精神错乱、狂躁、昏迷、抽搐等症状；慢性缺氧多有智力或定向功能障碍而被忽视。机体严重缺氧及二氧化碳潴留导致的肺性脑病，早期有失眠、烦躁或躁动，患者夜间失眠，白天嗜睡，表情淡漠，肌肉震颤，可出现扑翼样震颤及间歇抽搐，昏睡甚至昏迷，腱反射减弱或消失。

（3）血液循环系统症状：可发生右心衰竭，严重缺氧可出现心律失常。二氧化碳潴留及脑血管扩张，可产生搏动性头痛。

（4）消化道和泌尿系统症状。

2.体征 缺氧和二氧化碳潴留早期,患者皮肤红润、温暖多汗、末梢发绀。颞浅静脉充盈,球结膜充血,水肿。瞳孔常缩小,眼底检查,可见血管扩张或视神经乳头水肿。鼻翼翕动,口唇和口腔黏膜发绀,有吸气三凹征(颈静脉切迹,锁骨上窝),颈静脉充盈或怒张。双肺底听到干性和湿性啰音。心率加快,严重二氧化碳潴留,可出现腱反射减弱或消失,锥体束征阳性等。

【诊断与鉴别诊断】

(一)临床诊断要点

呼吸衰竭的诊断主要依靠血气分析,尤其是 PaO_2 和 $PaCO_2$。血气分析是诊断和判断呼吸衰竭严重程度的主要手段。在许多情况下,必须经常重复测定以判断其恶化或改善程度。

(二)鉴别诊断

1.气道阻塞性病变 气管-支气管的炎症、痉挛、异物、肿瘤、纤维化瘢痕。如慢性阻塞性肺疾病、重症哮喘等引起气道阻塞和肺通气不足,或伴有通气/血流比例失调,导致缺氧和二氧化碳潴留,引起呼吸衰竭。

2.肺组织病变 肺泡和肺间质的各种病变。如肺炎、肺气肿、严重肺结核性肺纤维化、肺水肿、肺尘埃沉着病(尘肺)等均可导致肺泡减少,有效弥散面积减少,导致通气/血流比例失调,缺氧和二氧化碳潴留,引起呼吸衰竭。

3.肺血管病变 肺栓塞、肺血管炎等使肺毛细血管灌注减少,通气/血流比例失调,或部分动脉血未经过氧合直接流入肺静脉,导致呼吸衰竭。

4.胸廓与胸膜病变 胸部外伤造成连枷胸、严重的脊柱畸形、各种原因所致的胸膜肥厚粘连、自发性或外伤性气胸、大量胸腔积液等均可影响胸廓活动,胸腔内负压降低,使肺脏扩张受限,造成通气不足和吸入气体分布小,均导致肺通气和换气功能障碍,引起呼吸衰竭。

5.神经肌肉疾病 脑血管疾病、颅脑外伤、脑炎及镇静催眠药中毒均可抑制呼吸中枢;脊髓病变、助间神经炎、重症肌无力以及钾代谢紊乱等均可累及呼吸肌功能,造成呼吸肌无力、麻痹,导致呼吸动力下降,而使肺通气不足。

【治疗】

(一)中医辨证分型治疗

1.急性呼吸衰竭

(1)痰热壅盛

症候特点:喘促气急,喉间痰鸣,痰稠且黄,发热口渴,烦躁不安,时有抽风,口干,舌质红,苔黄厚,脉滑数。

治则:清肺化痰平喘。

方药:清热化痰汤加减(苇茎、薏苡仁、冬瓜仁、麻黄、杏仁、生石膏、甘草、连翘、黄芩、桔梗、鱼腥草)。

加减:热甚者,加黄连、栀子以加强清肺泄热祛湿之力;喘甚者,加葶苈子以助泄肺平喘之力;夹瘀者,加桃仁以化痰通瘀,痰瘀去而喘促可平。

(2)热犯心包

症候特点:喘促气急,高热夜甚,谵语神昏,心烦不寐,口干甚渴,舌质红绛,脉细数。

治则:清心开窍。

方药:清营汤加减(水牛角、黄连、生地黄、麦门冬、玄参、丹参、金银花、连翘、郁金、石菖蒲)。

加减:毒热盛者,加黄芩、栀子以加强清心营邪之力;喘甚者,加瓜蒌皮、桑白皮以加强清热祛痰之力;昏迷者,加安宫牛黄丸、至宝丹以加强清热除痰开窍之力;抽搐者,加钩藤、全蝎、蜈蚣以加强祛风、镇痉之功效。

(3)阳明腑实

症候特点:发热不恶寒,喘促气憋,腹胀满痛,大便秘结,小便短赤,舌苔黄燥,脉洪数。

治则:清热宣肺泻下。

方药:黄鱼承气汤加减(大黄、枳实、厚朴、芒硝、黄芩、鱼腥草)。

加减:痰热壅盛者加冬瓜仁、瓜蒌皮、金银花、桑白皮清热解毒祛痰;热邪炽盛者加生石膏、知母、黄连助大黄清解三焦邪热之力;皮下出血或瘀斑,或胃内抽出咖啡色液体者,加赤勺、桃仁、三七末以活血化瘀止血。

(4)气阴两竭

症候特点:呼吸微弱,间断不续,或叹气样呼吸,时有抽搐,神志昏沉,精神委靡,汗出如油,舌红无苔,脉虚细数。

治则:益气养阴固脱。

方药:生脉散合炙甘草汤加减(西洋参、麦门冬、生地黄、阿胶、五味子、黄芪、山药、生牡蛎、炙甘草)。

加减:大汗淋漓,汗出如洗者加龙骨、牡蛎、白芍药以加强益气固脱之力;阳脱者,加熟附子、肉桂以加强回阳救脱之力;暴喘下脱,肢厥滑泻者,加黑锡丹以止泄固脱平喘。

2.慢性呼吸衰竭

(1)呼吸功能不全

1)肺气虚弱,痰瘀互结

症候特点:呼吸不畅,喘促短气,喉间痰鸣如锯,语言无力,咳声低微,自汗畏风,口唇青紫,或感咽喉不利,口干面红,舌质淡胖,苔白腻,脉细滑。

治则:补益肺气,涤痰祛瘀。

方药:生脉散合三子养亲汤加减(人参、黄芪、麦门冬、五味子、白芥子、苏子、莱菔子、紫菀、款冬、桔梗、川贝母、川芎、甘草)。

加减:兼有阴虚者,加沙参、玉竹以润肺生津;脾虚有寒,吐痰清稀,形寒肢冷者,加干姜、吴茱萸协同人参、黄芪温中回阳救逆。

2)肺脾阳虚,痰瘀内阻

症候特点:喘促气急,咳嗽痰多,脘腹胀闷,肢体困重,口淡不渴,纳呆便溏,口唇青紫,舌淡胖,苔白滑,脉濡弱。

治则:温脾渗湿,化痰行瘀。

方药:苓桂术甘汤加减(党参、茯苓、白术、炙甘草、法半夏、陈皮、桂枝、干姜、赤勺、桃仁)。

加减:气虚甚者,加黄芪、玉竹补益中气,养肺润燥;咳嗽痰多者,加薏苡仁、紫菀加强化痰止咳之力;喘甚者,加苏子、白芥子加强肃肺平喘之力。

3)肺肾阴虚,痰郁化热

症候特点:呼吸浅促急迫,动则喘甚,痰多色黄,口唇、指甲发绀,耳鸣,腰酸,口干,心烦,手足心热,尿黄,舌质红,脉细数。

治则:滋肾纳气,清热化痰行瘀。

方药:七味都气丸加减(熟地黄、山药、山茱萸、瓜蒌皮、浙贝母、川芎、丹参、牡丹皮、五味子、枸杞子、胡桃肉)。

加减:喘促较甚者,合用参蛤散,以加强益气平喘之力;虚火明显者,加知母、黄柏以加强滋阴降火之力;兼肺阴虚者,合用生脉散以加强润肺养阴之力。

4)肾阳虚衰,痰瘀泛滥

症候特点:喘促日久,呼多吸少,心悸气短,动则喘促更甚,汗出肢冷,面青唇黯,精神疲惫,时有下肢或颜面水肿,舌质淡胖,胎苔白腻,脉沉弱无力。

治则:温肾纳气,祛瘀利水。

方药:金匮肾气丸合真武汤加减(熟地黄、山药、山茱萸、茯苓、泽泻、牡丹皮、熟附子、肉桂、白芍药、白术、丹参)。

加减:肺气虚者,加党参、黄芪以加强温阳益气之力;稍动则喘者,加沉香、枳壳以加强下气平喘之力;痰多者,加白芥子、苏子以加强祛痰、化痰平喘之力。舌质青紫,用赤芍药加强活血消瘀之力。

(2)肺性脑病

1)痰迷心窍

症候特点:嗜睡,朦胧,甚至昏迷,气促痰鸣,痰涎清稀,舌紫黯,苔白腻,脉细滑。

治则:涤痰开窍。

方药:导痰汤加减(法半夏、陈皮、茯苓、枳实、竹茹、制南星、川贝母、石菖蒲、郁金、甘草)。

加减:湿盛者,加苍术、薏苡仁以加强燥湿祛痰之力;痰多者,加桔梗、川贝母以加强祛痰化痰之力;水肿尿少者,加猪苓、泽泻、沉香、琥珀末以加强益肾利水,温中降气之力。

2)痰火扰心

症候特点:神昏谵语,躁动不安,痰黄而稠,呼吸气粗,大便秘结,舌苔黄厚而腻,脉滑数有力。

治则:清热涤痰。

方药:礞石滚痰丸加减(礞石、茯苓、大黄、黄芩、黄连、栀子、制南星、石菖蒲、郁金)。

加减:痰多者,加桔梗、川贝母以加强祛痰化痰之力;痰郁而化热,热象重者,加连翘、鱼腥草以加强清除邪热之力;痰火扰心,夜烦不寐者,加生地黄、夜交藤以加强滋阴降火,除烦静心之功力。

3)肝风内动

症候特点:肌肉颤动,手足抽搐,甚至癫痫发作,气粗痰黄,手颤动,苔黄腻,脉弦数。

治则:平肝熄风,清热涤痰。

方药:止痉散合清气化痰丸加减(全蝎、蜈蚣、白僵蚕、陈皮、杏仁、枳实、黄芩、瓜蒌仁、制南星、法半夏)。

加减:痰热甚者,加竹茹、黛蛤粉以加强清热华痰之力;神昏谵语者,加石菖蒲、郁金祛痰开窍,醒神;大便秘结者,加大黄、火麻仁通腑泄热。

4)元阳欲脱

症候特点:神志昏迷,面唇青黯,气息微弱,汗出如油,四肢厥冷,舌质淡胖,脉微欲绝。

治则:回阳救逆。

方药:人参四逆汤加减(人参、熟附子、干姜、肉桂、甘草)。

加减法:气虚甚者,加黄芪、玉竹以加强益气回阳之力;汗出多者,加龙骨、牡蛎、白芍药固涩止汗;发绀明显者,加丹参、川芎以加强行气活血祛瘀之力。

(二)中成药治疗

1.百令胶囊　补肺肾,益精气,适用于呼吸衰竭肺肾两虚者。每次 5～10 粒,每天 3 次,口服,疗程 8 周。

2.痰热清注射液　20ml 加入 5% 葡萄糖注射液 250ml 静脉滴注,每日 1 次,用于急慢性呼吸衰竭伴有黄痰者,痰蒙清窍者更适用。

3.参附注射液　20ml 或参芪注射液 20ml 加入 5% 葡萄糖注射液 20ml 或 0.9% 生理盐水 20ml,静脉推注,用于呼吸衰竭伴有阳虚者。

4.生脉注射液　20～40ml 加入 5% 葡萄糖注射液 250ml 静脉滴注,每日 1 次,治疗呼吸衰竭气阴两虚型。

5.复方丹参注射液　30ml 加入 5% 葡萄糖注射液 250ml 静脉滴注,每日 1 次,7～14 天一疗程,治疗用于呼吸衰竭伴有血瘀者。

(三)古今效验方治疗

1.清肺化痰汤

组方:桑白皮 20g,黄芩 15g,鱼腥草 40g,瓜蒌皮 15g,瓜蒌子 6g,川贝母 10g,杏仁 10g,苏子 10g,制半夏 10g,茯苓 20g,炙甘草 6g,苦杏仁 15g。

服法:水煎服。

功效:清热化痰,止咳平喘。用于呼吸衰竭证属痰热壅肺者。

2.利金汤

组方:党参 10g,黄芪 15g,蛤蚧 5g,麦冬 10g,五味子 3g,白术 10g,茯苓 10g,陈皮 6g,制半夏 10g,紫菀 10g,防风 6g,甘草 6g。

服法:水煎服。

功效:补肺健脾,止咳化痰。用于呼吸衰竭肺脾两虚者。

3.黄鱼承气汤

组方:大黄 15g(后下),枳实 15g,厚朴 15g,芒硝 9g(冲服),黄芩 15g,鱼腥草 30g。

服法:水煎服。

功效:清热祛湿,通腑攻里。适用于邪热壅盛型呼吸衰竭者。

4.参蛤麻杏膏

组方:生晒人参 60g(如用党参,剂量加倍),蛤蚧两对,麻黄(去节)60g,杏仁 100g,炙甘草 50g,生姜 60g,红枣(去核)120g,白果肉 20 枚。

服法:将生晒参另煎,收膏时冲入,蛤蚧去头足研末冲入收膏,余药加水浸泡一宿,浓煎 3 次,去渣,滤取 3 次清汁再浓缩,加入冰糖 500g 收膏,装瓶备用。每日早晚各一食匙,开水冲服。不分男女老幼,常年均可服用。

功效:补肺脾肾气,纳气定喘,宣肺化痰。适用于邪盛正虚型呼吸衰竭者。

5.附苓汤

组方:熟附子 20g,白术 15g,白芍药 15g,猪苓 30g,茯苓 30g,党参 30g,麦冬 30g,芦根 30g,鱼腥草 30g,乌药 12g,丹参 20g。

服法:水煎服。

功效:温阳利水祛瘀,清热豁痰平喘。适用于呼吸衰竭之阳虚痰湿型,有肺源性心脏病呼吸衰竭并心力衰竭者。

6.皱肺五紫汤

组方:人参 6g(或党参 15g),桂枝 9g,五味子 9g,杏仁 10g,款冬花 12g,苏子 12g,紫菀 12g,丹参 15g,沉香 3g,紫石英 15g。

服法:水煎服。

功效:益肺敛气,化痰,祛瘀,平喘。用于肺肾两虚,并有气虚血瘀症者。

7.葶苈五味汤

组方:葶苈子 12g,五味子 20g,附子 5g,赤芍药 5g,白术 5g,干姜 10g,茯苓 25g,益母草 50g。

服法:水煎服。

功效:泻肺利水平喘,温中回阳化痰,兼以活血利气。适用于阳虚水泛型呼吸衰竭。

8.补肾平喘汤

组方:太子参 30g,麦冬 10g,陈皮 10g,姜半夏 10g,炒苏子 15g,地龙 15g,补骨脂 10g,灵磁石 30g,乌梅肉 15g,胎盘 6g,桃仁 10g。

服法:水煎服。

功效:适用于气阴两虚型呼吸衰竭。

(四)外治

1.针灸疗法

选穴:针刺大椎、风门、素髎、人中、肺俞。

操作:点刺,不留针,起针后加火罐。痰多气壅者,加天突、膻中、丰隆。喘而欲脱者,加内关、三阴交,急灸气海、关元穴。

另外肺衰属邪实内闭者,可选人中、素髎、涌泉、人迎、内关、合谷等穴,针刺用泻法。或三棱针点刺十宣放血。肺衰属脏真耗散者,可选百会、关元、气海、神阙、涌泉、绝骨、太冲、足三里等穴,针刺用补法并配合温灸。还可取足三里、人中、肺俞、会阴等穴,中强刺激,反复施针。

2.耳针疗法　取耳穴的脑、交感、肺、皮质下、肾等,先用毫针捻转数分钟,待病情缓解后再行单耳或双耳埋针 24~48 小时,隔日更换。

3.电针疗法　可针鼻区素髎、耳区肾上腺为一组,内关、太冲为一组,两组四穴同时选用,穴位左右以体位方便而定,频率及电流视病情及个体反应而定。用于治疗呼吸衰竭实证昏迷患者。

4.穴位注射

选穴:大椎、足三里、肺俞。

操作:穴位定位后,用一次性 5ml 注射器套 5 号针头,抽取核酪注射液 5ml,在穴位局部行常规消毒后,右手持注射器对准穴位,快速刺入皮下,然后将针缓慢推进(肺俞穴斜刺,足三里和大椎穴直刺),达到一定深度后产生得气感应,回抽针筒无回血,便可将药液注入,每穴注入 1ml。每周 2 次,连用 3 个月。

5.穴位敷贴

选穴:肺俞、脾俞、足三里、定喘、肾俞,痰多加丰隆。

操作:白芥子、延胡索各 20g,甘遂、细辛、半夏各 10g,共为末,加麝香 0.5g,和匀,在夏季三伏天和冬季三九寒,分 3 次,用姜汁调。选穴后用酒精擦去皮肤油脂,将药物置于穴位上,用胶布固定,约 4~6 小时弃之,每 10 日敷 1 次,若患者不能耐受,则提前去药。敷贴后有水疱,可用烫伤油外涂,若水疱过大,则到医院处理,勿自行将水疱刺破。

6.鼻喷　用搐鼻散(细辛、皂角、法半夏)合通关散(牙皂、细辛、薄荷、麝香)吹入患者鼻中,使之打喷嚏,以兴奋或苏醒神志,必要时可隔 15~30 分钟重复 1 次。适用于肺衰邪实内闭者。

7.中药保留灌肠法　阳明腑实者用清肺通腑汤灌肠:大黄 20g(后下),芒硝 20g,枳实 20g,厚朴 20g,公英 30g,虎杖 30g。一次 100ml,保留灌肠,每日 1 次。

参考文献

1.王有奎.呼吸病中医诊治与调理北京:人民军医出版社,2010

2.张玉英,牛淑亮.呼吸病中医特色诊疗全书.北京:化学工业出版社,2011

3.梁健.中西医结合临床内科学.上海:第二军医大学出版社,2013

4.陈志强,杨关林.中西医结合内科学.北京:中国中医药出版社,2016

5.江杨清.中西医结合临床内科学.北京:人民卫生出版社,2012

6.韩颖萍,杨广源,杨永学,朱琳.实用呼吸病临床手册.北京:中国中医药出版社,2016

7.满宁.实用呼吸道传染病中西医诊疗技术.湖北:湖北科学技术出版社,2013

8.苏惠萍.呼吸科-中医内科临证必备.北京:人民军医出版社,2014

9.闫敬来.呼吸道疾病/常见病的中医特色疗法丛书.山西:山西科技出版社,2015

10.徐新献,王志坦.中西医结合内科手册.四川:四川科技出版社,2014

11.吴勉华,王新月.中医内科学.北京:中国中医药出版社,2012

12.陈可冀.中西医结合思考与实践.北京:人民卫生出版社,2013

13.杨旸.实用中医诊疗手册.北京:人民军医出版社,2011

14.陆付耳.中医临床诊疗指南.北京:科学出版社,2016

15.屠佑堂.中医实用诊疗大全.湖北:湖北科学技术出版社,2013

16.沈元良.实用中医师诊疗手册.北京:金盾出版社,2013

17.周仲瑛,薛博瑜,王国辰.周仲瑛实用中医内科学.北京:中国中医药出版社,2012

18.罗仁,曹文富.中医内科学.北京:科学出版社,2016

19.冯先波.中医内科鉴别诊断要.北京:中国中医药出版社,2014

20.程丑夫.中医内科临证诀要.长沙:湖南科技出版社,2015